이어령의 교과서 넘나들기

콘텐츠 크리에이터 **이어령** | 글 **예병일** | 그림 **홍소진** | 기획 **손영운**

의학편 12 의학 발전을 이끈 위대한 실험과 도전

살림

생각을 넘나들며 다양한 지식을 익히는 융합형 인재가 되세요!

우리는 지난 몇 년간 엄청난 변화를 겪었습니다. 과학기술과 정보통신기술의 비약적인 발전으로 인해 지난 시절 몇 세기에 걸쳐 누적된 삶의 변동보다 훨씬 더 크고 빠른 변화를 경험해야 했던 것이지요. 스마트폰 같은 디지털 기기들과 트위터, 페이스북 같은 소셜 네트워크 서비스들은 불과 1~2개월의 시간 동안 우리 삶의 방식을 일순간에 바꾸어 놓았습니다. 당연히 지난 시절에 유용했던 생각과 지식 역시 크게 달라질 수밖에 없습니다. 이럴 때 우리 아이들은 미래를 위해 무엇을 준비하고 공부해야 할까요?

저는 이런 이야기를 좋아합니다. 옛날 어떤 사람이 우연히 산속에서 신선을 만났습니다. 신선에게 소원을 말하면 들어준다는 말에 그 사람은 신선을 붙들고 놓아 주지 않았지요. 그리고 신선에게 말했습니다. "저기 저 바위를 황금으로 바꿔 주세요." 다급해진 신선이 지팡이를 휘둘러 커다란 바위를 황금으로 바꾸어 주었습니다. "이제 놓아다오." 그때 그 사람이 눈을 반짝이며 말했습니다. "소원이 바뀌었어요. 그 지팡이를 제게 주세요."

이 이야기는 단순히 고기 잡는 방법을 가르쳐야 한다는 말이 아닙니다. '황금'이라는 창조물에서 황금을 창조하는 '방법'으로 생각을 이동시킬 수 있는 능력이 중요하다는 말입니다. 우리 아이들이 주역이 될 미래는 다양한 방면으로 바라보고 가로지르고 융합할 수 있는 '생각의 능력'이 더없이 중요해지는 시대입니다.

콜럼버스의 일화를 소개할까요. 콜럼버스가 신대륙에 상륙했을 때 어딘가에서 새소리가 들렸습니다. 콜럼버스는 그 새소리를 종달새 소리라고 적었지만, 나중에 밝혀진 바로는 그곳에 종달새는 살지 않았답니다. 콜럼버스는 자신이 알고 있는 지식에 묶여 새(bird) 소리를 새(new) 소리로 듣지 못했던 것입니다. 이런 관습적인 사고가 과거의 생각 방식이었다면 이제 중요해지는 것은 '순환적인 사고'와 '양면적인 사고', 서로 다른 분야를 함께 생각할 수 있는 '복합적인 사고'입니다.

다행히 우리 민족은 이미 오래전부터 이런 사고방식을 부지불식간에 사용하고 있었습니다. 언어적으로 봐도 서양은 한쪽 면만 표현하는 반면 우리는 항상 양면성을 고려했습니다. 고층건물에 있는 '엘리베이터'는 그 뜻을 해석하면 이상합니다. '오르는 기계'라는 뜻이니까요. 우리는 '승강기'라고 씁니다. '오르내리는 기계'라는 뜻이지요. '열고 닫는다'는 뜻의 '여닫이', 나가고 들어온다는 뜻의 '나들이', 이런 어휘들은 양면적인 사고가 잘

반영되어 있습니다.

　순환적 사고란 무엇일까요. 가위, 바위, 보에서 '가위'의 의미에 주목해 보도록 하지요. 바위와 보만 있는 세계는 항상 결과가 자명한 세계입니다. 모두 오므리거나 모두 편 것, 이것 아니면 저것만 있는 세계에서는 다양함이 나올 수 없습니다. 그러나 '가위'가 있어서 가위, 바위, 보는 예측 불가능한 결과를 가져올 수 있는 다양성을 갖게 됩니다. 우리는 바로 그 '가위'와 같은 것을 상상해 내고 생각할 줄 알아야 합니다.

　그러자면 서로 다른 분야를 넘나들면서 다양한 지식을 융합적이고 통섭적으로 습득해야 합니다. 쓰고 남은 천들은 버려지는 것이 아니라 조각보로 훌륭하게 다시 만들어질 수 있고, 배추 쓰레기가 '시래기'라는 웰빙음식으로 재탄생할 수 있게 만드는 지식의 습득과 활용이 필요합니다.

　그렇게 자라난 우리 아이들은 과거와는 다르게 모두가 1등이 될 수 있는 사회에서 풍요로운 삶을 살 수 있을 것입니다. 저는 늘 이렇게 말합니다. "남다른 생각과 지식을 가지고 360도 방향으로 제각기 뛰어나가 그 분야에서 1등이 되어라. 옛날처럼 성적순으로 1등부터 꼴찌까지 줄 세우는 시절이 아니다. 그렇게 저마다의 소질과 생각에 맞는 분야에서 1등이 되어 손 맞잡고 강강술래를 돌아라. 그런 아름다운 세상에서 살아라."라고 말이지요.

　스티브 잡스는 스탠퍼드 대학교의 엘리트들에게 이렇게 말했습니다. "Stay hungry, stay foolish!" 졸업하면 성공이 보장된 인재들에게, 그리고 최고의 지성으로 무장한 졸업생들에게 '항상 바보 같아라'라고 말한 것은 어떤 의미일까요. 기존의 지식으로 무장한 사람일수록 세상을 바꿀 뛰어난 생각은 바보같이 느껴진다는 의미가 아닐까요. 현재의 관점에서 불가능할 것 같고 황당하고 쓰임새가 없어 보이는 상상 속에 우리가 예측하지 못했던 엄청난 혁신과 가치가 숨어 있다는 것을 스티브 잡스는 말하고 싶었던 겁니다.

　〈이어령의 교과서 넘나들기〉가 우리 젊은 학생들이 그런 행복한 미래(future)에 대한 비전(vision)을 갖는 데 꼭 필요한 융합형(fusion) 교양 지식을 익히고 생각의 넘나들기를 익힐 수 있는 좋은 계기가 되기를 바랍니다.

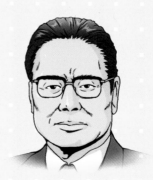

이어령

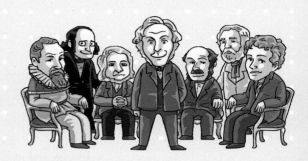

지식 대융합 시대의 창조적 교양인을 꿈꾸는 여러분께

현대 사회는 'T자형 인간'을 요구한다고 합니다. 'T자형 인간'이란 자기 분야는 물론이고, 다른 분야에도 깊은 이해가 있는 종합적인 사고 능력을 가진 사람을 일컫는 말입니다. 'T'자에서 '一'는 횡적으로 많이 아는 것을, 'ㅣ'는 종적으로 한 분야를 깊이 아는 것을 의미하지요.

왜 현대 사회는 T자형 인간을 원할까요? 그 이유는 21세기가 '지식 대융합의 사회'를 지향하고 있기 때문입니다. 현대는 하루가 다르게 새로운 개념의 첨단 전자 제품이 나오고, 그것이 우리의 지식 정보 전달 시스템을 통째로 바꾸고, 그 결과 문명의 방향이 달라지는 시대입니다. 이 변화무쌍한 현실을 이해하고 이끌어 나갈 수 있는 힘은 오로지 창조적이고 통합적인 상상력과 직관을 가진 'T자형 인간'으로부터 생산되기 때문입니다.

하지만 우리의 현실을 보면 앞이 아득합니다. 'T자형 인간'이 되어 21세기 대한민국을 이끌고 나가야 할 청소년들은 빡빡한 학교 수업과 학원 일정에 쫓겨 다람쥐 통의 다람쥐처럼 제자리 돌기만 하고 있습니다. 학교와 교과서를 통해 배운 지식을 단순히 입시 수단으로만 여기고 있습니다. 학교에서 배운 지식을 다른 지식과 잘 연결하고 융합시켜 지적 능력을 키우는 일에는 관심 밖입니다.

〈이어령의 교과서 넘나들기〉 시리즈는 안타까운 우리 청소년들의 지적 현실을 타개하기 위해 만든 책입니다. '5천 년 인류 문명이 이룩한 모든 교양을 만화로 읽는다.'는 생각으로 만화가 가지는 유머와 재미라는 틀 안에 그동안 인류가 축적한 다양한 지식을 담았습니다. 단순히 한 가지 학문만을 다루는 것이 아니라 다양한 학문이 통합된 융합형 교양 지식을 담아 청소년들이 현대 사회를 창조적으로 살아갈 수 있는 능력을 기를 수 있도록 만들었습니다.

인류 문명의 토대가 되는 지식을 담은 재미있고 명쾌하지만 결코 가볍지 않은 멋진 만화책들이 차례로 독자들 앞으로 찾아갈 것입니다. 우리 청소년들이 이 책들을 읽고 '지식의 대융합 시대'를 선도하는 'T자형 인간'을 꿈꾸는 모습을 보기를 간절히 소망합니다.

기획 손영운

의학을 발전시킨 창의적 사고

　역사의 발전 속도는 날이 갈수록 빨라지고 있습니다. 의학 분야는 기원전 4~5세기에 히포크라테스가 그리스에서 활약한 이후 아주 서서히 발전해 왔지만, 18세기경 의학 연구에 과학적 방법을 도입하면서 그 발전에 한층 가속이 붙게 되었습니다. 과학에 바탕을 둔 의학은 꼬리에 꼬리를 물듯이 획기적인 발전을 계속 낳음으로써 현대의학의 근간을 이루게 되었습니다. 그러나 의학은 사람의 몸을 대상으로 하는 만큼 과학적 연구방법 이외에 사람을 어떻게 대하고, 의학을 어떻게 바라볼 것인가와 같은 인문학적인 측면도 함께 강조되어야 합니다. 과학에 바탕을 둔 의학을 강조하다 보면 의사는 환자보다는 질병만 치료하게 되고, 질병은 치료가 되더라도 환자는 만족하지 못하는 일이 벌어질 수 있습니다.

　이 책에서는 의학의 역사에서 신기원을 이룬 업적을 살펴보면서 어떤 생각이 그런 위대한 업적을 낳게 되었는지 사람들과 학자들의 사고방식의 변화를 알아보고자 했습니다. 의학과 세상을 대하는 새로운 방식이 큰 발전의 기틀이 되는 만큼 여러분들도 과거의 위대한 업적을 낳은 사고방식을 대하면서 위대한 업적을 남길 수 있도록 창의성으로 가득 찬 생각을 가지기를 기대합니다.

글 예병일

의사들이 흰 가운을 입기 시작한 것은 언제부터일까?

　흰 가운은 19세기 말부터 청결을 강조한 의사들로부터 확산되어 20세기에는 보편적인 의사의 상징물이 되었어요. 파스퇴르나 코흐처럼 눈에 보이지 않는 세균들에 의해 질병이 생긴다는 관점과 제멜바이스처럼 의사들의 청결을 강조하는 주장이 생기면서 시대의 흐름에 맞게 흰 가운이 등장했죠. 그런데 21세기에는 의사들의 흰 가운에 대한 상징성이 약간 달라져서 청결보단 권위의 상징이 되었죠. 이렇게 의사의 흰 가운에 대한 인식이 달라지는 것처럼 의학도 시간의 흐름에 따라 변화했어요. 전에는 미처 하지 못했던 생각과 행동들이 의학을 전혀 다른 방향으로 나아가게 하기도 하며 지금과 같은 발전을 만든 거예요.

　과학과 기술이 발전하면서 의학의 발전 속도도 가속화되고 있어요. 이 책을 통해서 인류가 질병을 대하는 방법과 인식의 변화를 읽어 보고 미래에서 우리의 의학이 어떤 모습이 될지 상상해 보세요. 그 상상이 앞으로 의학 발전의 방향이 될 수도 있으니까요.

　도움을 주신 모해규 교수님, 윤지원 님, 박혜영 님, 강호진 님, 홍하영 님께 감사드려요.

그림 홍소진

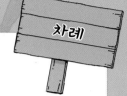

이어령의 교과서 넘나들기 의학편 ⑫

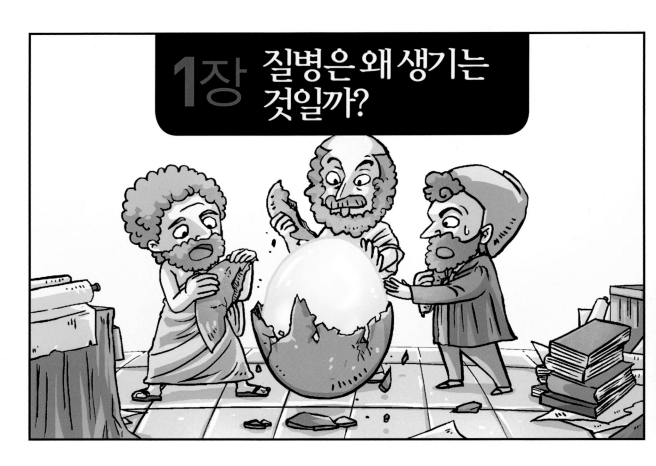

1장 질병은 왜 생기는 것일까?

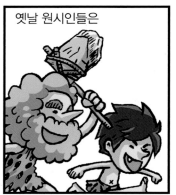

옛날 원시인들은

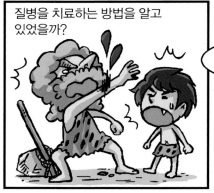

질병을 치료하는 방법을 알고 있었을까?

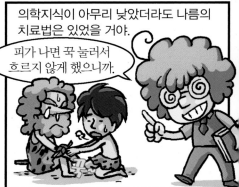

의학지식이 아무리 낮았더라도 나름의 치료법은 있었을 거야.

피가 나면 꾹 눌러서 흐르지 않게 했으니까.

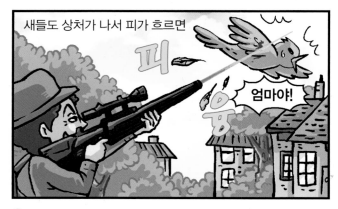

새들도 상처가 나서 피가 흐르면

피

엄마야!

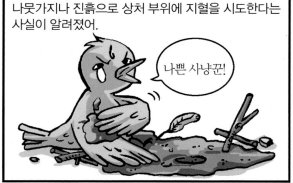

나뭇가지나 진흙으로 상처 부위에 지혈을 시도한다는 사실이 알려졌어.

나쁜 사냥꾼!

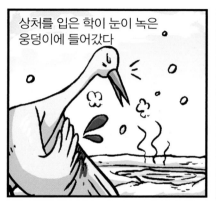

상처를 입은 학이 눈이 녹은 웅덩이에 들어갔다

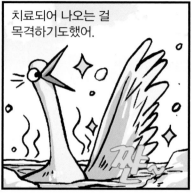

치료되어 나오는 걸 목격하기도 했어.

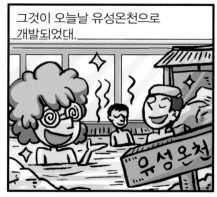

그것이 오늘날 유성온천으로 개발되었대.

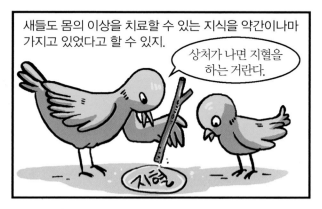

새들도 몸의 이상을 치료할 수 있는 지식을 약간이나마 가지고 있었다고 할 수 있지.

상처가 나면 지혈을 하는 거란다.

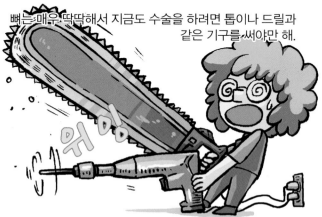

뼈는 매우 딱딱해서 지금도 수술을 하려면 톱이나 드릴과 같은 기구를 써야만 해.

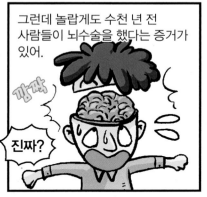

그런데 놀랍게도 수천 년 전 사람들이 뇌수술을 했다는 증거가 있어.

진짜?

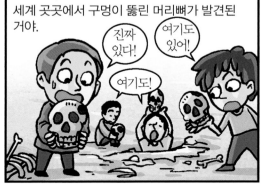

세계 곳곳에서 구멍이 뚫린 머리뼈가 발견된 거야.

진짜 있다!

여기도 있어!

여기도!

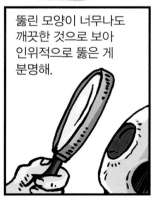

뚫린 모양이 너무나도 깨끗한 것으로 보아 인위적으로 뚫은 게 분명해.

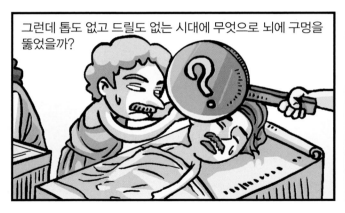

그런데 톱도 없고 드릴도 없는 시대에 무엇으로 뇌에 구멍을 뚫었을까?

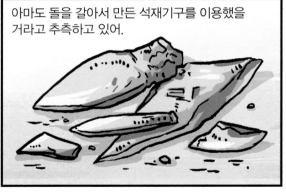

아마도 돌을 갈아서 만든 석재기구를 이용했을 거라고 추측하고 있어.

현재까지 전해지는 유골을 검사해 보면

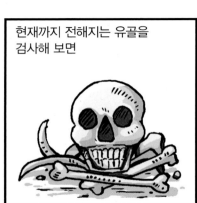

당시 수술을 받은 사람들은 꽤 오래 생존한 걸로 생각돼.

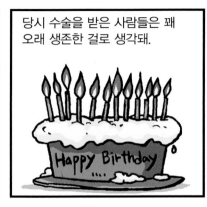

그 증거로 뇌수술한 유골에 새로 자라난 뼈의 흔적, 즉 가골을 발견할 수 있어.

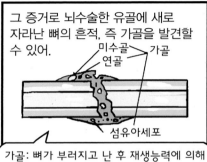

미수골　가골
연골
섬유아세포

가골: 뼈가 부러지고 난 후 재생능력에 의해 새로운 뼈가 자라나는 것을 말함.

아마도 그 시대엔 악령이 뇌에 들어왔다고 생각해서

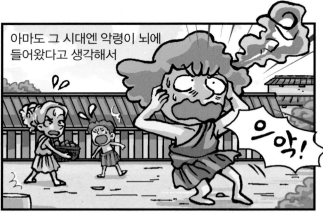

으악!

이를 쫓아내기 위해 뇌에 구멍을 냈을 거야.

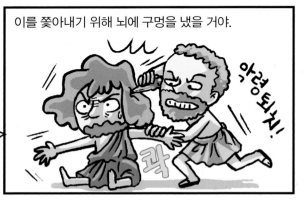

악령퇴치!

콱

지금은 악령이라는 개념이 인정되지 않으니까

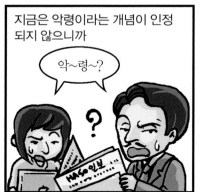

악~령~?

?

아마도 정신이상으로 발생한 질환을

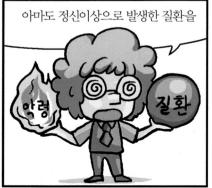

악령

질환

해결하기 위해 뇌수술을 한 걸 거야.

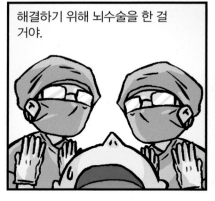

신기한 것은 뇌수술 흔적, 즉 구멍 뚫린 머리뼈가 서유럽, 동유럽, 남아메리카 지역 등 세계 곳곳에서 발견된다는 거야.

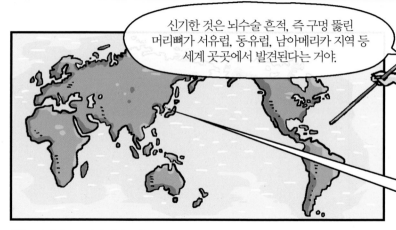

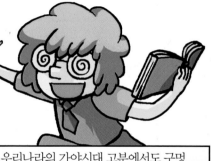

우리나라의 가야시대 고분에서도 구멍 뚫린 머리뼈가 발견됐지.

가야 고분

지혈이나 머리뼈에 구멍을 뚫는 걸 가지고

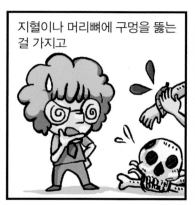

원시인들의 의술 정도를 논하기는 곤란하지만

이 정도야.

아니, 이 정도야.

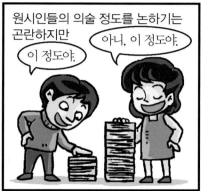

의학의 역사가 시작되었다는 건 분명한 일이지.

첫걸음!

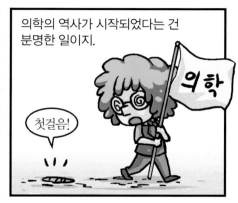

의술을 상징하는 지팡이를 본 적이 있니?

뱀 한 마리가 감고 있는 지팡이는 아스클레피오스의 지팡이고,

뱀 두 마리와 함께 날개가 있는 지팡이는 헤르메스의 지팡이야.

왼쪽이 내 것.

오른쪽이 내 것.

아스클레피오스

헤르메스

둘 다 의학을 상징하는 지팡이지만 아스클레피오스의 지팡이를 더 흔히 볼 수 있어.

의학

왜일까?

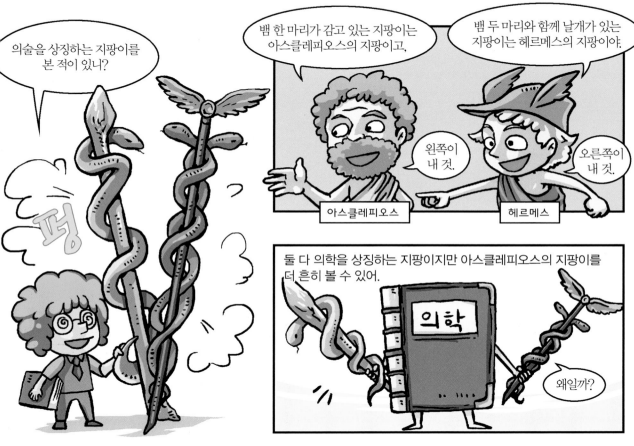

헤르메스는 날개 달린 넓은 차양의 모자를 쓰고 날개 달린 신발을 신고 있는데

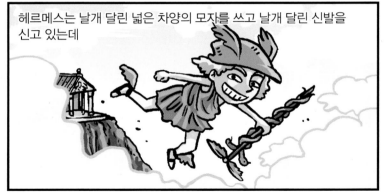

다산, 풍요, 상업 등을 상징해. 헤르메스는 오늘날에도 상업이나 의학을 상징하는 신이야.

난 세 가지를 모두 상징해!

다산 상업 의학

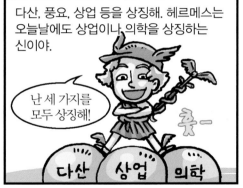

그러나 아스클레피오스는 의술만의 신이므로

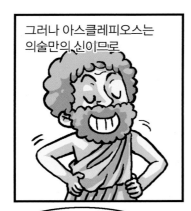

헤르메스의 지팡이보다 아스클레피오스의 지팡이가 더 의학의 상징에 합당하다고 할 수 있어.

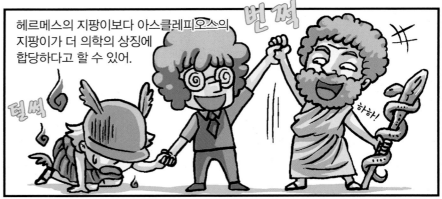

아스클레피오스는 아폴론과 인간인 콜로니스 사이에서 태어났어.

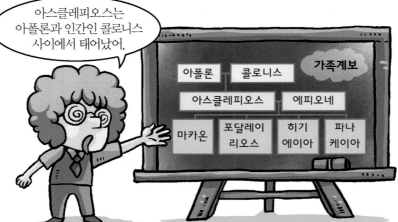

가족계보

아폴론	콜로니스		
아스클레피오스		에피오네	
마카온	포달레이리오스	히기에이아	파나케이아

그는 에피오네와 결혼하여 2남 2녀를 두었다고 전해져.

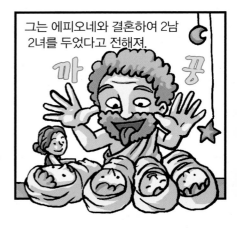

장남인 마카온은 외과, 차남인 포달레이리오스는 내과와 정신과,

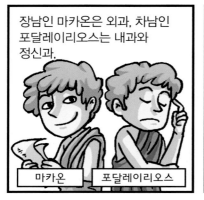

마카온 / 포달레이리오스

장녀인 히기에이아는 건강, 차녀인 파나케이아는 약을 담당하는 여신이지.

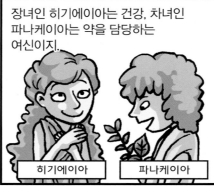

히기에이아 / 파나케이아

의술에 뛰어난 집안이었다고 할 수 있어.

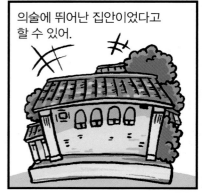

아스클레피오스는 켄타우루스 족의 키론에게 의술을 배웠는데

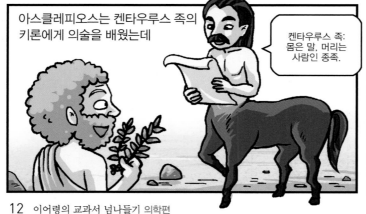

켄타우루스 족: 몸은 말, 머리는 사람인 종족.

켄타우루스 족은 약초를 비롯하여 의학지식이 뛰어난 종족이었어.

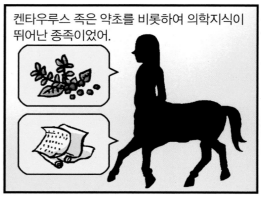

그래서 아스클레피오스도 어려서부터 의학지식을 쉽게 접하면서 자랐지.

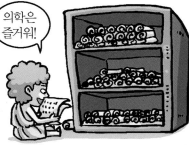

워낙 능력이 출중하여 죽은 사람을 살려내기 시작하자

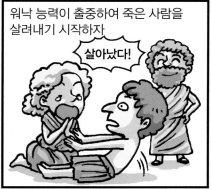

저승의 신 하데스가 이 사실을 제우스에게 알렸고,

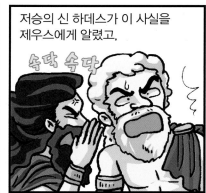

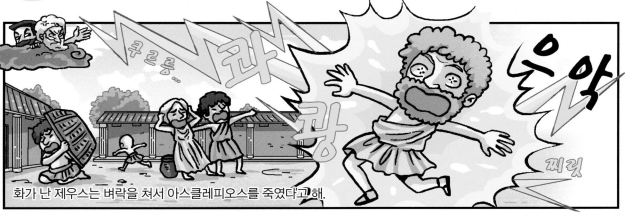

화가 난 제우스는 벼락을 쳐서 아스클레피오스를 죽였다고 해.

사실 아스클레피오스에 대한 전설은 신빙성이 높지는 않아.

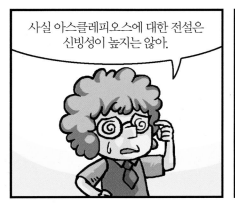

4대 문명의 중심지인 이집트에서는 이보다 앞선 기원전 3,000년경

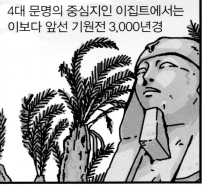

임호테프를 배출했어.

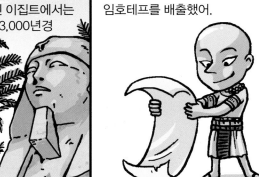

임호테프는 의사이면서 천문학자, 정치가, 철학자, 점성술사, 제사장 등 다양한 역할을 했어.

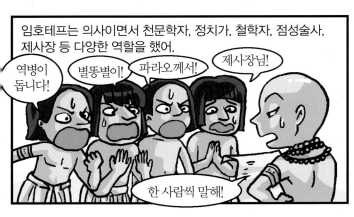

최초로 피라미드를 설계한 사람으로도 알려졌지.

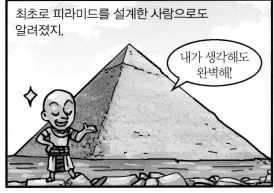

그는 사람의 여러 신체 부위에서 발생하는 200가지 이상의 질병을
진단하고 치료할 수 있었으며

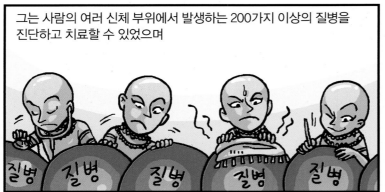

신인지 인간인지 확실치 않은
아스클레피오스와는 달리

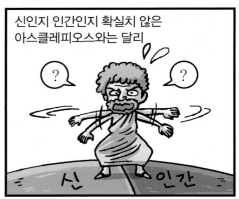

아주 능력이 뛰어난 인간으로
알려져 있어.

나는
인간!

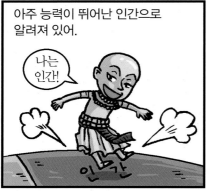

워낙 출중하다 보니 후대
사람들이 그를 신격화해서

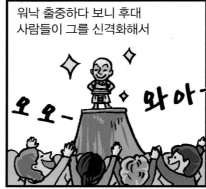

아스클레피오스도 임호테프를
변형시킨 가상의 존재라고 주장할
정도야.

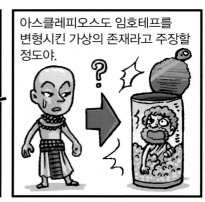

또 수메르를 중심으로 도시국가를 형성한
메소포타미아 문명에서는

성직자가 주로 의사 역할을 맡으면서 외과치료와 약초에 대한
지식이 발전했어.

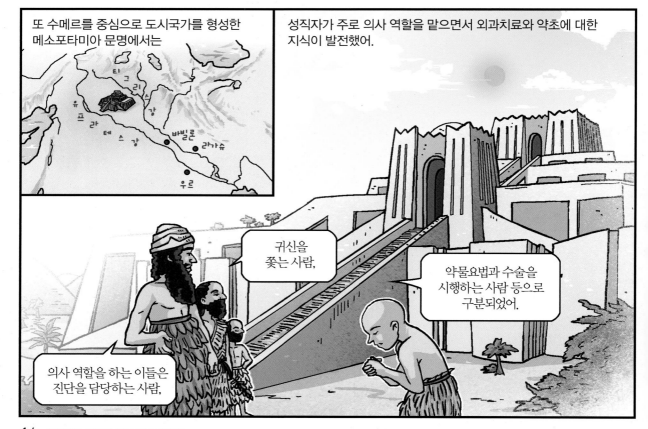

귀신을
쫓는 사람,

약물요법과 수술을
시행하는 사람 등으로
구분되었어.

의사 역할을 하는 이들은
진단을 담당하는 사람,

그러나 그렇다고 해도 오늘날의 의술과는 비교할 수 없을 만큼 의학 수준이 낮았지.

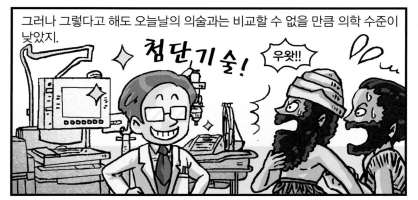

첨단기술!

우왓!!

고대 그리스 역사가인 헤로도토스의 기록을 보면

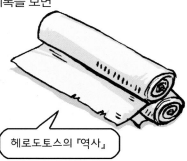

헤로도토스의 『역사』

그 시대에는 의사가 없어서 환자를 사람들이 붐비는 거리에 눕혀 놓았대.

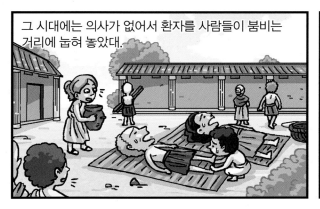

지나가는 사람들이 자신들의 경험에서 얻은 치료법을 이야기해 주었다는 거야.

따뜻한 물에 들어갔었어.

약초를 먹었어.

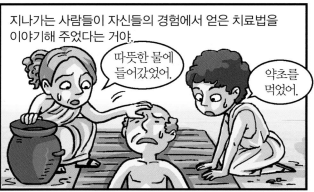

세계 최초의 성문법전인 함무라비 법전에는 이런 기록이 있어.

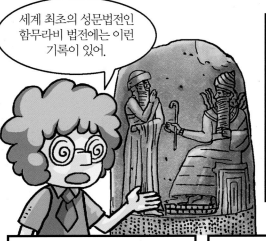

"의사가 수술 중에 환자를 죽게 하거나 시력을 잃게 하면 의사의 손을 잘랐다."

난 최선을 다했다고!!

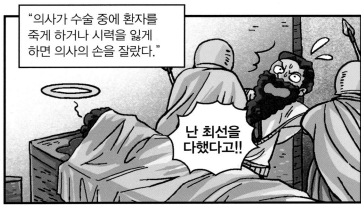

그래서는 의사들이 소신껏 진료를 하지 못했을 테니

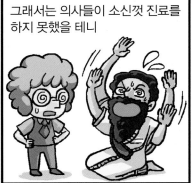

그 법이 잘 지켜졌을 거라고는 생각되지 않아.

휴……

무죄

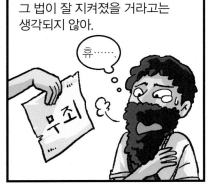

의학이 여러 지역에서 조금씩 발달했다는 것만 이해하는 게 좋을 거야.

레벨 업!

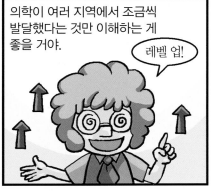

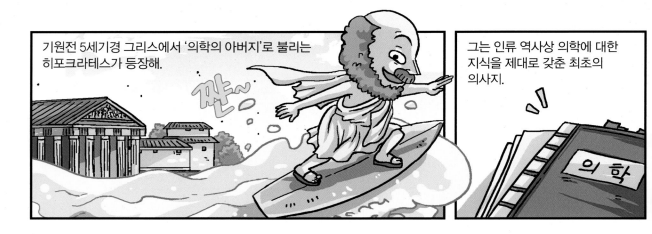

기원전 5세기경 그리스에서 '의학의 아버지'로 불리는 히포크라테스가 등장해.

짠~

그는 인류 역사상 의학에 대한 지식을 제대로 갖춘 최초의 의사지.

의학

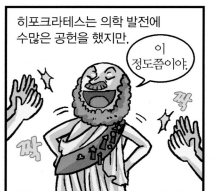

히포크라테스는 의학 발전에 수많은 공헌을 했지만,

이 정도쯤이야.

짝 짝

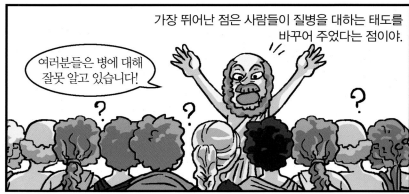

가장 뛰어난 점은 사람들이 질병을 대하는 태도를 바꾸어 주었다는 점이야.

여러분들은 병에 대해 잘못 알고 있습니다!

? ? ?

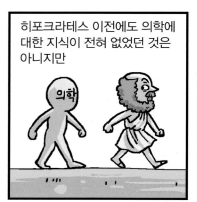

히포크라테스 이전에도 의학에 대한 지식이 전혀 없었던 것은 아니지만

의학

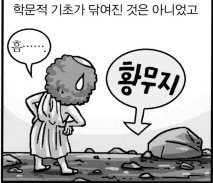

학문적 기초가 닦여진 것은 아니었고

흠……

황무지

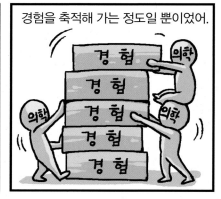

경험을 축적해 가는 정도일 뿐이었어.

경험 경험 경험 경험 경험

의학 의학 의학

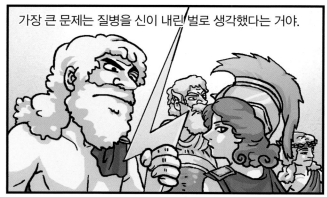

가장 큰 문제는 질병을 신이 내린 벌로 생각했다는 거야.

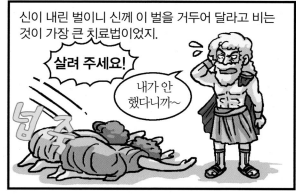

신이 내린 벌이니 신께 이 벌을 거두어 달라고 비는 것이 가장 큰 치료법이었지.

살려 주세요!

내가 안 했다니까~

넘죽

히포크라테스는 기원전 약 460년경에 코스 섬에서 태어났어.

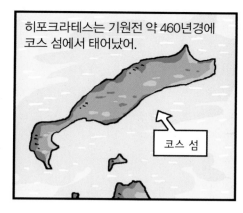

코스 섬

코스 섬은 아스클레피오스의 신전뿐만 아니라 고대 의학의 유적이 많이 남아 있는 곳이야.

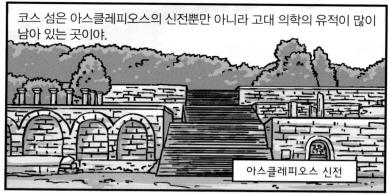

아스클레피오스 신전

그의 아버지인 헤라클레이데스도 의사였으니

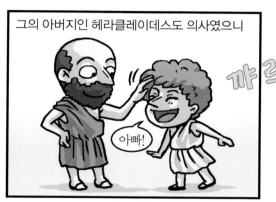

아빠!

까르르

히포크라테스는 어려서부터 의학과 아주 친밀한 환경에서 자라났다고 할 수 있지.

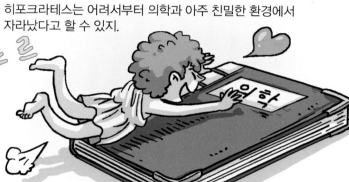

의학

히포크라테스가 '의학의 아버지'라 불리게 될 정도로 위대한 평가를 받게 된 것은

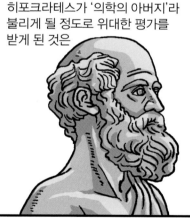

그가 신비의 학문이던 의학을

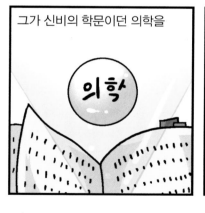

의학

인간이 다룰 수 있는 학문으로 편입시켰기 때문이야.

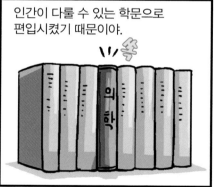

쏙

의학

그는 질병이란 신이 내린 벌이 아니라

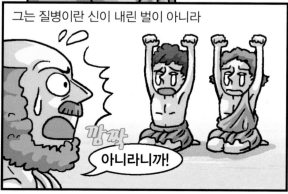

깜짝

아니라니까!

주변 환경이 인체에 바람직하지 못하게 조성되거나 사람 몸의 내부 환경이 불균형해져서 발생하는 것이므로,

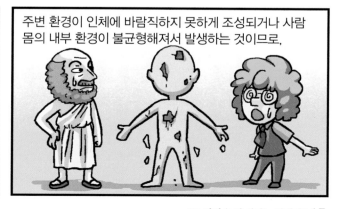

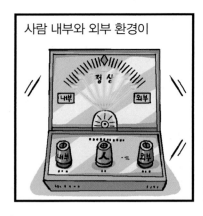

사람 내부와 외부 환경이

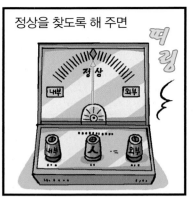

정상을 찾도록 해 주면

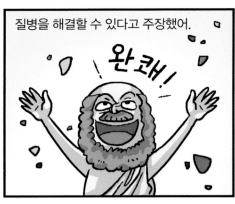

질병을 해결할 수 있다고 주장했어.

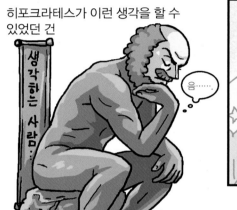

히포크라테스가 이런 생각을 할 수 있었던 건

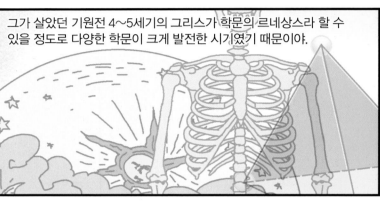

그가 살았던 기원전 4~5세기의 그리스가 학문의 르네상스라 할 수 있을 정도로 다양한 학문이 크게 발전한 시기였기 때문이야.

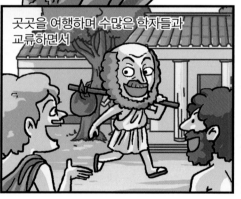

곳곳을 여행하며 수많은 학자들과 교류하면서

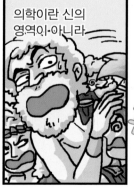

의학이란 신의 영역이 아니라

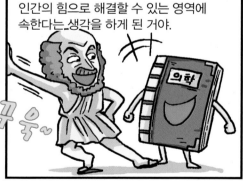

인간의 힘으로 해결할 수 있는 영역에 속한다는 생각을 하게 된 거야.

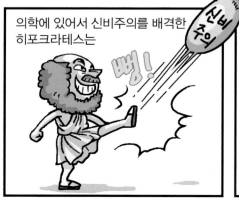

의학에 있어서 신비주의를 배격한 히포크라테스는

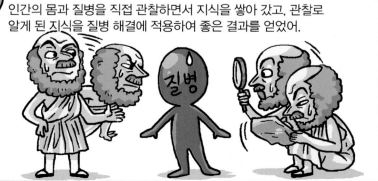

인간의 몸과 질병을 직접 관찰하면서 지식을 쌓아 갔고, 관찰로 알게 된 지식을 질병 해결에 적용하여 좋은 결과를 얻었어.

사람들이 그의 이론을 따른 결과

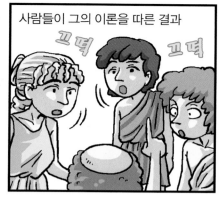

이전에는 못 고치던 병을 고칠 수 있게 되었지.

어머나!

엄마, 다 나았어요!

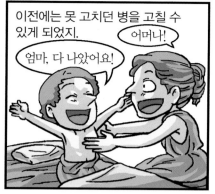

그렇게 히포크라테스의 명성이 점점 높아졌어.

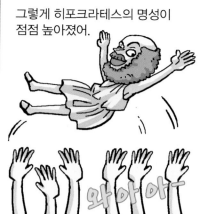

히포크라테스는 질병의 발생 시기에 따라 발병한 지 얼마 안 된 급성과 오랫동안 사람 몸에 있어 왔던 만성으로 구분했고

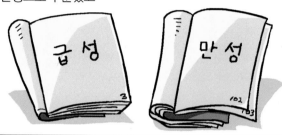

질병이 전파되는 범위에 따라 전염병과 풍토병으로 구분하기도 했어.

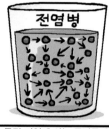

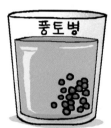

풍토병: 특정 지역에 사는 주민들에게 지속적으로 발생하는 질병.

또 뼈가 부러진 경우에 사용하는 부목을 비롯해서

부목

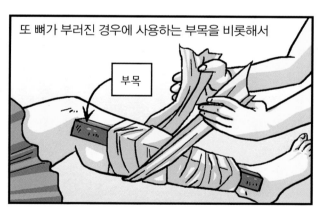

많은 의료기구를 개발해 질병 해결에 큰 도움을 주었어.

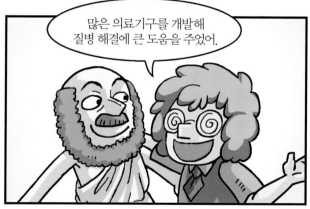

오늘날까지 전해지는 『히포크라테스 전집』이라는 수십 권 분량의 의학책은, 그가 세상을 떠난 후 그의 제자들과 후대의 학자들이 한데 모여 의학지식을 집대성한 거야.

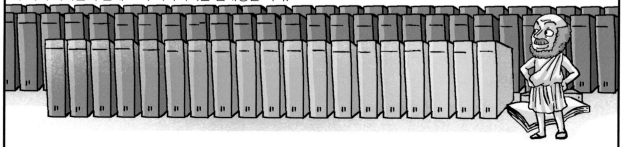

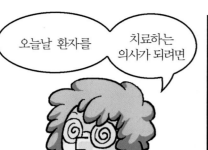

오늘날 환자를 치료하는 의사가 되려면

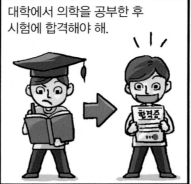

대학에서 의학을 공부한 후 시험에 합격해야 해.

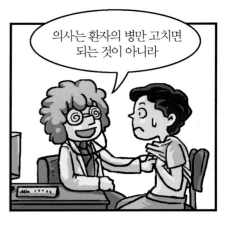

의사는 환자의 병만 고치면 되는 것이 아니라

환자의 비밀을 지켜주고 따뜻한 태도와 마음으로 환자가 치료에 잘 임할 수 있도록 이끌어 주어야 하지.

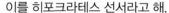

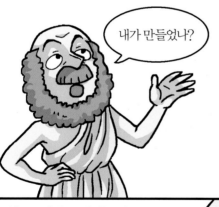

의과대학 졸업식에서는 관례적으로

앞으로 훌륭한 의사로 활동하겠다는 선서를 하곤 하는데,

이를 히포크라테스 선서라고 해.

내가 만들었나?

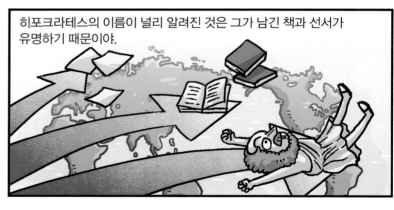

히포크라테스의 이름이 널리 알려진 것은 그가 남긴 책과 선서가 유명하기 때문이야.

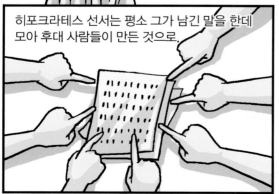

히포크라테스 선서는 평소 그가 남긴 말을 한데 모아 후대 사람들이 만든 것으로,

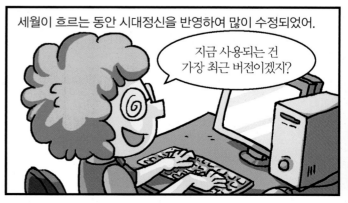

세월이 흐르는 동안 시대정신을 반영하여 많이 수정되었어.

지금 사용되는 건 가장 최근 버전이겠지?

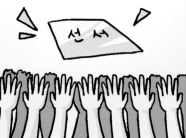
히포크라테스 선서가 높이 평가를
받는 이유는

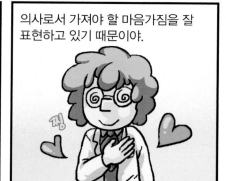
의사로서 가져야 할 마음가짐을 잘
표현하고 있기 때문이야.

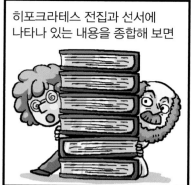
히포크라테스 전집과 선서에
나타나 있는 내용을 종합해 보면

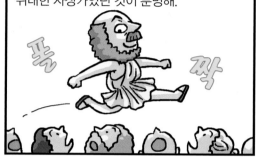
히포크라테스는 당시의 생각을 훨씬 뛰어넘는
위대한 사상가였던 것이 분명해.

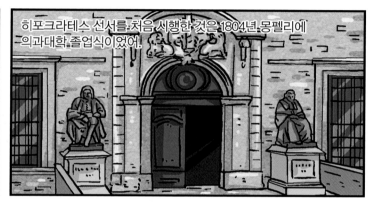
히포크라테스 선서를 처음 시행한 것은 1804년 몽펠리에
의과대학 졸업식이었어.

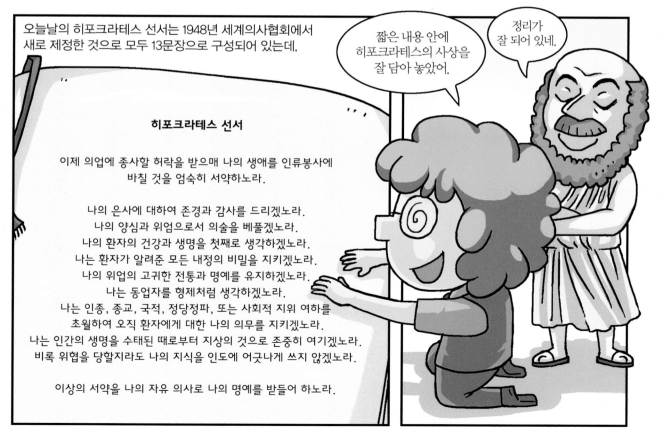
오늘날의 히포크라테스 선서는 1948년 세계의사협회에서
새로 제정한 것으로 모두 13문장으로 구성되어 있는데,

짧은 내용 안에
히포크라테스의 사상을
잘 담아 놓았어.

정리가
잘 되어 있네.

히포크라테스 선서

이제 의업에 종사할 허락을 받으매 나의 생애를 인류봉사에
바칠 것을 엄숙히 서약하노라.

나의 은사에 대하여 존경과 감사를 드리겠노라.
나의 양심과 위엄으로서 의술을 베풀겠노라.
나의 환자의 건강과 생명을 첫째로 생각하겠노라.
나는 환자가 알려준 모든 내정의 비밀을 지키겠노라.
나의 위업의 고귀한 전통과 명예를 유지하겠노라.
나는 동업자를 형제처럼 생각하겠노라.
나는 인종, 종교, 국적, 정당정파, 또는 사회적 지위 여하를
초월하여 오직 환자에게 대한 나의 의무를 지키겠노라.
나는 인간의 생명을 수태된 때로부터 지상의 것으로 존중히 여기겠노라.
비록 위협을 당할지라도 나의 지식을 인도에 어긋나게 쓰지 않겠노라.

이상의 서약을 나의 자유 의사로 나의 명예를 받들어 하노라.

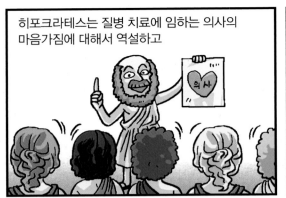

히포크라테스는 질병 치료에 임하는 의사의 마음가짐에 대해서 역설하고

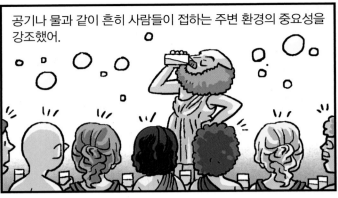

공기나 물과 같이 흔히 사람들이 접하는 주변 환경의 중요성을 강조했어.

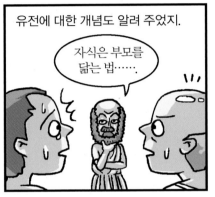

유전에 대한 개념도 알려 주었지.

자식은 부모를 닮는 법……

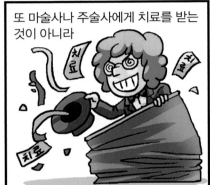

또 마술사나 주술사에게 치료를 받는 것이 아니라

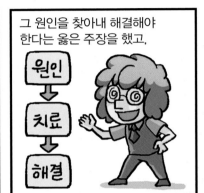

그 원인을 찾아내 해결해야 한다는 옳은 주장을 했고,

원인 → 치료 → 해결

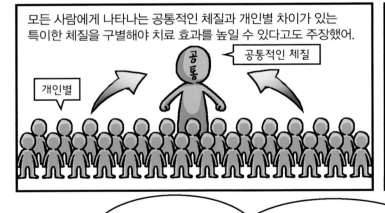

모든 사람에게 나타나는 공통적인 체질과 개인별 차이가 있는 특이한 체질을 구별해야 치료 효과를 높일 수 있다고도 주장했어.

공통적인 체질

개인별

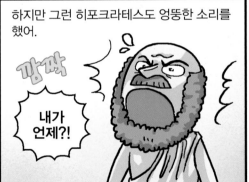

하지만 그런 히포크라테스도 엉뚱한 소리를 했어.

내가 언제?!

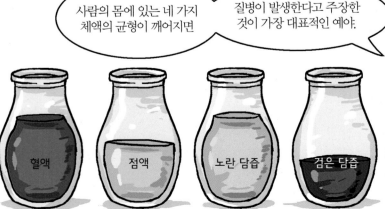

사람의 몸에 있는 네 가지 체액의 균형이 깨어지면

질병이 발생한다고 주장한 것이 가장 대표적인 예야.

혈액

점액

노란 담즙

검은 담즙

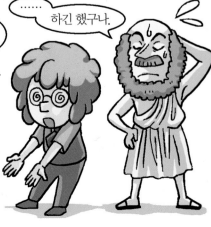

…… 하긴 했구나.

또한 다른 의학자들의 문헌 속에 담겨진 지식을 이해하기 위해서는

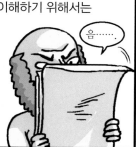

깊이 있는 사고가 필요하다는 등

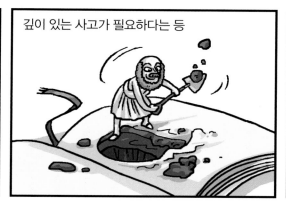

바람직한 학문 태도에 관한 말을 남겼어.

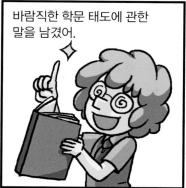

이 말을 남긴 사람도 히포크라테스야.

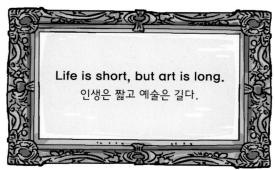

Life is short, but art is long.
인생은 짧고 예술은 길다.

art가 오늘날 예술이라 번역되어 "인생은 짧고 예술은 길다." 라는 말이 되어 버렸지만,

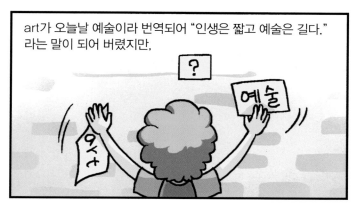

히포크라테스가 활약한 기원전 4~5세기에는 학문의 구별이 없었을 뿐 아니라 의술과 예술도 구별되지 않았으므로

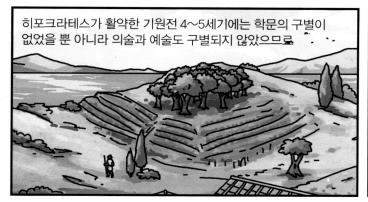

"인생은 짧고 의술은 길다."라고 하는 것이 더 옳은 해석이라고 할 수 있어.

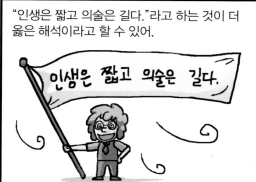

히포크라테스의 위대한 점은 신의 영역에 속해 있던 의학을

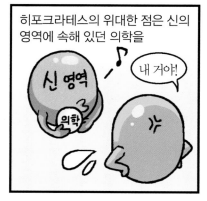

인간의 영역으로 들여옴으로써

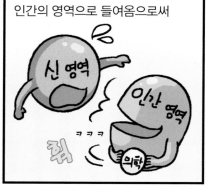

인간의 힘으로 질병을 해결할 수 있다는 사상적 진보를 가져왔다는 거야.

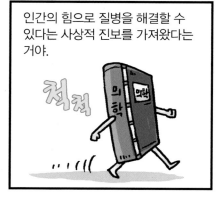

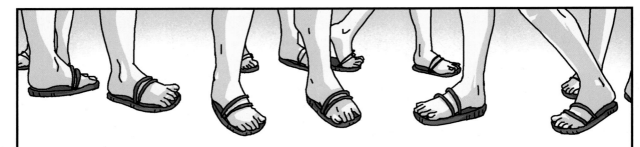

히포크라테스에 의해 인간의 힘으로 질병을 해결할 수 있다는 생각을 하게 되자 의학을 연구하여 의학 발전에 공헌해 보겠다는 의사들이 줄을 지어 나타났어.

이들 중 깊이 있는 학문을 연구하고자 한 사람들은 알렉산드리아에 모여 함께 공부를 했는데,

알렉산드리아

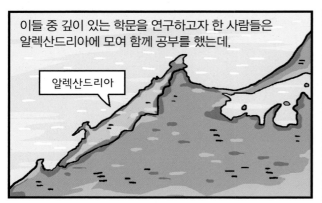

당시 알렉산드리아에 가장 훌륭한 도서관이 있었기 때문이야.

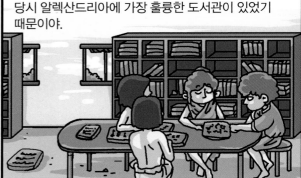

기원전 약 30년부터 기원후 약 50년까지 활약한 켈수스는

내가 켈수스!

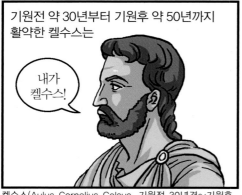

켈수스(Aulus Cornelius Celsus, 기원전 30년경~기원후 45년경)

『백과전서』라는 거대한 학술서를 남겼어.

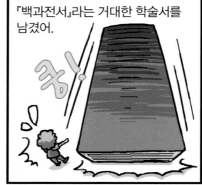

이 책은 6개 분야로 구성되어 있는데

농업 → 병학
의학 → 수사학
법률 → 철학

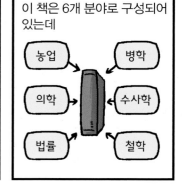

의학에 대한 내용은 현재 8권만 사본으로 전해지고 있어.

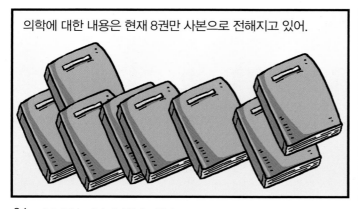

이것은 라틴어로 된 최초의 의학책이기도 해.

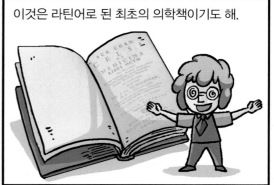

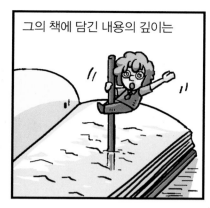
그의 책에 담긴 내용의 깊이는

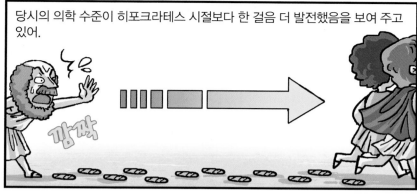
당시의 의학 수준이 히포크라테스 시절보다 한 걸음 더 발전했음을 보여 주고 있어.

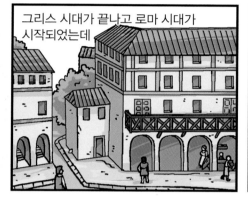
그리스 시대가 끝나고 로마 시대가 시작되었는데

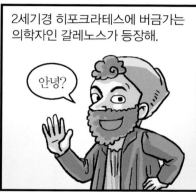
2세기경 히포크라테스에 버금가는 의학자인 갈레노스가 등장해.

안녕?

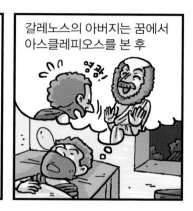
갈레노스의 아버지는 꿈에서 아스클레피오스를 본 후

영광!

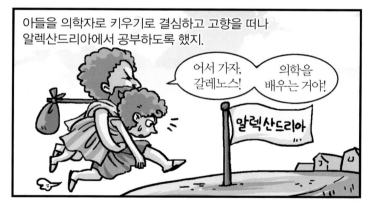
아들을 의학자로 키우기로 결심하고 고향을 떠나 알렉산드리아에서 공부하도록 했지.

어서 가자, 갈레노스!

의학을 배우는 거야!

알렉산드리아

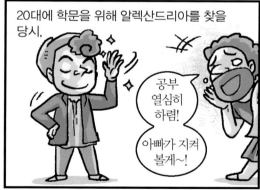
20대에 학문을 위해 알렉산드리아를 찾을 당시,

공부 열심히 하렴!

아빠가 지켜 볼게~!

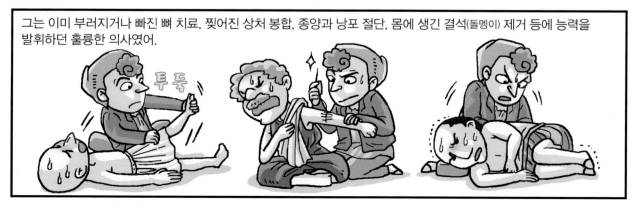
그는 이미 부러지거나 빠진 뼈 치료, 찢어진 상처 봉합, 종양과 낭포 절단, 몸에 생긴 결석(돌멩이) 제거 등에 능력을 발휘하던 훌륭한 의사였어.

투둑

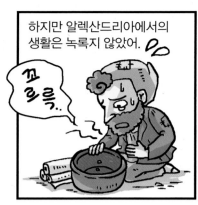
하지만 알렉산드리아에서의 생활은 녹록지 않았어.

꼬르륵..

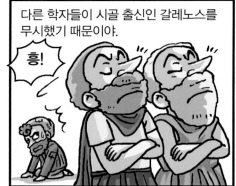
다른 학자들이 시골 출신인 갈레노스를 무시했기 때문이야.

흥!

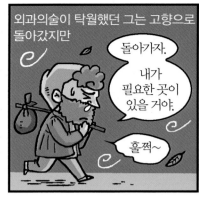
외과의술이 탁월했던 그는 고향으로 돌아갔지만

돌아가자. 내가 필요한 곳이 있을 거야.

훌쩍~

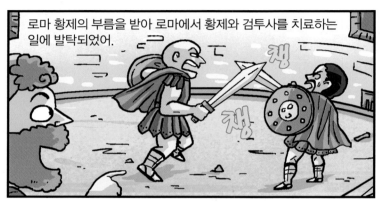
로마 황제의 부름을 받아 로마에서 황제와 검투사를 치료하는 일에 발탁되었어.

챙

챙

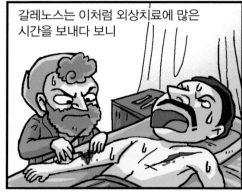
갈레노스는 이처럼 외상치료에 많은 시간을 보내다 보니

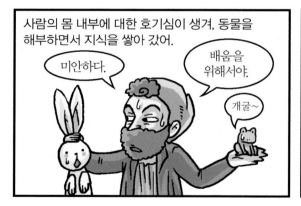
사람의 몸 내부에 대한 호기심이 생겨, 동물을 해부하면서 지식을 쌓아 갔어.

미안하다.

배움을 위해서야.

개굴~

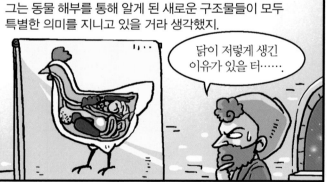
그는 동물 해부를 통해 알게 된 새로운 구조물들이 모두 특별한 의미를 지니고 있을 거라 생각했지.

닭이 저렇게 생긴 이유가 있을 터……

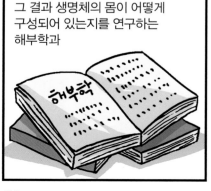
그 결과 생명체의 몸이 어떻게 구성되어 있는지를 연구하는 해부학과

해부학

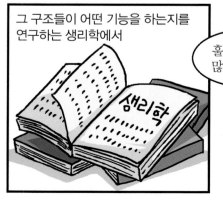
그 구조들이 어떤 기능을 하는지를 연구하는 생리학에서

생리학

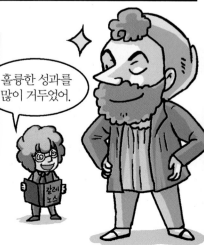
훌륭한 성과를 많이 거두었어.

갈레노스

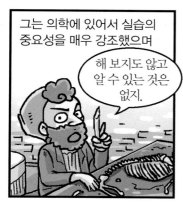

그는 의학에 있어서 실습의 중요성을 매우 강조했으며

해 보지도 않고 알 수 있는 것은 없지.

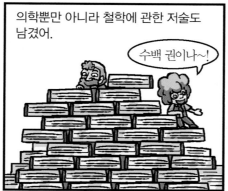

의학뿐만 아니라 철학에 관한 저술도 남겼어.

수백 권이나~!

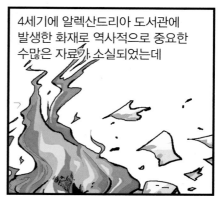

4세기에 알렉산드리아 도서관에 발생한 화재로 역사적으로 중요한 수많은 자료가 소실되었는데

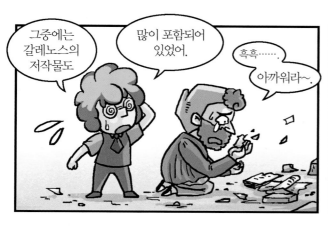

그중에는 갈레노스의 저작물도

많이 포함되어 있었어.

흑흑…….

아까워라~

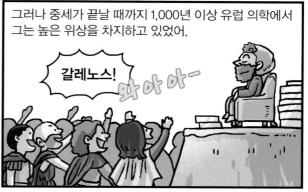

그러나 중세가 끝날 때까지 1,000년 이상 유럽 의학에서 그는 높은 위상을 차지하고 있었어.

갈레노스!

와아아-

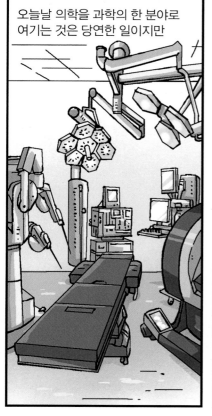

오늘날 의학을 과학의 한 분야로 여기는 것은 당연한 일이지만

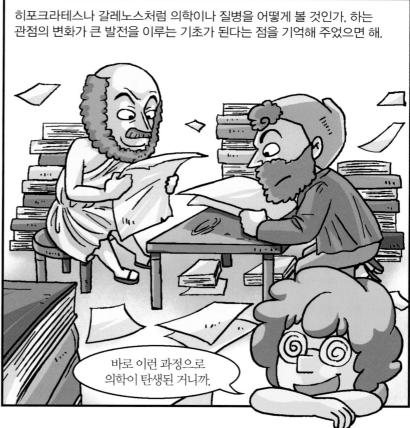

히포크라테스나 갈레노스처럼 의학이나 질병을 어떻게 볼 것인가, 하는 관점의 변화가 큰 발전을 이루는 기초가 된다는 점을 기억해 주었으면 해.

바로 이런 과정으로 의학이 탄생된 거니까.

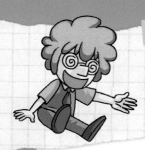

한센병 환자를 구호한 다미앵 신부

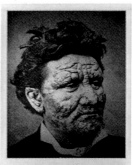

한센병은 나균이 피부와 말초신경을 침해하여 생기는 만성전염성 면역 질환이다.

종교는 인간이 해결할 수 없는 일을 인간보다 능력이 훨씬 뛰어난 신의 가르침으로 해결하고자 하는 방법이야. 인류가 처음 이 세상에 등장해 살았던 시대에는 세상에 대한 지식과 정보가 부족해 모르는 게 많아서 어려움을 겪어야 했을 거야. 그러니 인간보다 모든 게 더 뛰어난 신에게 의존하려 한 것은 당연한 일이지. 그래서 세계 각지에서 수많은 종교가 탄생하게 되었어.

선사시대를 지나 역사시대에 접어들자 고대문명이 시작된 이집트, 중국, 인도와 같은 나라들보다 그리스와 로마가 더 발전된 문명을 이룩했지. 그렇게 유럽이 역사의 중심지 역할을 하게 된 거야. 4세기에 로마에서 기독교가 공식적으로 국가의 종교로 인정받은 이후, 중세 시기에는 가톨릭교가 아주 큰 영향력을 발휘하는 사회가 되었어. 종교의 역할이 아주 커진 거야. 종교는 인류의 발전에 기여하는 바람직한 역할을 하기도 했지만, 때로는 오히려 인류의 발전을 가로막는 장애물과 같은 역할을 하기도 했어. 하지만 사랑의 실천을 강조하는 종교의 특성상, 종교인들은 많은 사람들이 기피하는 일에 관심을 가지고 의지할 곳 없는 환자들에게 큰 힘이 되는 일을 하곤 했어.

옛날에는 질병에 대한 지식이 부족해서 한센병, 매독, 두창(천연두)처럼 남 보기에 흉한 상처를 남기는 질병이 사람들에게 매우 공포의 대상이었지. 특히 한센병은 손가락과 발가락이 문드러지거나 떨어져 나가는 무서운 질병이어서 발병하면 마을 사람들은 환자를 쫓아내곤 했어. 쫓겨난 환자들은 가족이나 친구들과 헤어져 희망이라곤 전혀 없는 상태에서 죽을 날만을 기다리며 살아야 했지.

예수는 성서에서 한센병 환자들에게도 따뜻한 사랑을 보여 주었지만 정작 예수의 가르침을 이어받은 중세인들은 그렇지 않았어. 한센병 환자들을 대할 때는 대부분의 사람들이 예수의 가르침을 무시했지. 일반인들이 이렇게 한센병 환자들을

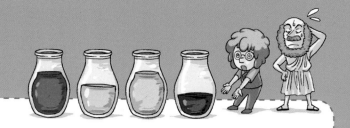

내팽개칠 때 종교적 신념이 뚜렷했던 사람들이 그나마 이들에게 도움을 주었어.

한센병 환자들이 따돌림을 받는 가운데서도 한센병은 다른 전염병보다 전염성이 그리 크지 않다는 사실이 서서히 알려졌어. 마을에서 쫓겨난 환자들은 따로 집단을 이루어 살게 되었지. 이렇게 한센병 환자들이 모여 살던 곳이 오늘날 요양원이나 병원으로 발전한 경우도 많아.

이런 집단에 들어가 헌신적으로 봉사한 사람들도 많이 있는데, 그 대표적인 사람이 1840년에 벨기에에서 태어난 다미앵 신부야. 1864년 하와이에서 선교사 생활을 시작한 다미앵 신부는 하와이 정부가 몰로카이 섬에 한센병 환자들을 위한 정착촌을 마련하자 1873년부터 그 안에 들어가 살았어. 환자들과 함께 생활하면서 한센병 환자들을 위한 구호활동에 전념했지. 그러다 1885년 자신도 한센병에 걸려서 4년간 투병 생활을 했지만 끝내 세상을 떠나고 말았어. 그가 세상을 떠난 후 그에게 몰로카이 성자라는 별명이 붙여졌지. 하와이 주에 속하는 몰로카이 섬은 다미앵 신부가 반평생을 보낸, 한센병 환자를 위한 정착촌이 있던 곳이야.

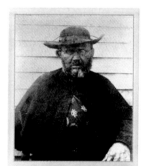

한센병 환자들을 위해 노력한 다미앵 신부.

그의 유해는 1936년에 고향인 벨기에의 안트베르펜으로 옮겨졌어. 하와이 주정부는 1965년에 워싱턴 국립조각당 명예전당에 그를 안치해 줄 것을 요청했지. 한국 가톨릭 한센병 사업가연합회는 한센병 환자를 위해 평생을 바친 그를 기리기 위해 1983년 다미앵신부상을 제정하여 매년 시상하고 있어.

두려움과 편견 때문에 아무도 돌보지 않던 환자들을 위해 평생을 바쳐 돕는다는 것은 종교적 신념 없이는 쉽지 않은 일일 테니 종교가 의학 발전에 공헌한 바가 크다고 할 수 있지.

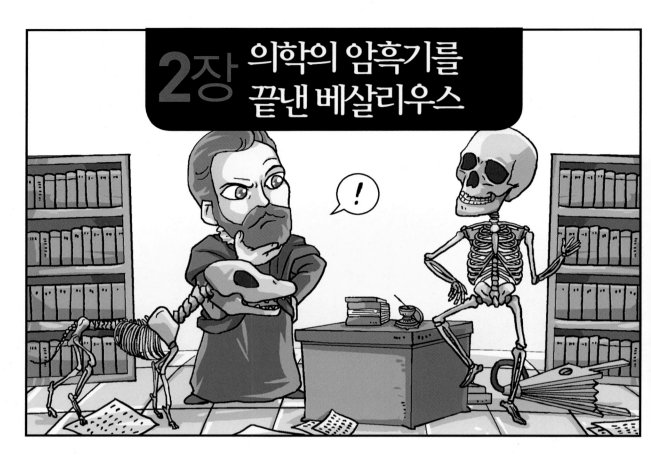

2장 의학의 암흑기를 끝낸 베살리우스

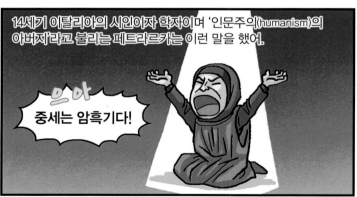

14세기 이탈리아의 시인이자 학자이며 '인문주의(humanism)의 아버지'라고 불리는 페트라르카는 이런 말을 했어.

으아

중세는 암흑기다!

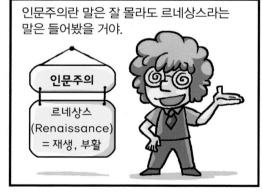

인문주의란 말은 잘 몰라도 르네상스라는 말은 들어봤을 거야.

인문주의

르네상스
(Renaissance)
= 재생, 부활

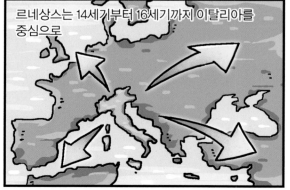

르네상스는 14세기부터 16세기까지 이탈리아를 중심으로

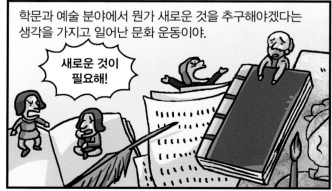

학문과 예술 분야에서 뭔가 새로운 것을 추구해야겠다는 생각을 가지고 일어난 문화 운동이야.

새로운 것이 필요해!

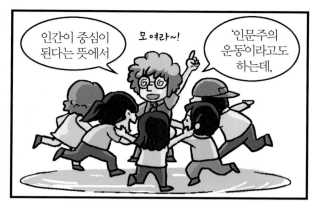

인간이 중심이 된다는 뜻에서

모여라~!

'인문주의 운동'이라고도 하는데,

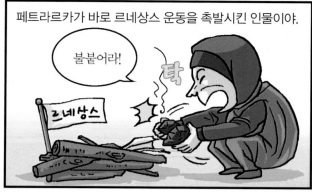

페트라르카가 바로 르네상스 운동을 촉발시킨 인물이야.

불붙어라!

탁

르네상스

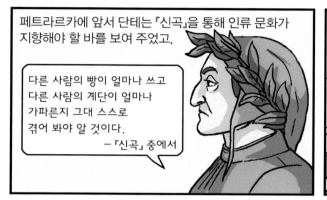

페트라르카에 앞서 단테는 『신곡』을 통해 인류 문화가 지향해야 할 바를 보여 주었고,

다른 사람의 빵이 얼마나 쓰고 다른 사람의 계단이 얼마나 가파른지 그대 스스로 겪어 봐야 알 것이다.
― 『신곡』 중에서

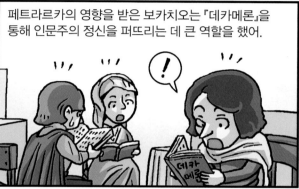

페트라르카의 영향을 받은 보카치오는 『데카메론』을 통해 인문주의 정신을 퍼뜨리는 데 큰 역할을 했어.

데카메론

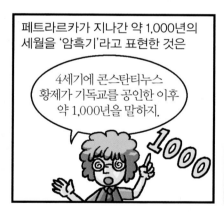

페트라르카가 지나간 약 1,000년의 세월을 '암흑기'라고 표현한 것은

4세기에 콘스탄티누스 황제가 기독교를 공인한 이후 약 1,000년을 말하지.

1000

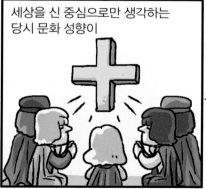

세상을 신 중심으로만 생각하는 당시 문화 성향이

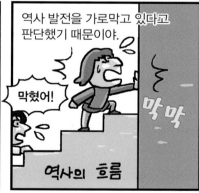

역사 발전을 가로막고 있다고 판단했기 때문이야.

막혔어!

막막

역사의 흐름

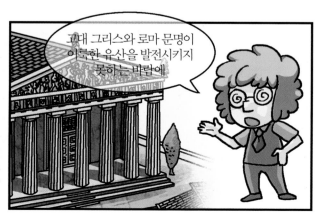

고대 그리스와 로마 문명이 이룩한 유산을 발전시키지 못하는 바람에

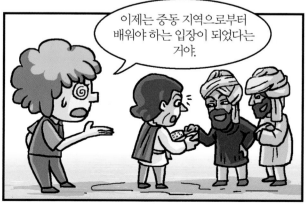

이제는 중동 지역으로부터 배워야 하는 입장이 되었다는 거야.

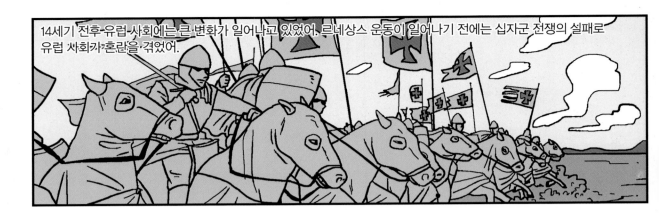
14세기 전후 유럽 사회에는 큰 변화가 일어나고 있었어. 르네상스 운동이 일어나기 전에는 십자군 전쟁의 실패로 유럽 사회가 혼란을 겪었어.

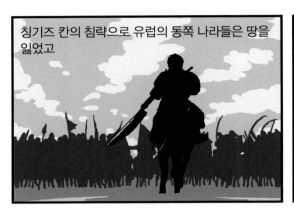
칭기즈 칸의 침략으로 유럽의 동쪽 나라들은 땅을 잃었고

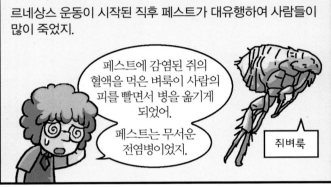
르네상스 운동이 시작된 직후 페스트가 대유행하여 사람들이 많이 죽었지.

페스트에 감염된 쥐의 혈액을 먹은 벼룩이 사람의 피를 빨면서 병을 옮기게 되었어.

페스트는 무서운 전염병이었지.

쥐벼룩

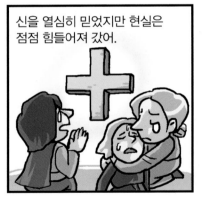
신을 열심히 믿었지만 현실은 점점 힘들어져 갔어.

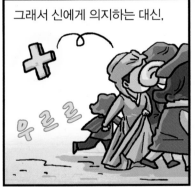
그래서 신에게 의지하는 대신,

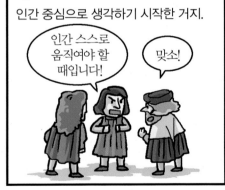
인간 중심으로 생각하기 시작한 거지.

인간 스스로 움직여야 할 때입니다!

맞소!

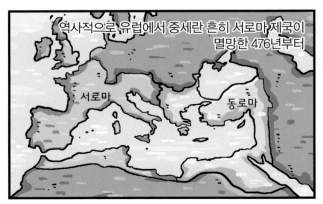
역사적으로 유럽에서 중세란 흔히 서로마 제국이 멸망한 476년부터

서로마

동로마

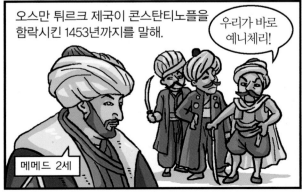
오스만 튀르크 제국이 콘스탄티노플을 함락시킨 1453년까지를 말해.

우리가 바로 예니체리!

메메드 2세

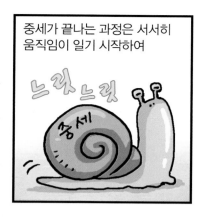

중세가 끝나는 과정은 서서히 움직임이 일기 시작하여

느릿느릿

중세

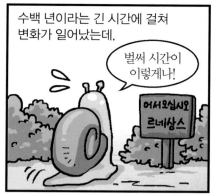

수백 년이라는 긴 시간에 걸쳐 변화가 일어났는데,

벌써 시간이 이렇게나!

어서오십시오 르네상스

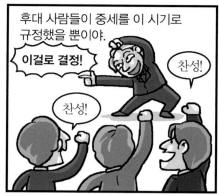

후대 사람들이 중세를 이 시기로 규정했을 뿐이야.

이걸로 결정!

찬성!

찬성!

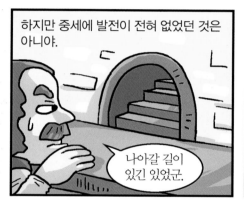

하지만 중세에 발전이 전혀 없었던 것은 아니야.

나아갈 길이 있긴 있었군.

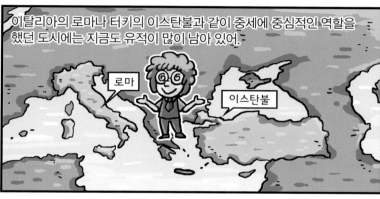

이탈리아의 로마나 터키의 이스탄불과 같이 중세에 중심적인 역할을 했던 도시에는 지금도 유적이 많이 남아 있어.

로마

이스탄불

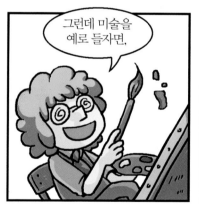

그런데 미술을 예로 들자면,

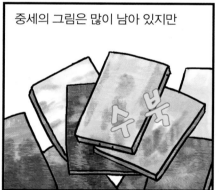

중세의 그림은 많이 남아 있지만

수북

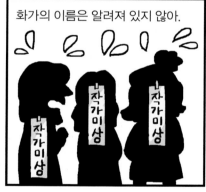

화가의 이름은 알려져 있지 않아.

작가미상

작가미상

작가미상

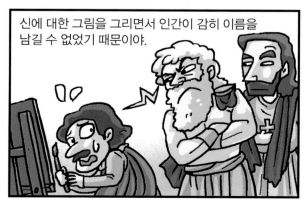

신에 대한 그림을 그리면서 인간이 감히 이름을 남길 수 없었기 때문이야.

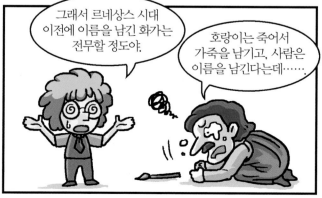

그래서 르네상스 시대 이전에 이름을 남긴 화가는 전무할 정도야.

호랑이는 죽어서 가죽을 남기고, 사람은 이름을 남긴다는데……

서양의 유명화가인 미켈란젤로, 레오나르도 다 빈치, 라파엘로가 오늘날까지 알려진 것은

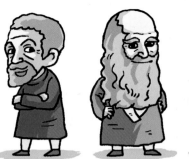
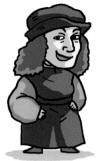

중세 말에 르네상스 운동이 일어나면서부터 화가의 이름이 그림과 함께 남겨졌기 때문이야.

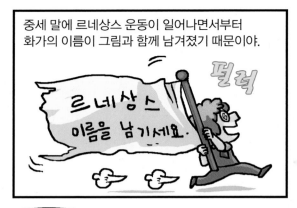

2세기에 갈레노스가 남겨 놓은 의학지식은

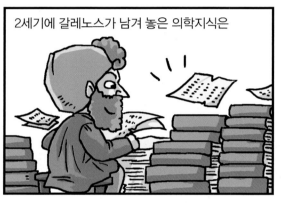

삼위일체를 추구한 중세의 정신에 잘 맞아떨어졌기 때문에,

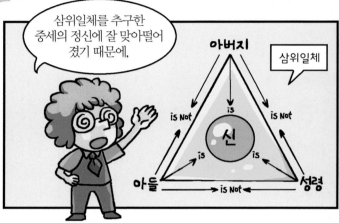

중세 시대 내내 큰 영향력을 발휘해 왔어.

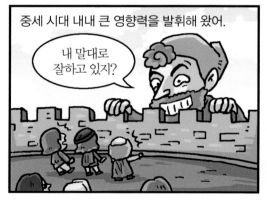

이렇게 유럽에서는 약 1,000년의 세월이 흐르는 동안 갈레노스의 책 외에는 새로운 것이 거의 다루어지지 않았어.

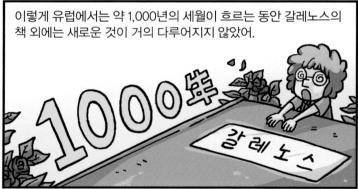

그와는 달리 중동 지역에서는 갈레노스를 비롯해 다른 여러 학자들의 책을 활발히 연구했어.

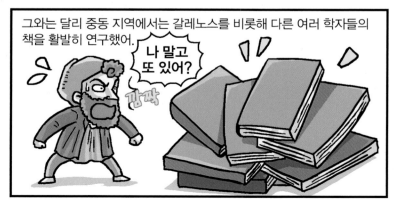

그 결과 알 라지, 이븐 시나, 아불카심, 마이모니데스와 같은 훌륭한 학자들을 배출했지.

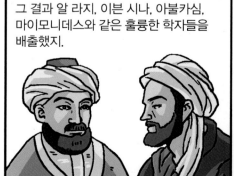

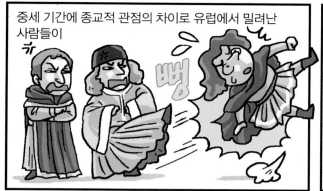

중세 기간에 종교적 관점의 차이로 유럽에서 밀려난 사람들이

뻥

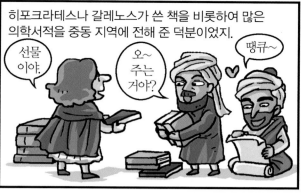

히포크라테스나 갈레노스가 쓴 책을 비롯하여 많은 의학서적을 중동 지역에 전해 준 덕분이었지.

선물이야.

오~ 주는 거야?

땡큐~

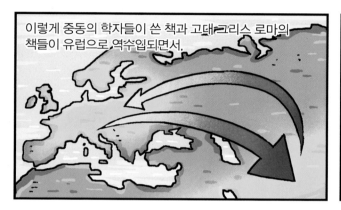

이렇게 중동의 학자들이 쓴 책과 고대 그리스 로마의 책들이 유럽으로 역수입되면서,

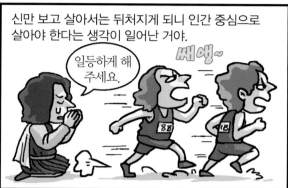

신만 보고 살아서는 뒤처지게 되니 인간 중심으로 살아야 한다는 생각이 일어난 거야.

일등하게 해 주세요.

쎄앵~

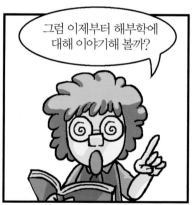

그럼 이제부터 해부학에 대해 이야기해 볼까?

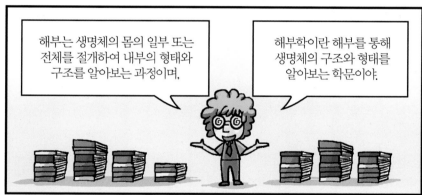

해부는 생명체의 몸의 일부 또는 전체를 절개하여 내부의 형태와 구조를 알아보는 과정이며,

해부학이란 해부를 통해 생명체의 구조와 형태를 알아보는 학문이야.

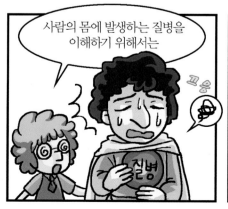

사람의 몸에 발생하는 질병을 이해하기 위해서는

뿌웅

질병

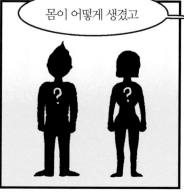

몸이 어떻게 생겼고

?
?

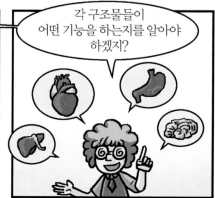

각 구조물들이 어떤 기능을 하는지를 알아야 하겠지?

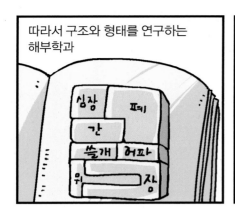

따라서 구조와 형태를 연구하는 해부학과

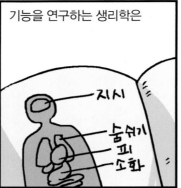

기능을 연구하는 생리학은

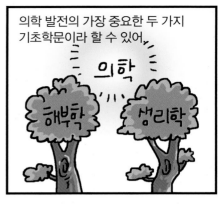

의학 발전의 가장 중요한 두 가지 기초학문이라 할 수 있어.

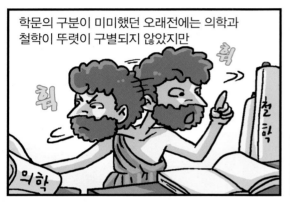

학문의 구분이 미미했던 오래전에는 의학과 철학이 뚜렷이 구별되지 않았지만

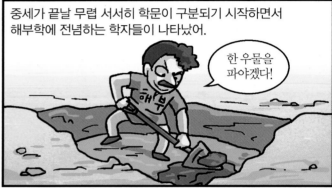

중세가 끝날 무렵 서서히 학문이 구분되기 시작하면서 해부학에 전념하는 학자들이 나타났어.

한 우물을 파야겠다!

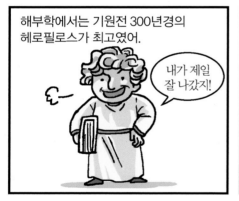

해부학에서는 기원전 300년경의 헤로필로스가 최고였어.

내가 제일 잘 나갔지!

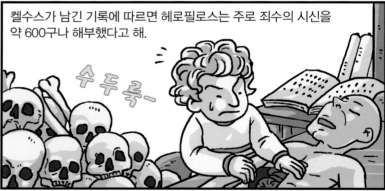

켈수스가 남긴 기록에 따르면 헤로필로스는 주로 죄수의 시신을 약 600구나 해부했다고 해.

수두룩—

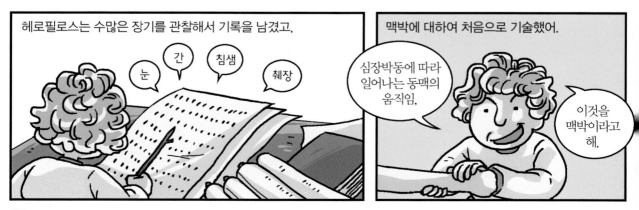

헤로필로스는 수많은 장기를 관찰해서 기록을 남겼고,

눈   간   침샘   췌장

맥박에 대하여 처음으로 기술했어.

심장박동에 따라 일어나는 동맥의 움직임,

이것을 맥박이라고 해.

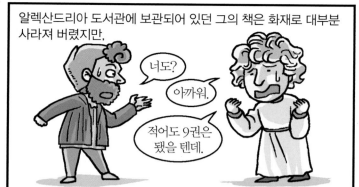

알렉산드리아 도서관에 보관되어 있던 그의 책은 화재로 대부분 사라져 버렸지만,

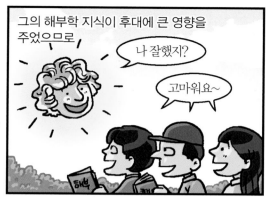

그의 해부학 지식이 후대에 큰 영향을 주었으므로

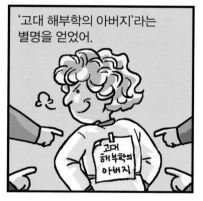

'고대 해부학의 아버지'라는 별명을 얻었어.

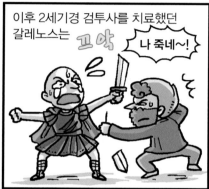

이후 2세기경 검투사를 치료했던 갈레노스는

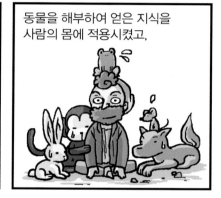

동물을 해부하여 얻은 지식을 사람의 몸에 적용시켰고,

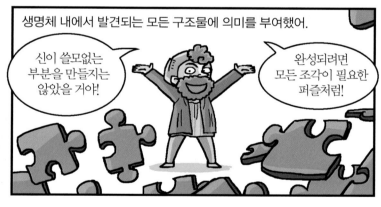

생명체 내에서 발견되는 모든 구조물에 의미를 부여했어.

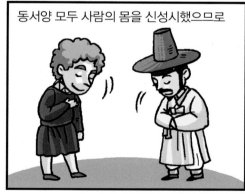

동서양 모두 사람의 몸을 신성시했으므로

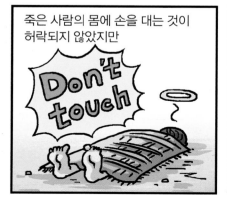

죽은 사람의 몸에 손을 대는 것이 허락되지 않았지만

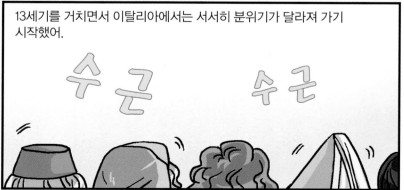

13세기를 거치면서 이탈리아에서는 서서히 분위기가 달라져 가기 시작했어.

중세 내내 유럽의 중심지 역할을 한 교황청이 위치한 이탈리아 로마는 르네상스가 끝나는 16세기까지
세계의 중심이었어.

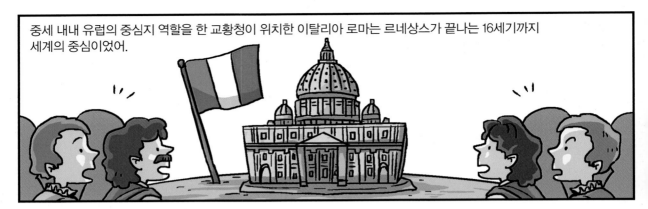

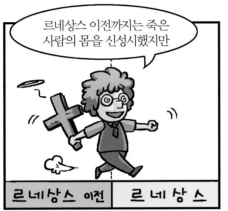

르네상스 이전까지는 죽은
사람의 몸을 신성시했지만

르네상스 이전 | 르 네 상 스

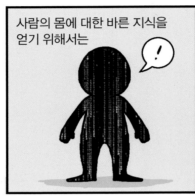

사람의 몸에 대한 바른 지식을
얻기 위해서는

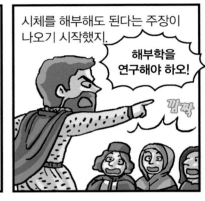

시체를 해부해도 된다는 주장이
나오기 시작했지.

해부학을
연구해야 하오!

이탈리아에서만큼은 시체 해부가
제한적으로 허용되기 시작했고,

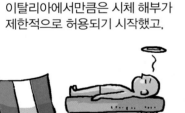

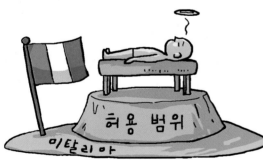

허용 범위

이탈리아

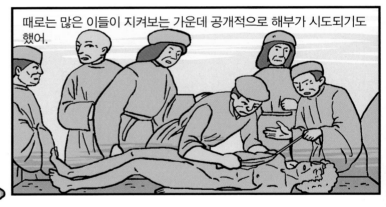

때로는 많은 이들이 지켜보는 가운데 공개적으로 해부가 시도되기도
했어.

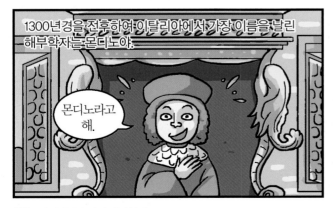

1300년경을 전후하여 이탈리아에서 가장 이름을 날린
해부학자는 몬디노야.

몬디노라고
해.

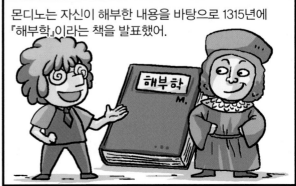

몬디노는 자신이 해부한 내용을 바탕으로 1315년에
『해부학』이라는 책을 발표했어.

해부학
M.

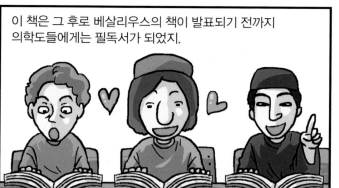

이 책은 그 후로 베살리우스의 책이 발표되기 전까지 의학도들에게는 필독서가 되었지.

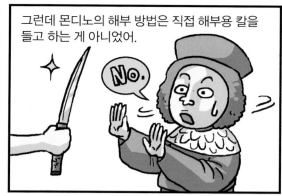

그런데 몬디노의 해부 방법은 직접 해부용 칼을 들고 하는 게 아니었어.

NO.

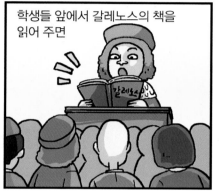

학생들 앞에서 갈레노스의 책을 읽어 주면

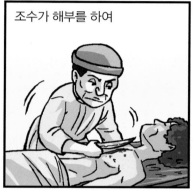

조수가 해부를 하여

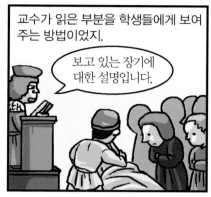

교수가 읽은 부분을 학생들에게 보여 주는 방법이었지.

보고 있는 장기에 대한 설명입니다.

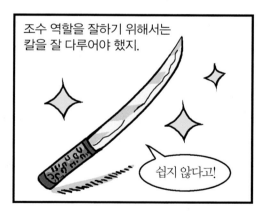

조수 역할을 잘하기 위해서는 칼을 잘 다루어야 했지.

쉽지 않다고!

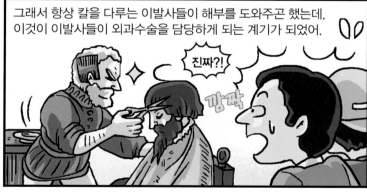

그래서 항상 칼을 다루는 이발사들이 해부를 도와주곤 했는데, 이것이 이발사들이 외과수술을 담당하게 되는 계기가 되었어.

진짜?!

깜짝

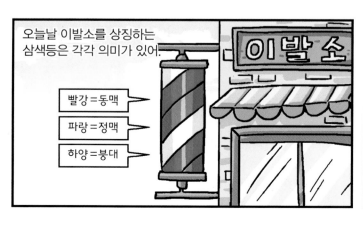

오늘날 이발소를 상징하는 삼색등은 각각 의미가 있어.

이발소

빨강 = 동맥
파랑 = 정맥
하양 = 붕대

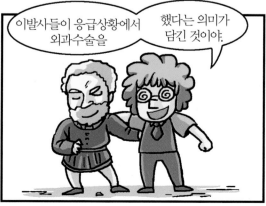

이발사들이 응급상황에서 외과수술을

했다는 의미가 담긴 것이야.

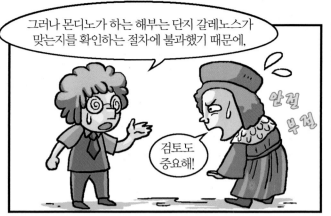

그러나 몬디노가 하는 해부는 단지 갈레노스가 맞는지를 확인하는 절차에 불과했기 때문에,

검토도 중요해!

안전부절

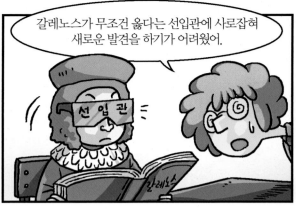

갈레노스가 무조건 옳다는 선입관에 사로잡혀 새로운 발견을 하기가 어려웠어.

선입관

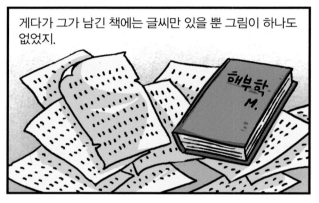

게다가 그가 남긴 책에는 글씨만 있을 뿐 그림이 하나도 없었지.

해부학 M.

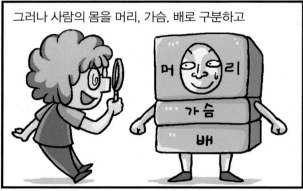

그러나 사람의 몸을 머리, 가슴, 배로 구분하고

머리
가슴
배

소장(작은창자)을 십이지장(샘창자), 공장(빈창자), 회장(돌창자)으로, 대장(큰창자)을 맹장(막창자), 직장(곧창자), 결장(잘룩창자)으로 구분하는 등, 그가 남긴 의학지식은 오늘날에도 통용되고 있어.

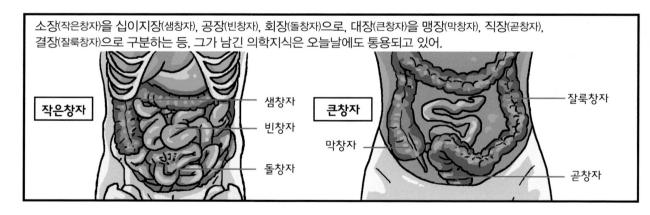

작은창자

샘창자
빈창자
돌창자

큰창자

잘룩창자
막창자
곧창자

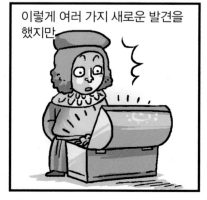

이렇게 여러 가지 새로운 발견을 했지만,

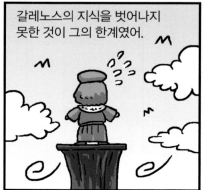

갈레노스의 지식을 벗어나지 못한 것이 그의 한계였어.

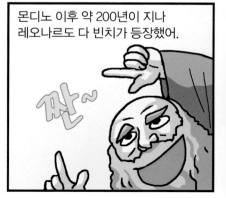

몬디노 이후 약 200년이 지나 레오나르도 다 빈치가 등장했어.

짠~

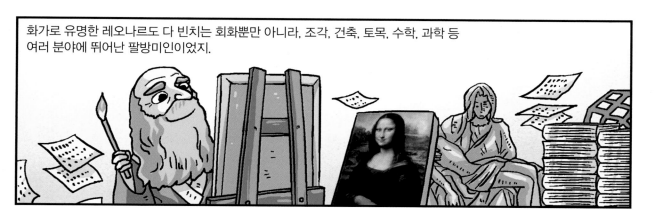
화가로 유명한 레오나르도 다 빈치는 회화뿐만 아니라, 조각, 건축, 토목, 수학, 과학 등 여러 분야에 뛰어난 팔방미인이었지.

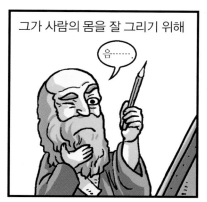
그가 사람의 몸을 잘 그리기 위해

음......

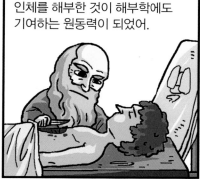
인체를 해부한 것이 해부학에도 기여하는 원동력이 되었어.

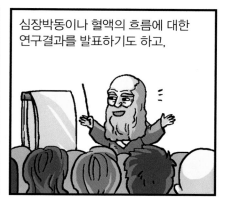
심장박동이나 혈액의 흐름에 대한 연구결과를 발표하기도 하고,

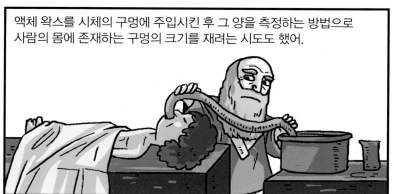
액체 왁스를 시체의 구멍에 주입시킨 후 그 양을 측정하는 방법으로 사람의 몸에 존재하는 구멍의 크기를 재려는 시도도 했어.

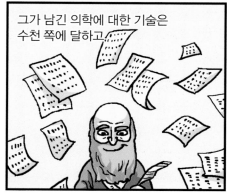
그가 남긴 의학에 대한 기술은 수천 쪽에 달하고,

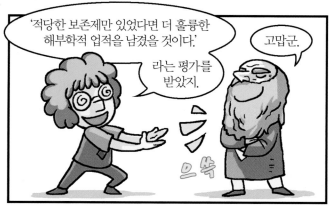
'적당한 보존제만 있었다면 더 훌륭한 해부학적 업적을 남겼을 것이다.'

라는 평가를 받았지.

고맙군.

으쓱

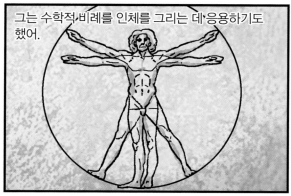
그는 수학적 비례를 인체를 그리는 데 응용하기도 했어.

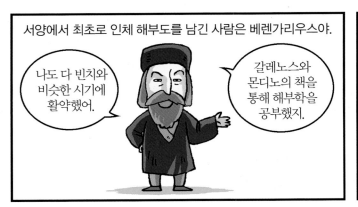

서양에서 최초로 인체 해부도를 남긴 사람은 베렌가리우스야.

나도 다 빈치와 비슷한 시기에 활약했어.

갈레노스와 몬디노의 책을 통해 해부학을 공부했지.

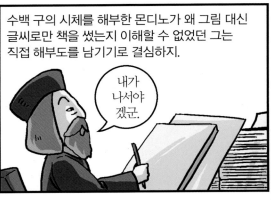

수백 구의 시체를 해부한 몬디노가 왜 그림 대신 글씨로만 책을 썼는지 이해할 수 없었던 그는 직접 해부도를 남기기로 결심하지.

내가 나서야 겠군.

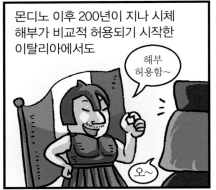

몬디노 이후 200년이 지나 시체 해부가 비교적 허용되기 시작한 이탈리아에서도

해부 허용함~

오~

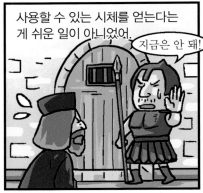

사용할 수 있는 시체를 얻는다는 게 쉬운 일이 아니었어.

지금은 안 돼!

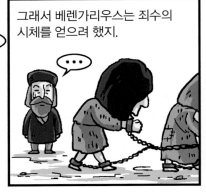

그래서 베렌가리우스는 죄수의 시체를 얻으려 했지.

···

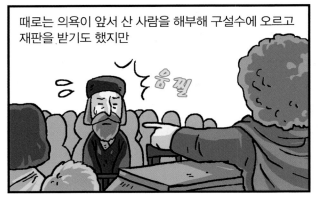

때로는 의욕이 앞서 산 사람을 해부해 구설수에 오르고 재판을 받기도 했지만

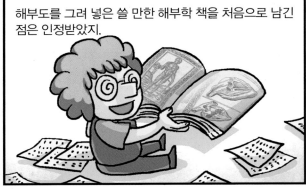

해부도를 그려 넣은 쓸 만한 해부학 책을 처음으로 남긴 점은 인정받았지.

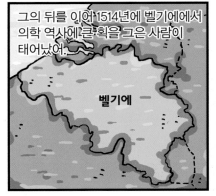

그의 뒤를 이어 1514년에 벨기에에서 의학 역사에 큰 획을 그은 사람이 태어났어.

벨기에

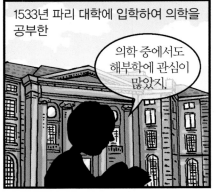

1533년 파리 대학에 입학하여 의학을 공부한

의학 중에서도 해부학에 관심이 많았지.

베살리우스라는 사람이야.

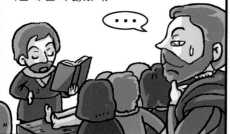

그는 갈레노스의 책의 내용을 확인하고 관찰만 하는 당시의 해부학 실습과정이 마음에 들지 않았어.

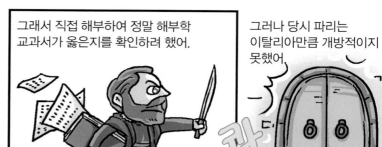

그래서 직접 해부하여 정말 해부학 교과서가 옳은지를 확인하려 했어.

그러나 당시 파리는 이탈리아만큼 개방적이지 못했어.

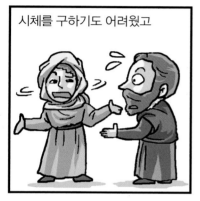

시체를 구하기도 어려웠고

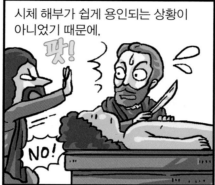

시체 해부가 쉽게 용인되는 상황이 아니었기 때문에,

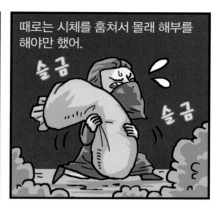

때로는 시체를 훔쳐서 몰래 해부를 해야만 했어.

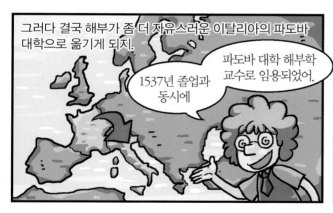

그러다 결국 해부가 좀 더 자유로운 이탈리아의 파도바 대학으로 옮기게 되지.

1537년 졸업과 동시에

파도바 대학 해부학 교수로 임용되었어.

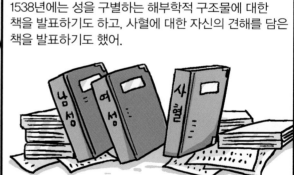

1538년에는 성을 구별하는 해부학적 구조물에 대한 책을 발표하기도 하고, 사혈에 대한 자신의 견해를 담은 책을 발표하기도 했어.

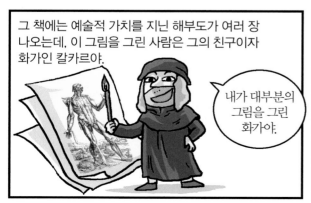

그 책에는 예술적 가치를 지닌 해부도가 여러 장 나오는데, 이 그림을 그린 사람은 그의 친구이자 화가인 칼카르야.

내가 대부분의 그림을 그린 화가야.

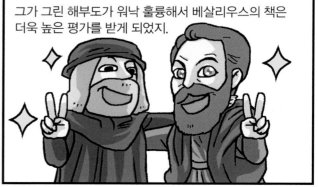

그가 그린 해부도가 워낙 훌륭해서 베살리우스의 책은 더욱 높은 평가를 받게 되었지.

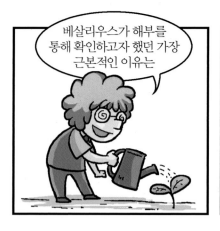

베살리우스가 해부를 통해 확인하고자 했던 가장 근본적인 이유는

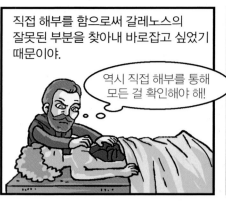

직접 해부를 함으로써 갈레노스의 잘못된 부분을 찾아내 바로잡고 싶었기 때문이야.

역시 직접 해부를 통해 모든 걸 확인해야 해!

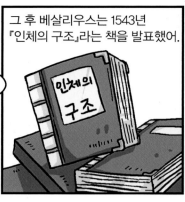

그 후 베살리우스는 1543년 『인체의 구조』라는 책을 발표했어.

인체의 구조

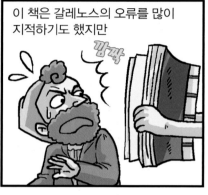

이 책은 갈레노스의 오류를 많이 지적하기도 했지만

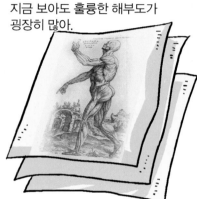

지금 보아도 훌륭한 해부도가 굉장히 많아.

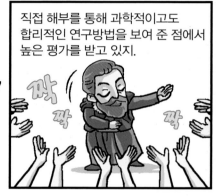

직접 해부를 통해 과학적이고도 합리적인 연구방법을 보여 준 점에서 높은 평가를 받고 있지.

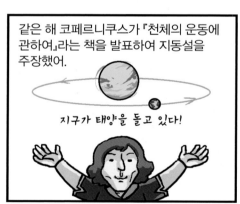

같은 해 코페르니쿠스가 『천체의 운동에 관하여』라는 책을 발표하여 지동설을 주장했어.

지구가 태양을 돌고 있다!

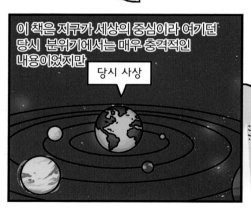

이 책은 지구가 세상의 중심이라 여기던 당시 분위기에서는 매우 충격적인 내용이었지만

당시 사상

이 책을 펴낸 친구의 서문 때문에 사회적 파장을 일으키지 않았어.

서문
'지구가 태양을 돈다는 이야기는 가설일 뿐이다.'
―오시안더

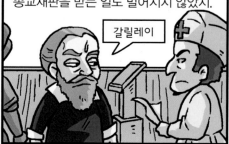

또 책이 발간된 직후 코페르니쿠스가 세상을 떠났기 때문에 갈릴레이처럼 종교재판을 받는 일도 벌어지지 않았지.

갈릴레이

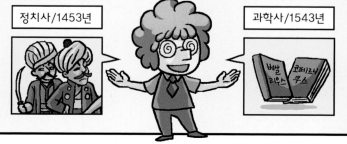

정치적으로는 1453년의 콘스탄티노플이 함락된 사건을 중세의 멸망으로 간주하지만, 과학사에서는 베살리우스와 코페르니쿠스가 쓴 책이 발행된 1543년을 근대적 사고가 시작된 시기로 여기고 있어.

정치사/1453년

과학사/1543년

베살리우스 코페르니쿠스

베살리우스는 그 이전까지 1,000년 이상 믿고 따른 갈레노스의 의학이

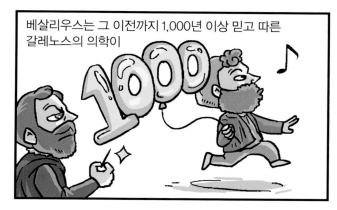

더 이상 진리가 아님을 보여 주었고,

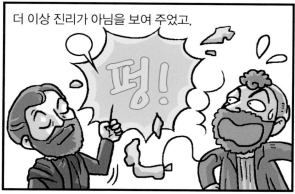

코페르니쿠스는 '우주의 모든 별들이 지구를 돌고 있고 지구가 우주의 중심이라는 지구 중심의 사고'를 깨뜨렸다는 점에서

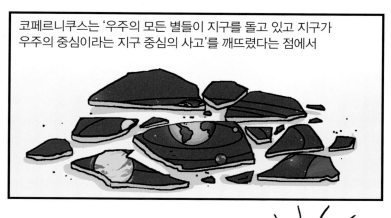

그들은 사람들의 생각을 변화시킨 원동력이라 할 수 있어.

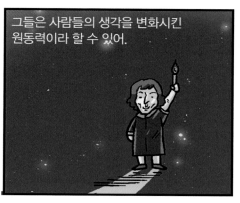

몬디노는 직접 수많은 해부를 했지만 갈레노스가 얼마나 훌륭한지를 확인하기만 했고

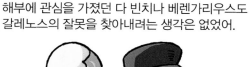

해부에 관심을 가졌던 다 빈치나 베렌가리우스도 갈레노스의 잘못을 찾아내려는 생각은 없었어.

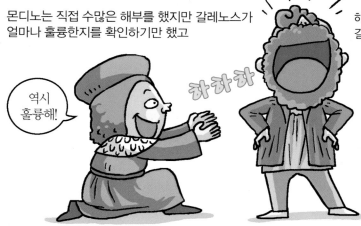

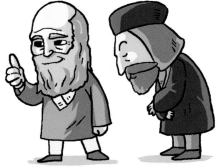

빠뜨린 것을 보충할 생각뿐이었어.

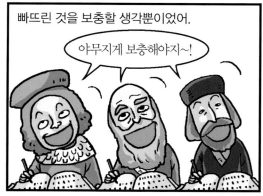

그에 반해 베살리우스는 갈레노스가 저술한 내용을 모두 확인하려 했고, 실제로 갈레노스가 잘못 기술한 내용을 많이 발견했지.

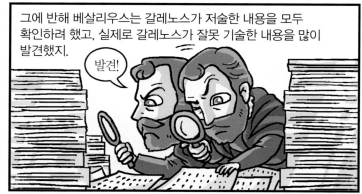

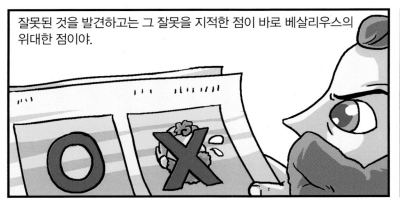
잘못된 것을 발견하고는 그 잘못을 지적한 점이 바로 베살리우스의 위대한 점이야.

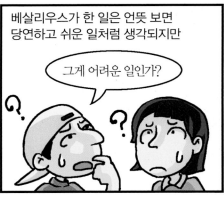
베살리우스가 한 일은 언뜻 보면 당연하고 쉬운 일처럼 생각되지만

그게 어려운 일인가?

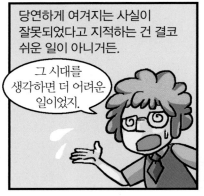
당연하게 여겨지는 사실이 잘못되었다고 지적하는 건 결코 쉬운 일이 아니거든.

그 시대를 생각하면 더 어려운 일이었지.

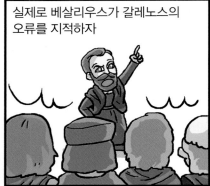
실제로 베살리우스가 갈레노스의 오류를 지적하자

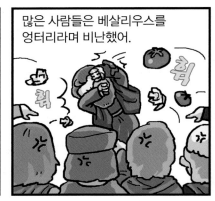
많은 사람들은 베살리우스를 엉터리라며 비난했어.

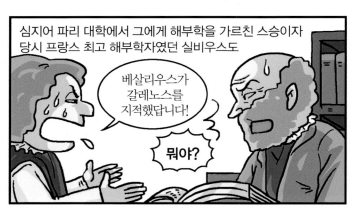
심지어 파리 대학에서 그에게 해부학을 가르친 스승이자 당시 프랑스 최고 해부학자였던 실비우스도

베살리우스가 갈레노스를 지적했답니다!

뭐야?

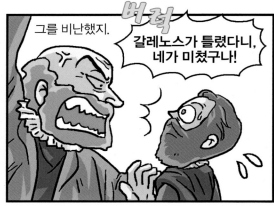
그를 비난했지.

버럭

갈레노스가 틀렸다니, 네가 미쳤구나!

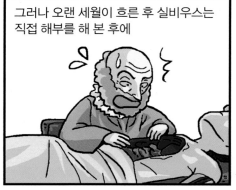
그러나 오랜 세월이 흐른 후 실비우스는 직접 해부를 해 본 후에

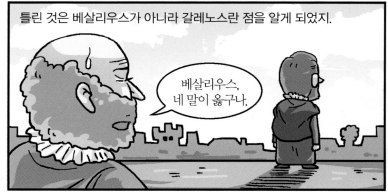
틀린 것은 베살리우스가 아니라 갈레노스란 점을 알게 되었지.

베살리우스, 네 말이 옳구나.

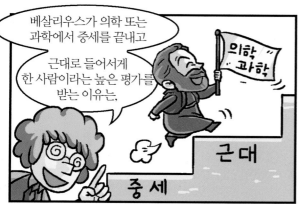

베살리우스가 의학 또는 과학에서 중세를 끝내고

근대로 들어서게 한 사람이라는 높은 평가를 받는 이유는,

의학 과학

근대

중세

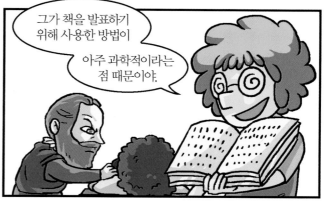

그가 책을 발표하기 위해 사용한 방법이

아주 과학적이라는 점 때문이야.

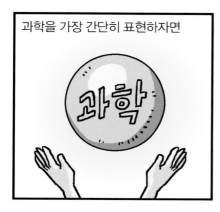

과학을 가장 간단히 표현하자면

과학

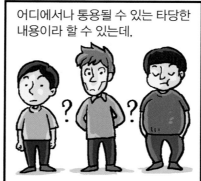

어디에서나 통용될 수 있는 타당한 내용이라 할 수 있는데,

?   ?

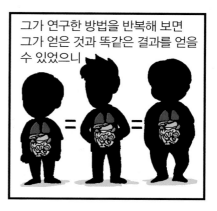

그가 연구한 방법을 반복해 보면 그가 얻은 것과 똑같은 결과를 얻을 수 있었으니

=   =

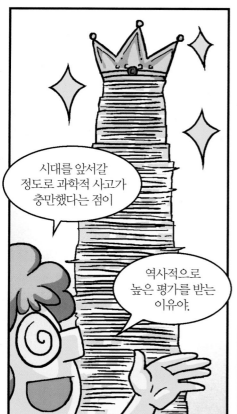

시대를 앞서갈 정도로 과학적 사고가 충만했다는 점이

역사적으로 높은 평가를 받는 이유야.

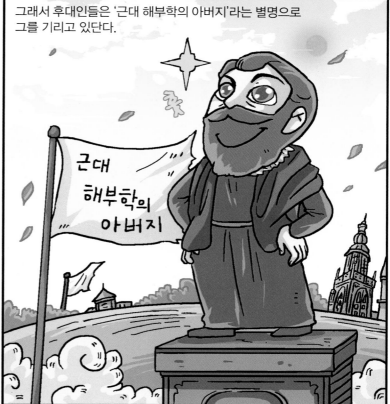

그래서 후대인들은 '근대 해부학의 아버지'라는 별명으로 그를 기리고 있단다.

근대 해부학의 아버지

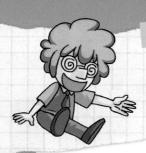

철학으로 의학 공부하기

　의학은 사람의 몸에 생긴 질병을 치료하는 학문이고, 철학은 인간과 세상을 어떻게 바라볼 것인가를 연구하는 학문이야. 서로 별 상관이 없다고 생각하기 쉽겠지만 질병이 발생하는 이유가 사람의 몸 내부에만 있는 게 아니란 걸 생각해 봐. 건강한 사람이라도 공해에 찌든 나쁜 공기, 오염된 물, 견디기 힘든 날씨가 지속되는 환경에 노출되면 병에 걸릴 가능성이 높아져. 그러니까 의학의 요소에는 주변 환경도 포함되어야만 해. 인간과 세상을 연구대상으로 한다는 점은 의학과 철학의 공통점이라고 할 수 있지.

　역사 발전은 꾸준히 서서히 이루어지는 것이 아니라 한동안 발전이 느리다가 어느 순간에 크게 한 번 발전하고, 또 큰 변화 없이 지나가다가 크게 한 번 발전하는 식으로 이루어지곤 하지. 인류 역사에서 최초로 학문적인 큰 발전이 있었던 시기는 지중해 동쪽에 위치한 그리스가 기원전 5세기 무렵 치른 펠로폰네소스 전쟁에서 승리한 이후, 수백 년간 평화를 누리며 문명의 꽃을 피울 무렵이었지.

　평화로운 시기를 보내다 보니 인간과 세상에 대한 관심이 커져서 학문에 집중하는 환경이 만들어진 거야. 원자론을 주장한 데모크리토스, 4원소설을 주장한 엠페도클레스, 철학자 소크라테스, 플라톤, 아리스토텔레스, 역사가인 헤로도토스와 투키디데스, 수학자 피타고라스, 극작가 소포클레스 등 수많은 학자들이 각 분야에서 명성을 떨쳤어. 의학에서 가장 큰 업적을 남긴 사람은 바로 히포크라테스야.

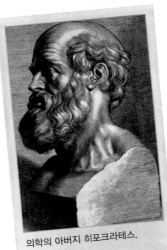

의학의 아버지 히포크라테스.

　히포크라테스는 인간과 환경이 질병 발생의 중요한 원인이 되니까 인간 스스로 노력하여 질병을 해결해야 한다고 주장했어. 신의 영역에 있던 의학을 인간의 영역으로

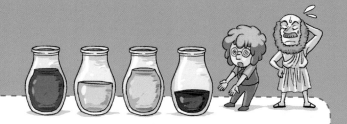

끌어내렸기에 '의학의 아버지'라는 별명을 갖게 된 거야.

히포크라테스가 세상을 떠나기 7년 전에 출생한 아리스토텔레스는 소크라테스와 플라톤의 뒤를 이은 그리스 최고의 철학자였어. 17세에 플라톤이 세운 아테네의 학원에 들어간 그는 스승이 죽은 후 여러 곳에서 연구하며 철학은 물론, 논리학, 정치학, 윤리학, 자연과학 등 모든 분야에 걸쳐 탁월한 업적을 남겼어. 기원전 335년에는 아테네에 리케이온이라는 학원을 열고 제자들을 교육하면서 여생을 보냈어. 현재까지 전해지는 그의 저작물 대부분은 이 시기에 만들어진 강의노트라니, 그가 얼마나 지식을 잘 정리하여 수업에 임했는지 알수 있지.

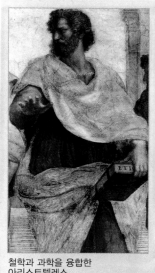

철학과 과학을 융합한 아리스토텔레스.

오늘날은 철학과 과학을 완전히 독립된 학문으로 분류하고 있지만 고대 그리스에서는 그렇지 않았어. 철학자들이나 의사들 모두 소크라테스 이전부터 "인간이란 무엇인가?" "사람은 무엇으로 이루어져 있는가?" "사람은 어떻게 작동하는가?"에 대한 의문을 가졌어. 그들은 인체의 안정성과 인체를 변화시키는 능력에 대한 답을 찾으려 노력했고, 우리가 살고 있는 세상은 질병과 건강을 설명하고 치료할 수 있는 거대한 흐름 속에 존재한다는 생각을 했지. 의학자와 철학자들은 신체와 마음의 적절한 균형이 건강유지에 중요하다고 생각했어. 그들은 서로 뼈, 혈액, 근육의 차이와 건강과 질병의 차이를 인체 구성 요소들의 조합으로 설명하려 한 거야. 아리스토텔레스를 의학자라 말하기는 어렵지만 의학에 대한 철학적이면서도 과학적인 그의 태도는 후세 그리스 의학자들에게 큰 영향을 끼쳤지. 그는 철학적 사고가 의학 발전에도 기여할 수 있음을 보여 주었어.

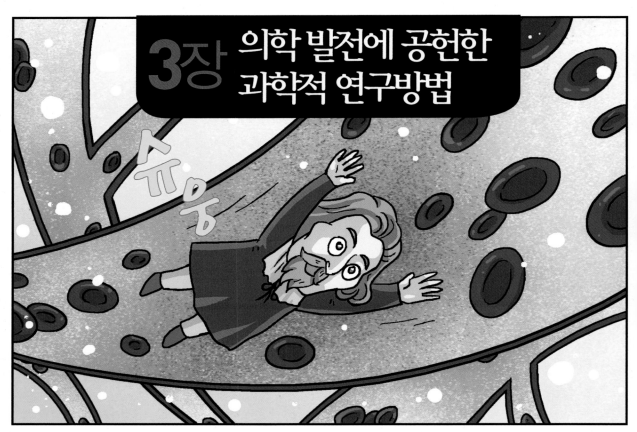

3장 의학 발전에 공헌한
과학적 연구방법

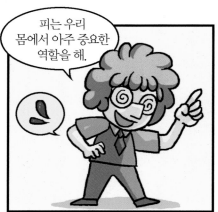

피는 우리 몸에서 아주 중요한 역할을 해.

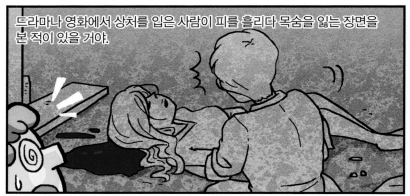

드라마나 영화에서 상처를 입은 사람이 피를 흘리다 목숨을 잃는 장면을 본 적이 있을 거야.

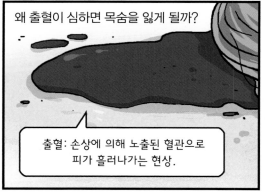

왜 출혈이 심하면 목숨을 잃게 될까?

출혈: 손상에 의해 노출된 혈관으로 피가 흘러나가는 현상.

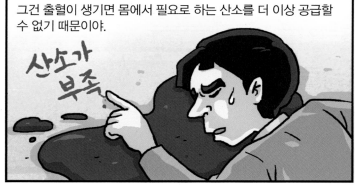

그건 출혈이 생기면 몸에서 필요로 하는 산소를 더 이상 공급할 수 없기 때문이야.

산소가 부족

피가 빨갛게 보이는 이유는 적혈구에 들어 있는 헤모글로빈이라는 단백질이 산소와 결합해서 빨간색을 띠기 때문이지.

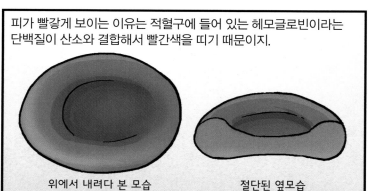

위에서 내려다 본 모습

절단된 옆모습

숨을 쉴 때 코를 통해 들어온 산소는

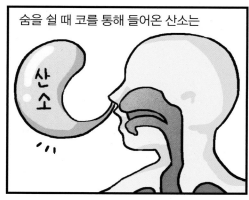

산소

폐를 통과하면서 핏속에 존재하는 적혈구의 헤모글로빈에 결합하게 되고,

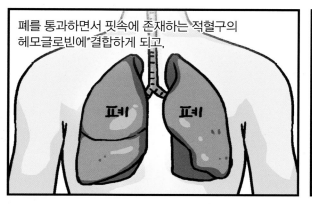

폐

폐

산소를 함유한 적혈구는 온몸을 돌아다니다가 산소가 필요한 세포와 조직에 이르면,

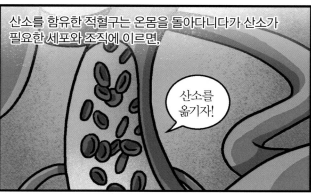

산소를 옮기자!

헤모글로빈에서 산소를 떼어내 전해 주게 돼.

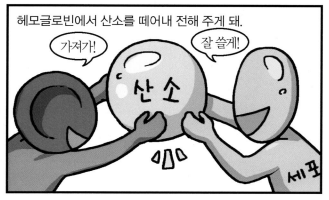

가져가!

잘 쓸게!

산소

세포

핏속에는 적혈구 외에도 백혈구와 혈소판이라는 세포가 존재해.

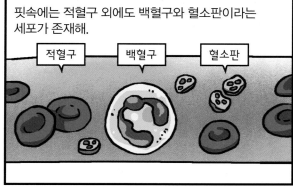

적혈구

백혈구

혈소판

백혈구는 주로 사람의 몸에 침입한 노폐물이나 미생물을 처리하는 면역 기능을 담당하고,

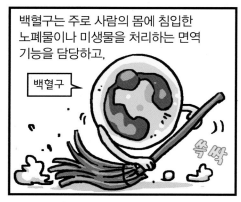

백혈구

쓱싹

혈소판은 혈관에 상처가 생겨 혈관 밖으로 피가 흘러나갈 때 혈액을 응고시켜 피가 흘러나가는 길을 막는 기능을 하고 있어.

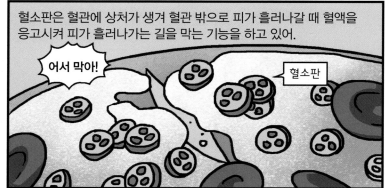

어서 막아!

혈소판

음식을 먹다가 잘못 씹어서 입 안에서 피가 나거나

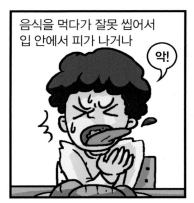

연필을 깎다가 살짝 손을 베여 피가 나는 경우는

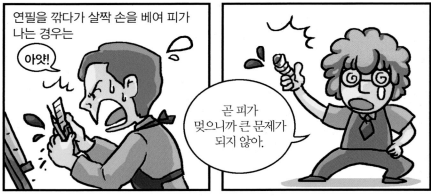

곧 피가 멎으니까 큰 문제가 되지 않아.

하지만 총이나 칼에 의해 상처를 입게 되면 다량의 피가 흘러나가게 되어 멀쩡하던 사람이 정신을 잃는 걸 볼 수 있지.

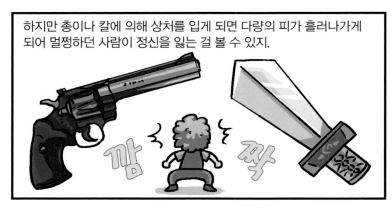

출혈이 생기면 적혈구의 산소 운반 기능에 가장 빨리 이상이 생겨.

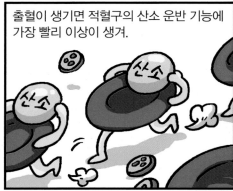

몸 안의 피가 밖으로 빠져나가면서 핏속에 들어 있는 세포가 함께 빠져나가게 되어 적혈구의 수가 감소해서 산소를 제대로 운반하지 못하기 때문이야.

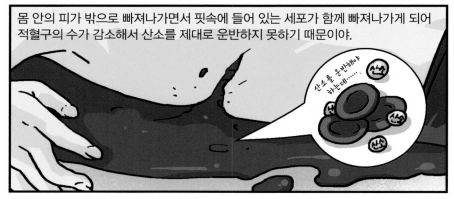

산소를 운반해야 하는데……

즉, 호흡할 때 들어온 산소가 폐에 도달한다 해도

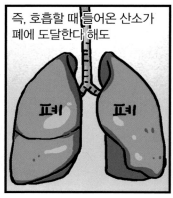

산소를 운반해 줄 적혈구가 부족해져서

적혈구는 어디 갔어?!

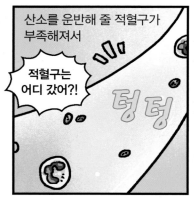

세포나 조직에서 필요로 하는 산소를 공급하지 못하게 돼.

산소는 아직 멀었나?

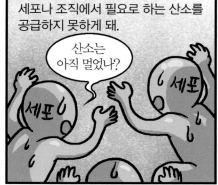

그렇게 세포나 조직이 죽어 가다 결국 사망에 이르게 되는 거야.

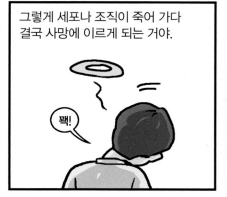

꽥!

그래서 상처가 큰 경우에는 상처 부위를 꿰매서 혈관의 손상을 최소로 줄여 줌으로써

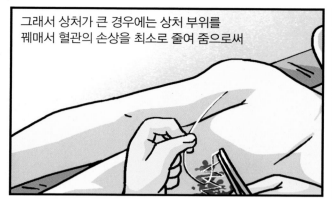

손상 부위에 응고가 일어나게 해 주고 출혈을 막는 방법을 사용해.

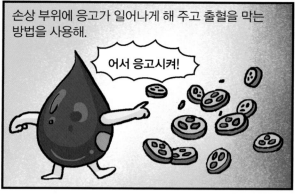

어서 응고시켜!

일단 출혈이 생기면 얼른 지혈하는 것이 중요해.

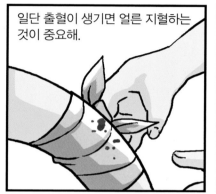

그냥 두면 상처 부위로 계속 혈액이 몰려와서

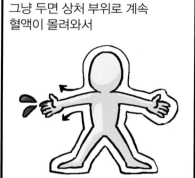

결국에는 몸에 있는 대부분의 혈액이 몸 밖으로 나가 버리기 때문이야.

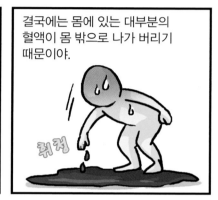

일반적으로 어른의 경우 5~7리터의 혈액을 가지고 있는데,

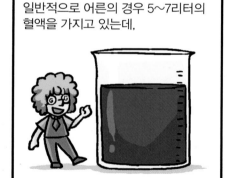

20퍼센트 이상의 혈액이 몸 밖으로 빠져나가게 되면 적혈구 부족으로 세포나 조직이 필요로 하는 만큼 산소를 공급하지 못해.

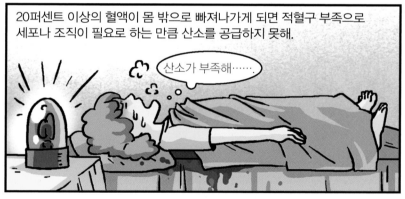

산소가 부족해……

결국에는 산소가 부족한 부위부터 생명력을 잃게 되어 사망하는 거지.

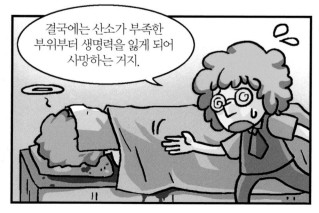

숨을 멈추면 숨이 차게 되는 것은 산소가 필요하니 빨리 보내라는 신호야.

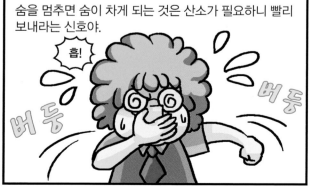

흡!

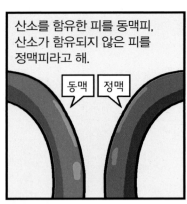

산소를 함유한 피를 동맥피, 산소가 함유되지 않은 피를 정맥피라고 해.

동맥 정맥

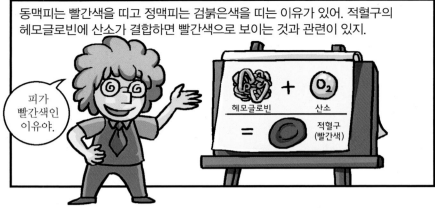

동맥피는 빨간색을 띠고 정맥피는 검붉은색을 띠는 이유가 있어. 적혈구의 헤모글로빈에 산소가 결합하면 빨간색으로 보이는 것과 관련이 있지.

피가 빨간색인 이유야.

헤모글로빈 + 산소

= 적혈구 (빨간색)

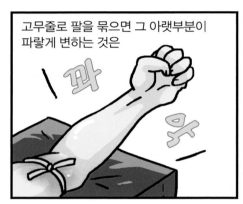

고무줄로 팔을 묶으면 그 아랫부분이 파랗게 변하는 것은

파 유

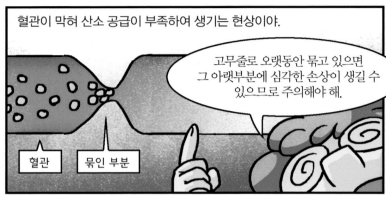

혈관이 막혀 산소 공급이 부족하여 생기는 현상이야.

고무줄로 오랫동안 묶고 있으면 그 아랫부분에 심각한 손상이 생길 수 있으므로 주의해야 해.

혈관 묶인 부분

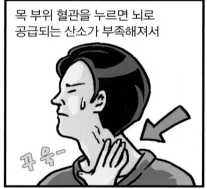

목 부위 혈관을 누르면 뇌로 공급되는 산소가 부족해져서

꾸욱-

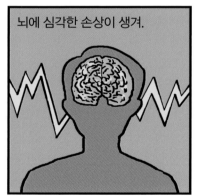

뇌에 심각한 손상이 생겨.

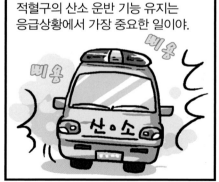

적혈구의 산소 운반 기능 유지는 응급상황에서 가장 중요한 일이야.

삐용 삐용 산소

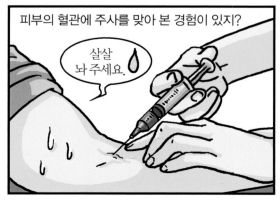

피부의 혈관에 주사를 맞아 본 경험이 있지?

살살 놔 주세요.

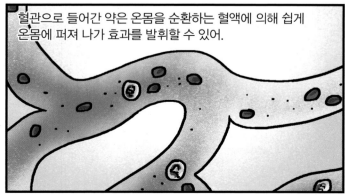

혈관으로 들어간 약은 온몸을 순환하는 혈액에 의해 쉽게 온몸에 퍼져 나가 효과를 발휘할 수 있어.

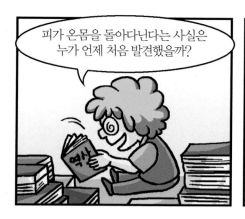

피가 온몸을 돌아다닌다는 사실은 누가 언제 처음 발견했을까?

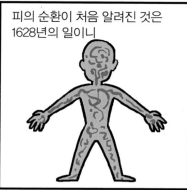

피의 순환이 처음 알려진 것은 1628년의 일이니

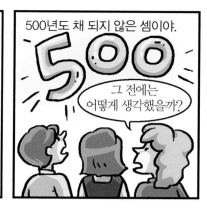

500년도 채 되지 않은 셈이야.

그 전에는 어떻게 생각했을까?

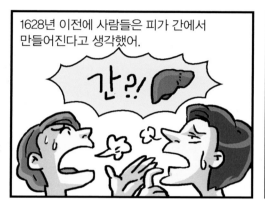

1628년 이전에 사람들은 피가 간에서 만들어진다고 생각했어.

간?!

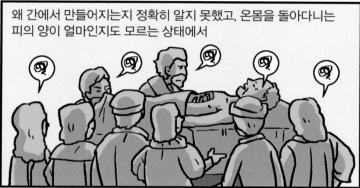

왜 간에서 만들어지는지 정확히 알지 못했고, 온몸을 돌아다니는 피의 양이 얼마인지도 모르는 상태에서

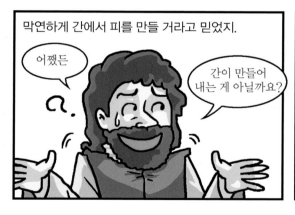

막연하게 간에서 피를 만들 거라고 믿었지.

어쨌든

간이 만들어 내는 게 아닐까요?

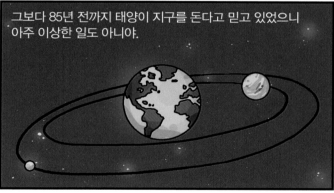

그보다 85년 전까지 태양이 지구를 돈다고 믿고 있었으니 아주 이상한 일도 아니야.

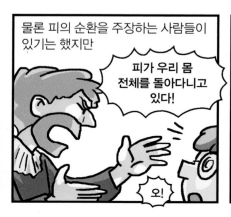

물론 피의 순환을 주장하는 사람들이 있기는 했지만

피가 우리 몸 전체를 돌아다니고 있다!

오!

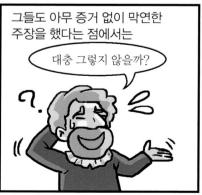

그들도 아무 증거 없이 막연한 주장을 했다는 점에서는

대충 그렇지 않을까?

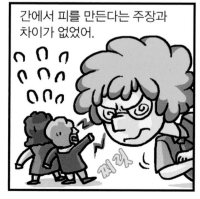

간에서 피를 만든다는 주장과 차이가 없었어.

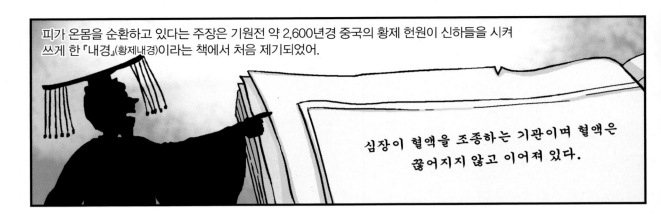

피가 온몸을 순환하고 있다는 주장은 기원전 약 2,600년경 중국의 황제 헌원이 신하들을 시켜 쓰게 한 『내경』(황제내경)이라는 책에서 처음 제기되었어.

심장이 혈액을 조종하는 기관이며 혈액은 끊어지지 않고 이어져 있다.

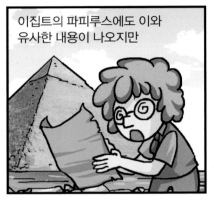

이집트의 파피루스에도 이와 유사한 내용이 나오지만

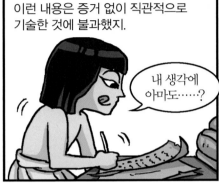

이런 내용은 증거 없이 직관적으로 기술한 것에 불과했지.

내 생각에 아마도……?

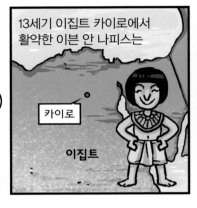

13세기 이집트 카이로에서 활약한 이븐 안 나피스는

카이로

이집트

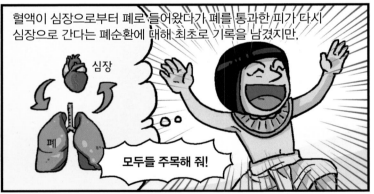

혈액이 심장으로부터 폐로 들어왔다가 폐를 통과한 피가 다시 심장으로 간다는 폐순환에 대해 최초로 기록을 남겼지만,

심장

폐

모두들 주목해 줘!

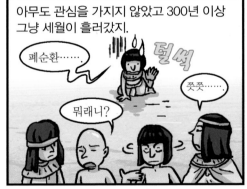

아무도 관심을 가지지 않았고 300년 이상 그냥 세월이 흘러갔지.

폐순환……

털썩

뭐래니?

쯧쯧……

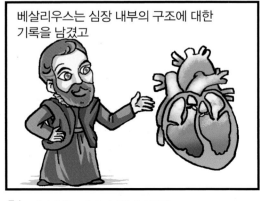

베살리우스는 심장 내부의 구조에 대한 기록을 남겼고

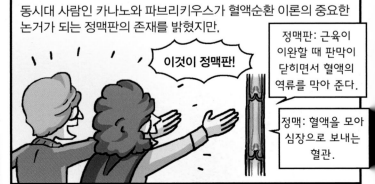

동시대 사람인 카나노와 파브리키우스가 혈액순환 이론의 중요한 논거가 되는 정맥판의 존재를 밝혔지만,

이것이 정맥판!

정맥판: 근육이 이완할 때 판막이 닫히면서 혈액의 역류를 막아 준다.

정맥: 혈액을 모아 심장으로 보내는 혈관.

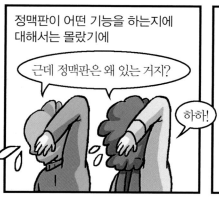

정맥판이 어떤 기능을 하는지에 대해서는 몰랐기에

근데 정맥판은 왜 있는 거지?

하하!

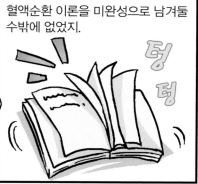

혈액순환 이론을 미완성으로 남겨둘 수밖에 없었지.

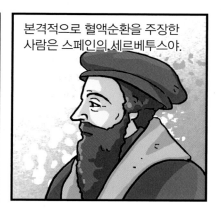

본격적으로 혈액순환을 주장한 사람은 스페인의 세르베투스야.

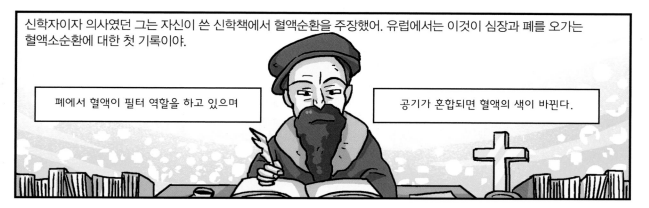

신학자이자 의사였던 그는 자신이 쓴 신학책에서 혈액순환을 주장했어. 유럽에서는 이것이 심장과 폐를 오가는 혈액소순환에 대한 첫 기록이야.

폐에서 혈액이 필터 역할을 하고 있으며

공기가 혼합되면 혈액의 색이 바뀐다.

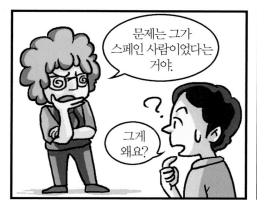

문제는 그가 스페인 사람이었다는 거야.

그게 왜요?

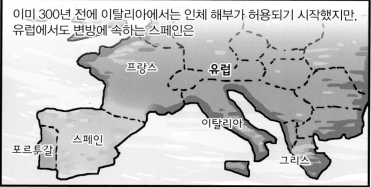

이미 300년 전에 이탈리아에서는 인체 해부가 허용되기 시작했지만, 유럽에서도 변방에 속하는 스페인은

프랑스

유럽

이탈리아

스페인

포르투갈

그리스

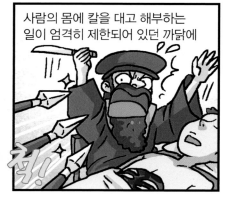

사람의 몸에 칼을 대고 해부하는 일이 엄격히 제한되어 있던 까닭에

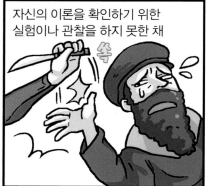

자신의 이론을 확인하기 위한 실험이나 관찰을 하지 못한 채

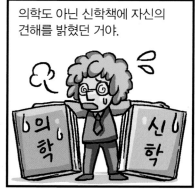

의학도 아닌 신학책에 자신의 견해를 밝혔던 거야.

의학

신학

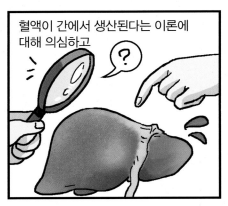

혈액이 간에서 생산된다는 이론에 대해 의심하고

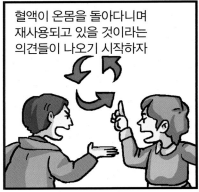

혈액이 온몸을 돌아다니며 재사용되고 있을 것이라는 의견들이 나오기 시작하자

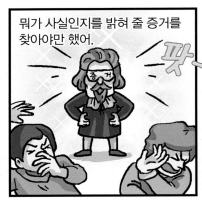

뭐가 사실인지를 밝혀 줄 증거를 찾아야만 했어.

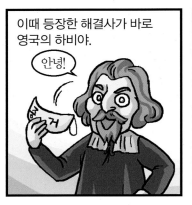

이때 등장한 해결사가 바로 영국의 하비야.

안녕!

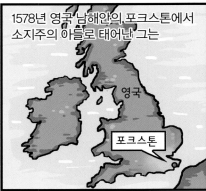

1578년 영국 남해안의 포크스톤에서 소지주의 아들로 태어난 그는

영국

포크스톤

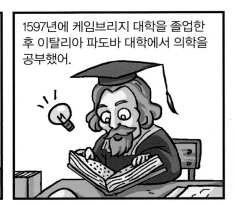

1597년에 케임브리지 대학을 졸업한 후 이탈리아 파도바 대학에서 의학을 공부했어.

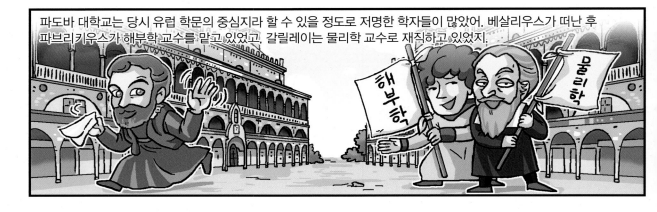

파도바 대학교는 당시 유럽 학문의 중심지라 할 수 있을 정도로 저명한 학자들이 많았어. 베살리우스가 떠난 후 파브리키우스가 해부학 교수를 맡고 있었고, 갈릴레이는 물리학 교수로 재직하고 있었지.

해부학

물리학

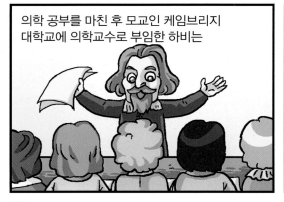

의학 공부를 마친 후 모교인 케임브리지 대학교에 의학교수로 부임한 하비는

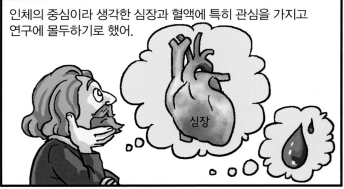

인체의 중심이라 생각한 심장과 혈액에 특히 관심을 가지고 연구에 몰두하기로 했어.

심장

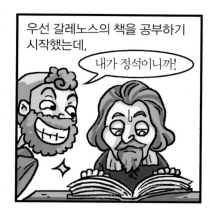
우선 갈레노스의 책을 공부하기 시작했는데,

내가 정석이니까!

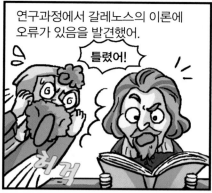
연구과정에서 갈레노스의 이론에 오류가 있음을 발견했어.

틀렸어!

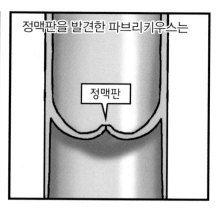
정맥판을 발견한 파브리키우스는

정맥판

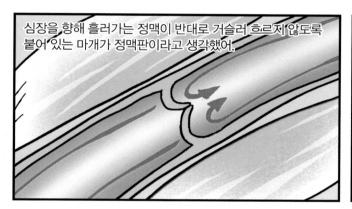
심장을 향해 흘러가는 정맥이 반대로 거슬러 흐르지 않도록 붙어 있는 마개가 정맥판이라고 생각했어.

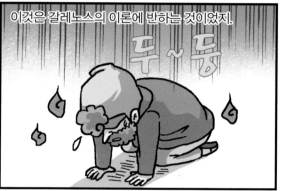
이것은 갈레노스의 이론에 반하는 것이었지.

두~둠

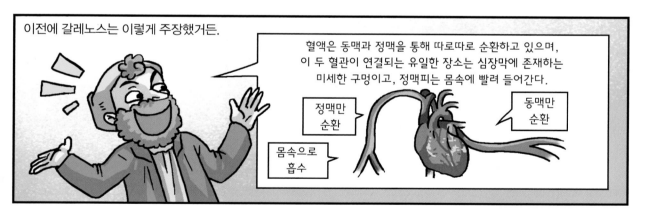
이전에 갈레노스는 이렇게 주장했거든.

혈액은 동맥과 정맥을 통해 따로따로 순환하고 있으며, 이 두 혈관이 연결되는 유일한 장소는 심장막에 존재하는 미세한 구멍이고, 정맥피는 몸속에 빨려 들어간다.

정맥만 순환

동맥만 순환

몸속으로 흡수

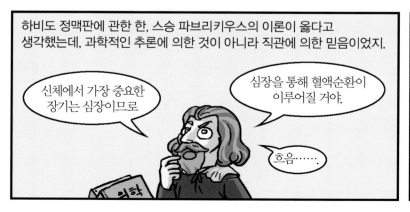
하비도 정맥판에 관한 한, 스승 파브리키우스의 이론이 옳다고 생각했는데, 과학적인 추론에 의한 것이 아니라 직관에 의한 믿음이었지.

신체에서 가장 중요한 장기는 심장이므로

심장을 통해 혈액순환이 이루어질 거야.

흐음……

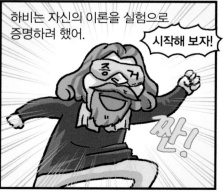
하비는 자신의 이론을 실험으로 증명하려 했어.

시작해 보자!

증거

짠!

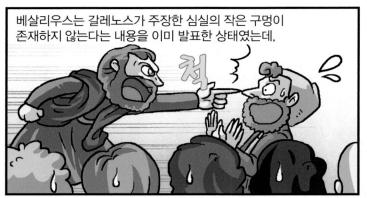
베살리우스는 갈레노스가 주장한 심실의 작은 구멍이 존재하지 않는다는 내용을 이미 발표한 상태였는데,

척

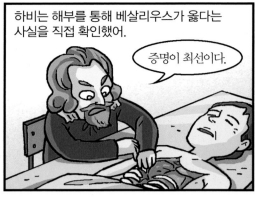
하비는 해부를 통해 베살리우스가 옳다는 사실을 직접 확인했어.

증명이 최선이다.

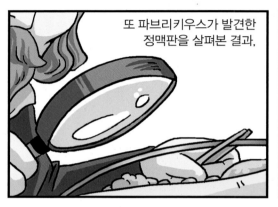
또 파브리키우스가 발견한 정맥판을 살펴본 결과,

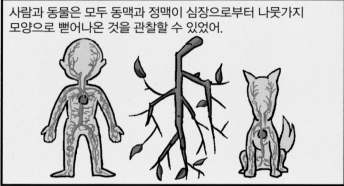
사람과 동물은 모두 동맥과 정맥이 심장으로부터 나뭇가지 모양으로 뻗어나온 것을 관찰할 수 있었어.

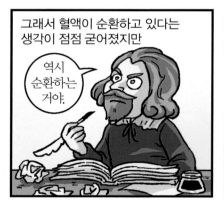
그래서 혈액이 순환하고 있다는 생각이 점점 굳어졌지만

역시 순환하는 거야.

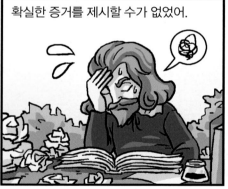
확실한 증거를 제시할 수가 없었어.

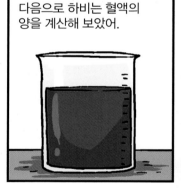
다음으로 하비는 혈액의 양을 계산해 보았어.

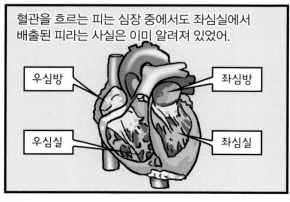
혈관을 흐르는 피는 심장 중에서도 좌심실에서 배출된 피라는 사실은 이미 알려져 있었어.

우심방

좌심방

우심실

좌심실

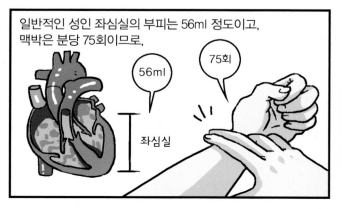
일반적인 성인 좌심실의 부피는 56ml 정도이고, 맥박은 분당 75회이므로,

56ml

75회

좌심실

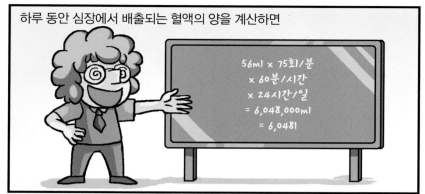

하루 동안 심장에서 배출되는 혈액의 양을 계산하면

56ml x 75회/분
x 60분/시간
x 24시간/일
= 6,048,000ml
= 6,048l

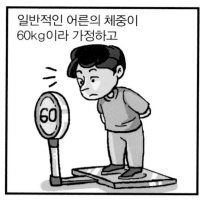

일반적인 어른의 체중이 60kg이라 가정하고

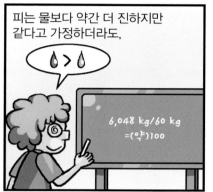

피는 물보다 약간 더 진하지만 같다고 가정하더라도,

6,048 kg/60 kg
=(약)100

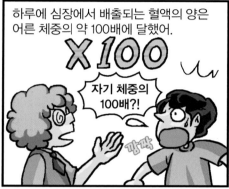

하루에 심장에서 배출되는 혈액의 양은 어른 체중의 약 100배에 달했어.

X100

자기 체중의 100배?!

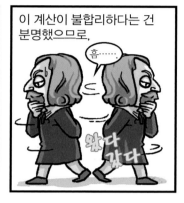

이 계산이 불합리하다는 건 분명했으므로,

흠······

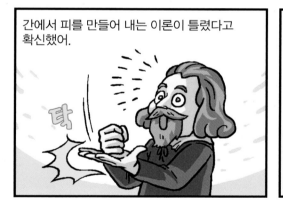

간에서 피를 만들어 내는 이론이 틀렸다고 확신했어.

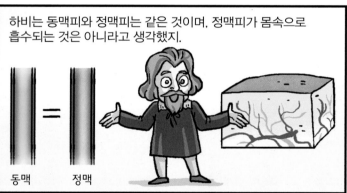

하비는 동맥피와 정맥피는 같은 것이며, 정맥피가 몸속으로 흡수되는 것은 아니라고 생각했지.

동맥   정맥

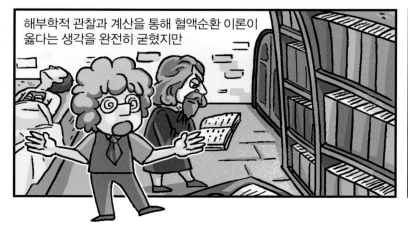

해부학적 관찰과 계산을 통해 혈액순환 이론이 옳다는 생각을 완전히 굳혔지만

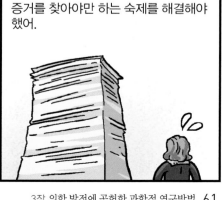

증거를 찾아야만 하는 숙제를 해결해야 했어.

하비는 뱀을 이용한 실험에서 실마리를 찾았지.

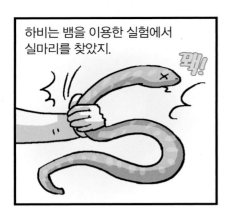

뱀의 대동맥을 묶으면 심장에 피가 모이지만,

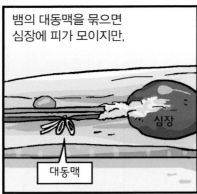

대동맥

뱀의 대정맥을 묶으면 심장에 피가 비는 현상을 발견한 거야.

대정맥

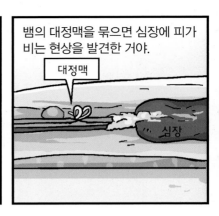

심장

이것은 심장의 피가 대동맥을 통해 밖으로 나갔다가 대정맥을 통해 들어오는 걸 의미했지.

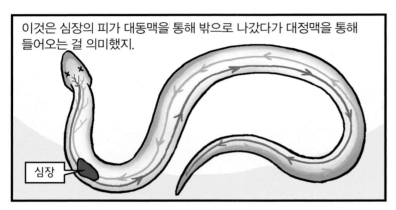

심장

하비는 자신의 팔을 이용하여 다음 실험을 진행해야겠다고 생각했어.

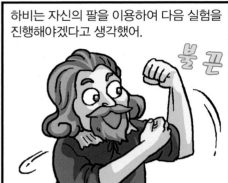

붕대를 매어 동맥을 누르는 경우에는 붕대의 위쪽에 피가 고이지만,

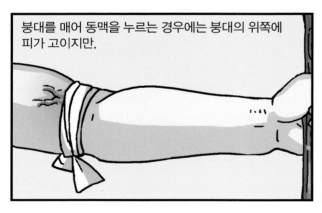

붕대로 정맥을 누르는 경우에는 붕대의 아래쪽에 피가 고이는 현상은 이미 알려져 있었어.

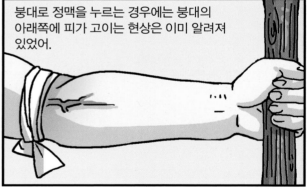

하비가 자신의 팔목을 구부려 동맥이 뛰는 것을 관찰한 후

두근 두근

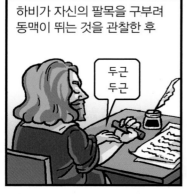

끈으로 이 팔을 묶자,

꽈악

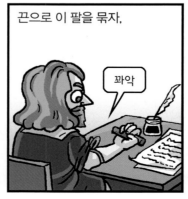

그의 예상대로 피가 통하지 못한 아래쪽은 동맥피를 공급받지 못해 피부가 파랗게 변했어.

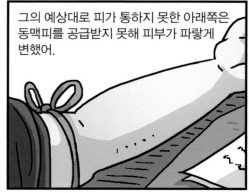

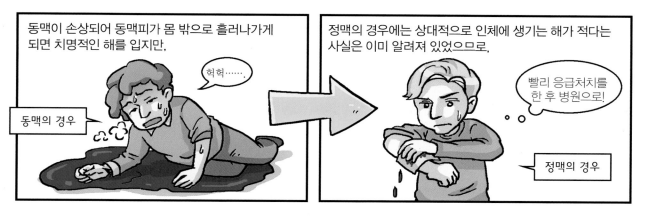

동맥이 손상되어 동맥피가 몸 밖으로 흘러나가게 되면 치명적인 해를 입지만,

허헉……

동맥의 경우

정맥의 경우에는 상대적으로 인체에 생기는 해가 적다는 사실은 이미 알려져 있었으므로,

빨리 응급처치를 한 후 병원으로!

정맥의 경우

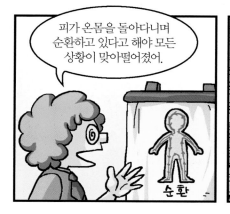

피가 온몸을 돌아다니며 순환하고 있다고 해야 모든 상황이 맞아떨어졌어.

순환

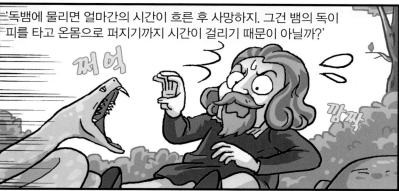

'독뱀에 물리면 얼마간의 시간이 흐른 후 사망하지. 그건 뱀의 독이 피를 타고 온몸으로 퍼지기까지 시간이 걸리기 때문이 아닐까?'

쩌억

깜짝

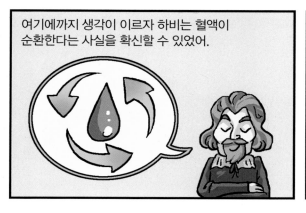

여기에까지 생각이 이르자 하비는 혈액이 순환한다는 사실을 확신할 수 있었어.

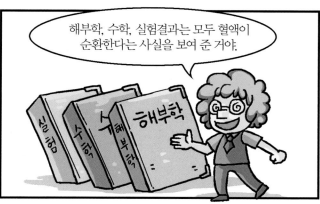

해부학, 수학, 실험결과는 모두 혈액이 순환한다는 사실을 보여 준 거야.

해부학

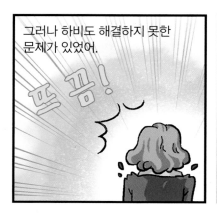

그러나 하비도 해결하지 못한 문제가 있었어.

뜨끔!

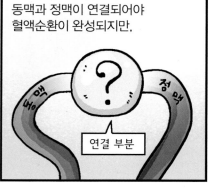

동맥과 정맥이 연결되어야 혈액순환이 완성되지만,

동맥 정맥

?

연결 부분

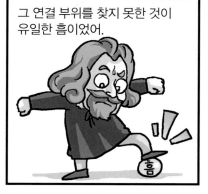

그 연결 부위를 찾지 못한 것이 유일한 흠이었어.

흠

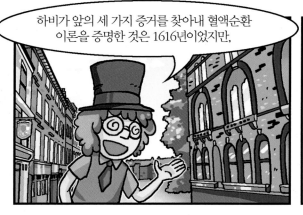

하비가 앞의 세 가지 증거를 찾아내 혈액순환 이론을 증명한 것은 1616년이었지만,

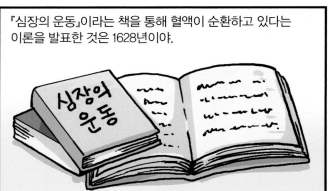

『심장의 운동』이라는 책을 통해 혈액이 순환하고 있다는 이론을 발표한 것은 1628년이야.

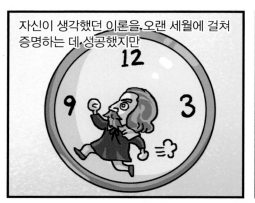

자신이 생각했던 이론을 오랜 세월에 걸쳐 증명하는 데 성공했지만

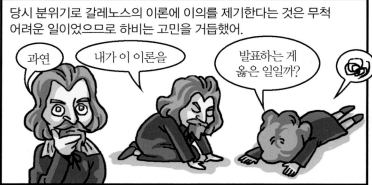

당시 분위기로 갈레노스의 이론에 이의를 제기한다는 것은 무척 어려운 일이었으므로 하비는 고민을 거듭했어.

과연

내가 이 이론을

발표하는 게 옳은 일일까?

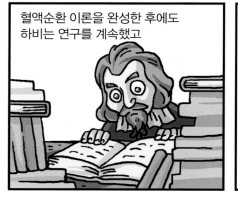

혈액순환 이론을 완성한 후에도 하비는 연구를 계속했고

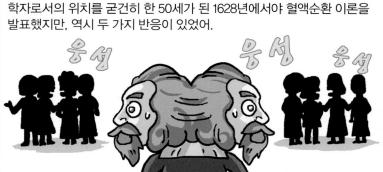

학자로서의 위치를 굳건히 한 50세가 된 1628년에서야 혈액순환 이론을 발표했지만, 역시 두 가지 반응이 있었어.

웅성 웅성 웅성

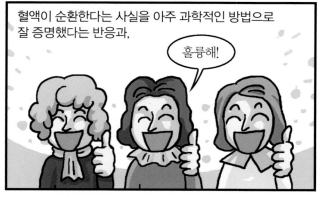

혈액이 순환한다는 사실을 아주 과학적인 방법으로 잘 증명했다는 반응과,

훌륭해!

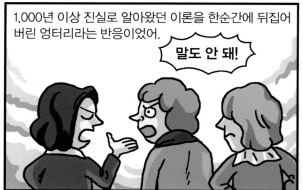

1,000년 이상 진실로 알아왔던 이론을 한순간에 뒤집어 버린 엉터리라는 반응이었어.

말도 안 돼!

하비가 12년의 세월 동안 실험에 실험을 거듭한 후 발표했음에도 불구하고,

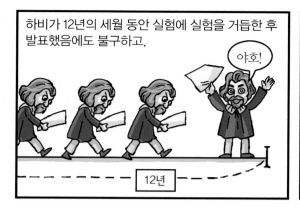

하비의 이론을 반대하는 사람들은 그의 이론이 틀렸다는 사실을 증명하려 하기도 하고,

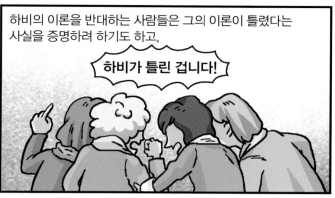

그의 발견은 의학에 아무런 영향을 주지 못하는 하찮은 발견이라며 폄하하기도 했어.

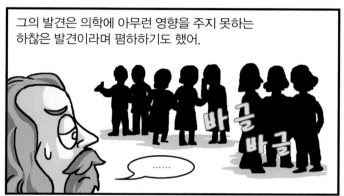

결과적으로 그의 이론이 받아들여진 것은 그의 증명 방법이 너무나도 확실했기 때문이야.

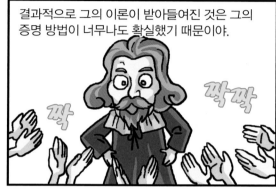

또한 당시 영국의 많은 귀족들이 왕의 권리를 제한하거나

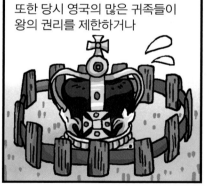

왕을 내쫓고 대표를 뽑아 정치를 하려는 생각을 가지고 있었지만

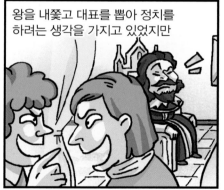

왕당파에 속한 하비는 찰스 1세와 아주 친했어.

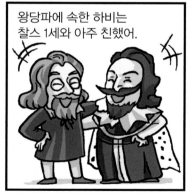

왕의 아낌없는 지원으로 경비에 대한 부담없이 충분한 실험을 할 수 있었고

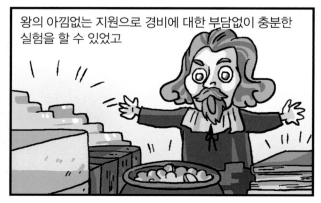

결국 자신의 이론을 증명할 수 있었던거야.

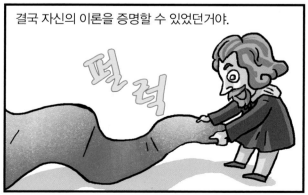

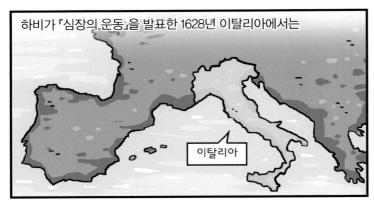
하비가 『심장의 운동』을 발표한 1628년 이탈리아에서는

이탈리아

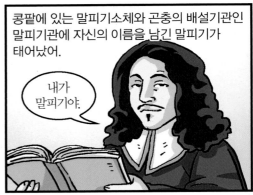
콩팥에 있는 말피기소체와 곤충의 배설기관인 말피기관에 자신의 이름을 남긴 말피기가 태어났어.

내가 말피기야.

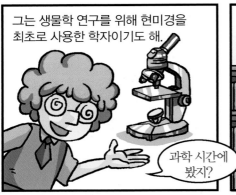
그는 생물학 연구를 위해 현미경을 최초로 사용한 학자이기도 해.

과학 시간에 봤지?

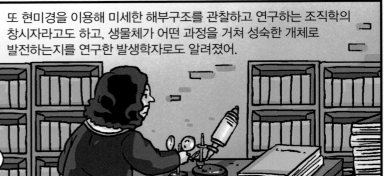
또 현미경을 이용해 미세한 해부구조를 관찰하고 연구하는 조직학의 창시자라고도 하고, 생물체가 어떤 과정을 거쳐 성숙한 개체로 발전하는지를 연구한 발생학자로도 알려졌어.

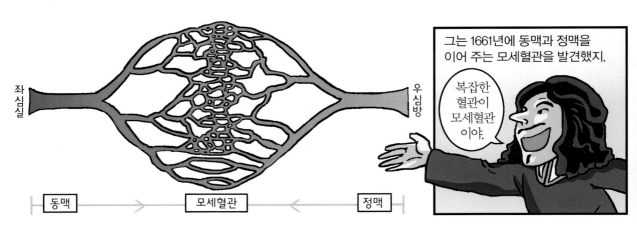
좌심실

우심방

동맥

모세혈관

정맥

그는 1661년에 동맥과 정맥을 이어 주는 모세혈관을 발견했지.

복잡한 혈관이 모세혈관 이야.

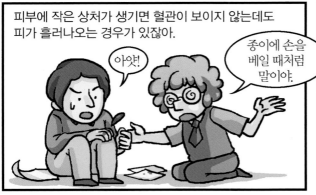
피부에 작은 상처가 생기면 혈관이 보이지 않는데도 피가 흘러나오는 경우가 있잖아.

아얏!

종이에 손을 베일 때처럼 말이야.

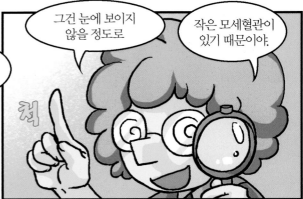
그건 눈에 보이지 않을 정도로

작은 모세혈관이 있기 때문이야.

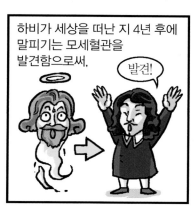

하비가 세상을 떠난 지 4년 후에 말피기는 모세혈관을 발견함으로써,

발견!

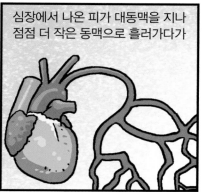

심장에서 나온 피가 대동맥을 지나 점점 더 작은 동맥으로 흘러가다가

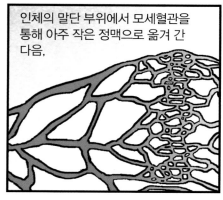

인체의 말단 부위에서 모세혈관을 통해 아주 작은 정맥으로 옮겨 간 다음,

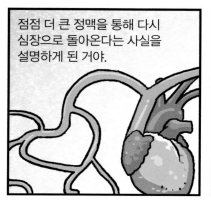

점점 더 큰 정맥을 통해 다시 심장으로 돌아온다는 사실을 설명하게 된 거야.

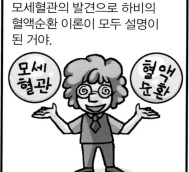

모세혈관의 발견으로 하비의 혈액순환 이론이 모두 설명이 된 거야.

모세혈관

혈액순환

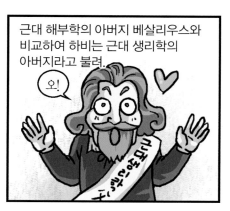

근대 해부학의 아버지 베살리우스와 비교하여 하비는 근대 생리학의 아버지라고 불려.

오!

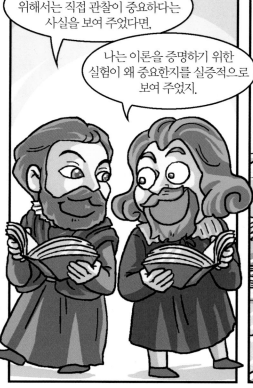

내가 인체의 해부구조를 알기 위해서는 직접 관찰이 중요하다는 사실을 보여 주었다면,

나는 이론을 증명하기 위한 실험이 왜 중요한지를 실증적으로 보여 주었지.

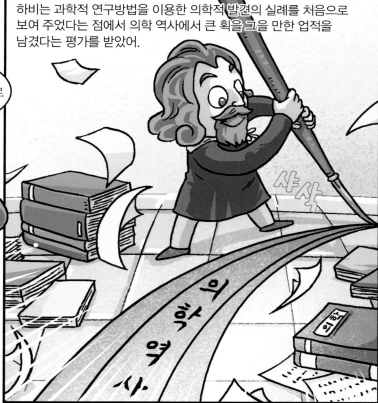

하비는 과학적 연구방법을 이용한 의학적 발견의 실례를 처음으로 보여 주었다는 점에서 의학 역사에서 큰 획을 그을 만한 업적을 남겼다는 평가를 받았어.

의학역사

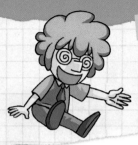

철저한 위생이 승리를 부른다

전쟁은 사회와 사회 사이에 갈등이 커져서 물리적인 충돌을 빚게 되는 현상이야. 전쟁이 일어나면 전투에 임하는 군인들은 물론 전투와 관련이 없는 민간인들까지 피해를 입게 돼. 전쟁은 어느 시대에나 참혹하지만, 재래식 무기를 주로 사용한 과거에는 전쟁물자 배급을 위한 약탈이 일어나서, 민간인들의 피해가 커질 수밖에 없었어.

그런데 역사적으로는 전쟁이 의학 발전의 원동력이 되기도 했어.

나폴레옹이 누구인지 알지? 1789년의 프랑스 혁명으로 시민들은 왕을 쫓아내고 직접 정치를 하게 되었지. 나폴레옹은 그 혼란스러운 시대에 장군 출신으로 황제의 자리에까지 올라 한동안 프랑스를 통치한 사람이야. 1812년에는 유례를 찾기 힘든 50만 대군을 이끌고 러시아로 쳐들어갔다가 대패했어. 결국 그 바람에 쫓겨나고 말았지.

나폴레옹은 이미 20대에 장군이 되어 수많은 전투를 지휘했는데, 그러다 보니 어떻게 하면 전투를 더 효과적으로 치를 수 있을까 고민을 많이 했어. 전쟁을 치르려면 군인들이 집단을 이루어 생활하게 되는데, 사람에서 사람으로 전파되는 전염병이 유행하기에 아주 좋은 환경이지. 18세기부터 19세기 초까지는 부대든 마

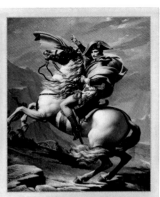

승승장구하며 알프스를 넘던 프랑스의 나폴레옹.

을이든 예외 없이 발진티푸스라는 전염병이 수시로 창궐하면서 사람들의 목숨을 앗아가곤 했는데 발진티푸스는 이가 옮기는 전염병이야. 발진티푸스는 전염성이 아주 강해서 부대에 환자가 발생했다 하면 전투도 해 보지 못한 채 병으로 쓰러지는 병사들이 많았어. 그래서 누가 전투를 잘하는가보다는 누가 발진티푸스의 전파를 막을 수 있는가에 따라 승패가 결정될 정도였어. 문제는 발진

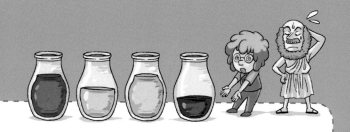

티푸스가 왜 생기며, 해결책이 뭔지를 몰랐다는 거야.

　나폴레옹은 막연하게나마 위생의 중요성을 깨닫고는 부대에서 사용하는 모포를 철저히 빨아서 사용하도록 명령했어. 그 결과 모포에서 이가 제거되는 바람에 발진티푸스의 피해를 입지 않은 채 승승장구할 수 있었어. 그런데 러시아에 진군했을 때는 너무나 많은 군사들이 모이는 바람에 모포를 세탁하는 것조차 어려웠지. 결국 그것이 패배의 원인이 되었어. 전쟁을 시작하기도 전부터 환자가 발생하는 바람에 전투를 제대로 수행할 수가 없었지. 파리를 출발하여 모스크바로 진군하는 길에 계속 환자가 발생하자, 환자들을 위한 치료소와 휴식처로 사용할 수 있도록 주변의 건물을 개조했어. 이것이 훗날 군인을 위한 병원으로 발전한 거야.

　또한 나폴레옹의 군대는 통조림을 개발하기도 했어. 전투가 오래 지속되면 수시로 이동해야 하는 군인들에게 배급할 식량을 운반하고 요리하는 것이 엄청난 일이었어. 통조림은 보관과 운반이 쉬워서 당시에 식량문제를 해결할 수 있는 획기적인 방법이었지. 통조림 개발로 나폴레옹은 전투식량 보급이라는 골치 아픈 문제를 해결했어.

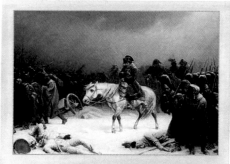

러시아에서 철군하는 나폴레옹의 부대.

　나폴레옹의 예에서 볼 수 있듯이 전쟁을 통해서도 의학 발전을 가능하게 하는 새로운 지식을 얻을 수 있어. 그러니까 주변상황이 어떻게 변하더라도 새로운 지식을 연구하고 받아들일 준비를 하는 것이 중요해. 새로운 지식은 예상치 못한 상황에서 갑자기 다가올 수 있기 때문이야.

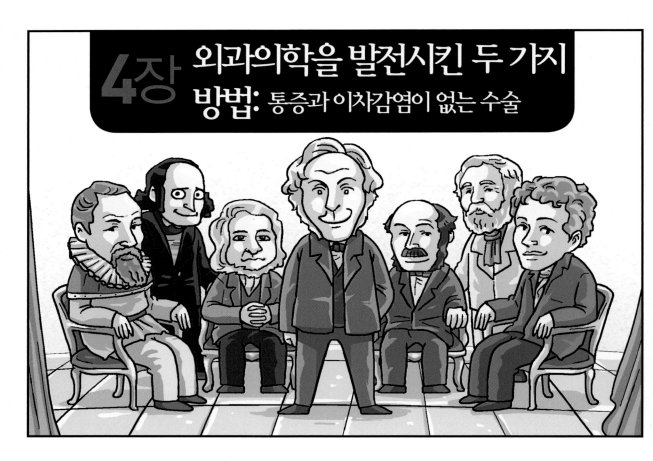

4장 외과의학을 발전시킨 두 가지 방법: 통증과 이차감염이 없는 수술

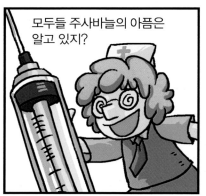

모두들 주사바늘의 아픔은 알고 있지?

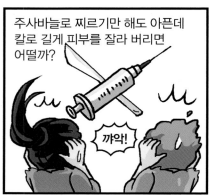

주사바늘로 찌르기만 해도 아픈데 칼로 길게 피부를 잘라 버리면 어떨까?

까악!

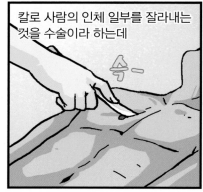

칼로 사람의 인체 일부를 잘라내는 것을 수술이라 하는데

슉-

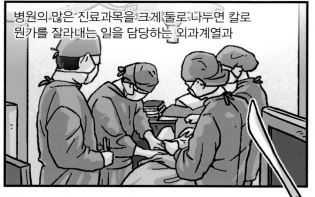

병원의 많은 진료과목을 크게 둘로 나누면 칼로 뭔가를 잘라내는 일을 담당하는 외과계열과

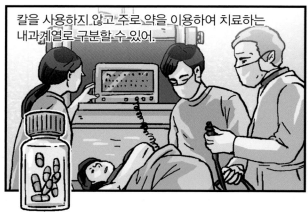

칼을 사용하지 않고 주로 약을 이용하여 치료하는 내과계열로 구분할 수 있어.

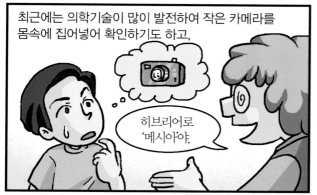

최근에는 의학기술이 많이 발전하여 작은 카메라를 몸속에 집어넣어 확인하기도 하고,

히브리어로 '메시아'야.

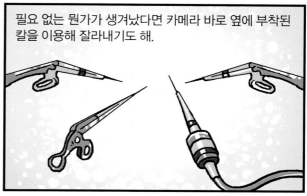

필요 없는 뭔가가 생겨났다면 카메라 바로 옆에 부착된 칼을 이용해 잘라내기도 해.

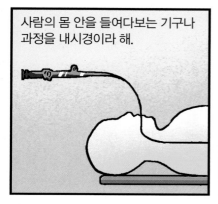

사람의 몸 안을 들여다보는 기구나 과정을 내시경이라 해.

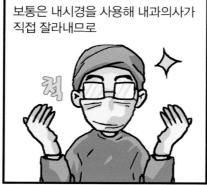

보통은 내시경을 사용해 내과의사가 직접 잘라내므로

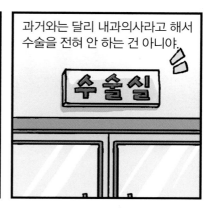

과거와는 달리 내과의사라고 해서 수술을 전혀 안 하는 건 아니야.

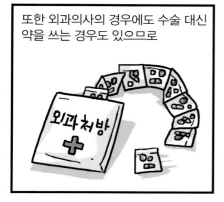

또한 외과의사의 경우에도 수술 대신 약을 쓰는 경우도 있으므로

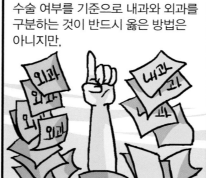

수술 여부를 기준으로 내과와 외과를 구분하는 것이 반드시 옳은 방법은 아니지만,

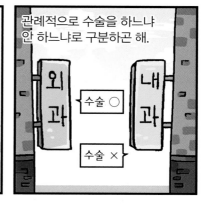

관례적으로 수술을 하느냐 안 하느냐로 구분하곤 해.

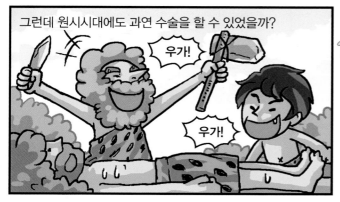

그런데 원시시대에도 과연 수술을 할 수 있었을까?

우가!

우가!

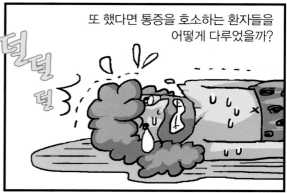

또 했다면 통증을 호소하는 환자들을 어떻게 다루었을까?

석기시대에 돌로 만든 칼을 이용하여 뇌에 구멍을 뚫는 수술을 했다는 이야기는 앞에서 했지.

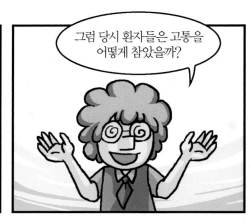

그럼 당시 환자들은 고통을 어떻게 참았을까?

상처 부위를 막아서 피가 흐르지 못하게 하는 것은

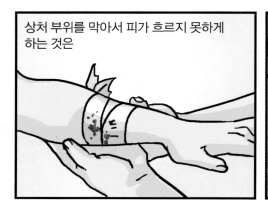

적혈구가 소실되어 산소 운반 능력이 떨어지는 것을 방지하기 위한 목적도 있지만,

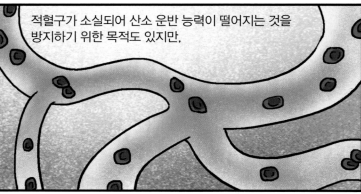

그 상처 부위를 통해 질병을 일으킬 수 있는 해로운 물질이나 미생물들의 침입을 막기 위한 것이기도 했어.

상처를 통해서

침입하자!

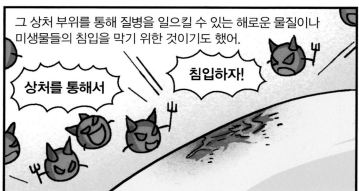

수술 후에 발생하는 병을 통틀어 수술 후 합병증(이차감염)이라 해.

덜덜덜

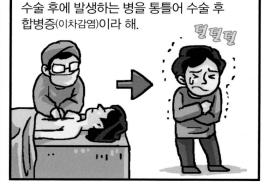

수술 후에 생기는 합병증은 많은 경우, 미생물에 의해 발생하지.

미생물

우리를 눈으로 볼 수는 없어.

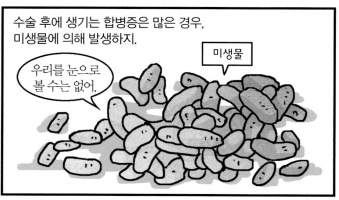

상처에 연고를 바르거나 밴드를 붙이는 것은

이 상처를 통해 미생물이 들어오지 못하게 하기 위해서야.

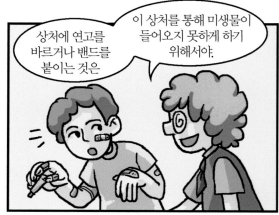

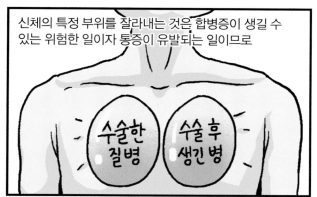

신체의 특정 부위를 잘라내는 것은 합병증이 생길 수 있는 위험한 일이자 통증이 유발되는 일이므로

수술한 질병
수술 후 생긴 병

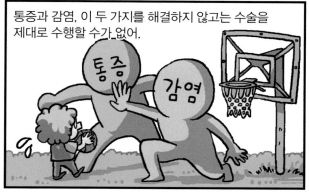

통증과 감염, 이 두 가지를 해결하지 않고는 수술을 제대로 수행할 수가 없어.

통증
감염

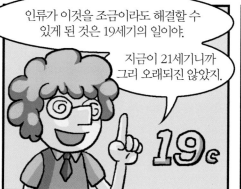

인류가 이것을 조금이라도 해결할 수 있게 된 것은 19세기의 일이야.

지금이 21세기니까 그리 오래되진 않았지.

19c

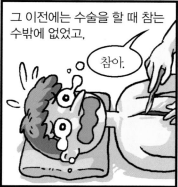

그 이전에는 수술을 할 때 참는 수밖에 없었고,

참아.

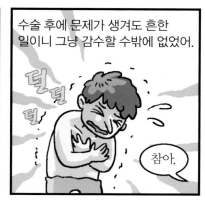

수술 후에 문제가 생겨도 흔한 일이니 그냥 감수할 수밖에 없었어.

털털털

참아.

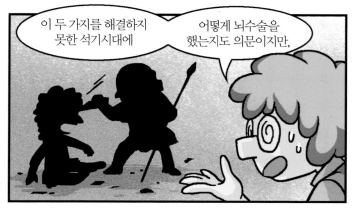

이 두 가지를 해결하지 못한 석기시대에

어떻게 뇌수술을 했는지도 의문이지만,

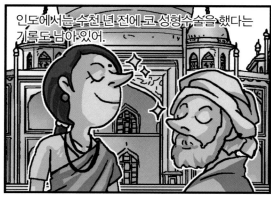

인도에서는 수천 년 전에 코 성형수술을 했다는 기록도 남아 있어.

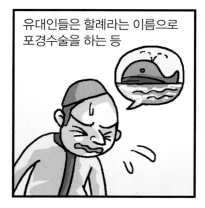

유대인들은 할례라는 이름으로 포경수술을 하는 등

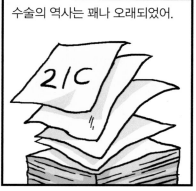

수술의 역사는 꽤나 오래되었어.

21C

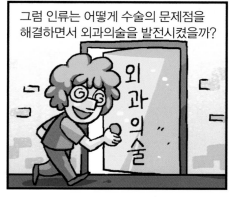

그럼 인류는 어떻게 수술의 문제점을 해결하면서 외과의술을 발전시켰을까?

외과의술

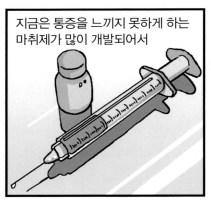
지금은 통증을 느끼지 못하게 하는 마취제가 많이 개발되어서

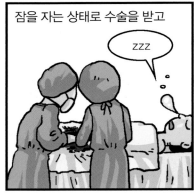
잠을 자는 상태로 수술을 받고

ZZZ

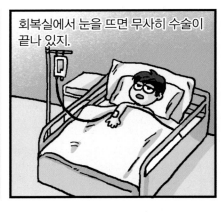
회복실에서 눈을 뜨면 무사히 수술이 끝나 있지.

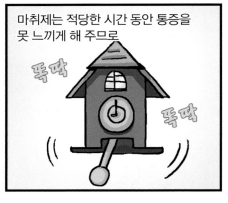
마취제는 적당한 시간 동안 통증을 못 느끼게 해 주므로

똑딱
똑딱

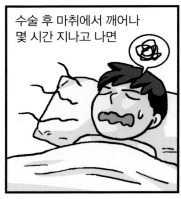
수술 후 마취에서 깨어나 몇 시간 지나고 나면

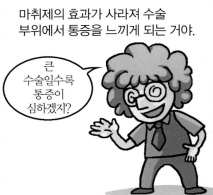
마취제의 효과가 사라져 수술 부위에서 통증을 느끼게 되는 거야.

큰 수술일수록 통증이 심하겠지?

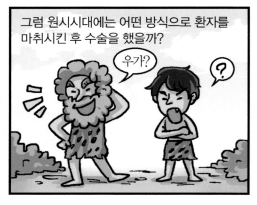
그럼 원시시대에는 어떤 방식으로 환자를 마취시킨 후 수술을 했을까?

우가?

?

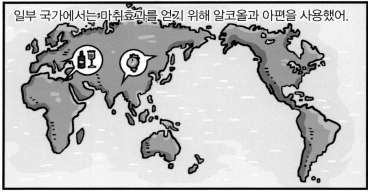
일부 국가에서는 마취효과를 얻기 위해 알코올과 아편을 사용했어.

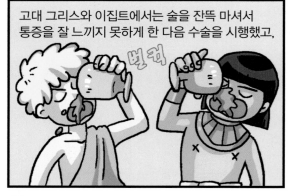
고대 그리스와 이집트에서는 술을 잔뜩 마셔서 통증을 잘 느끼지 못하게 한 다음 수술을 시행했고,

벌컥

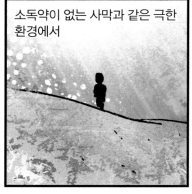
소독약이 없는 사막과 같은 극한 환경에서

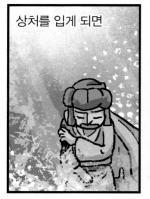
상처를 입게 되면

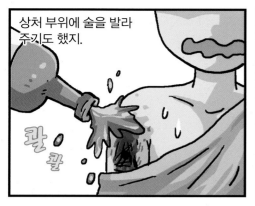

상처 부위에 술을 발라
주기도 했지.

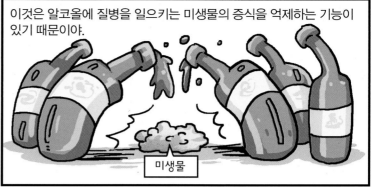

이것은 알코올에 질병을 일으키는 미생물의 증식을 억제하는 기능이
있기 때문이야.

미생물

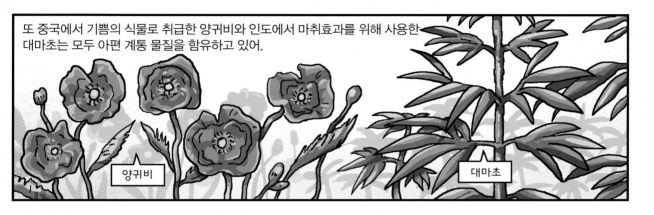

또 중국에서 기쁨의 식물로 취급한 양귀비와 인도에서 마취효과를 위해 사용한
대마초는 모두 아편 계통 물질을 함유하고 있어.

양귀비

대마초

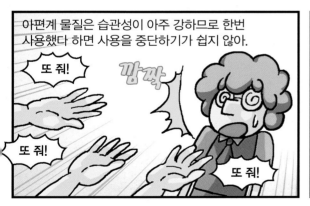

아편계 물질은 습관성이 아주 강하므로 한번
사용했다 하면 사용을 중단하기가 쉽지 않아.

또 줘!

깜짝

또 줘!

또 줘!

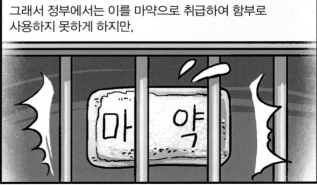

그래서 정부에서는 이를 마약으로 취급하여 함부로
사용하지 못하게 하지만,

마 약

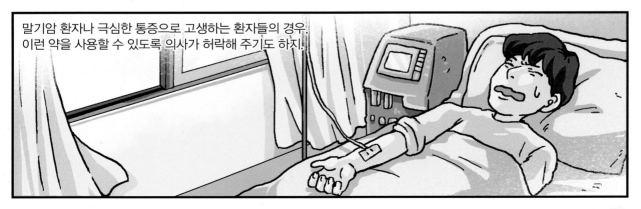

말기암 환자나 극심한 통증으로 고생하는 환자들의 경우,
이런 약을 사용할 수 있도록 의사가 허락해 주기도 하지.

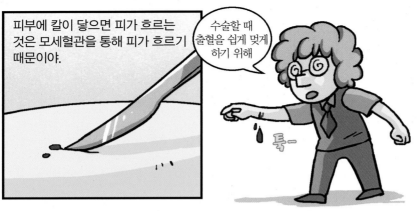

피부에 칼이 닿으면 피가 흐르는 것은 모세혈관을 통해 피가 흐르기 때문이야.

수술할 때 출혈을 쉽게 멎게 하기 위해

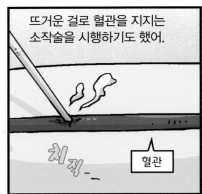

뜨거운 걸로 혈관을 지지는 소작술을 시행하기도 했어.

치질-

혈관

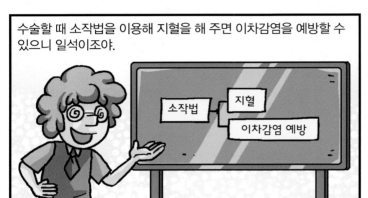

수술할 때 소작법을 이용해 지혈을 해 주면 이차감염을 예방할 수 있으니 일석이조야.

소작법 ─ 지혈

이차감염 예방

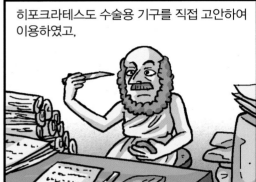

히포크라테스도 수술용 기구를 직접 고안하여 이용하였고,

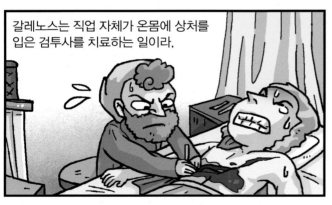

갈레노스는 직업 자체가 온몸에 상처를 입은 검투사를 치료하는 일이라,

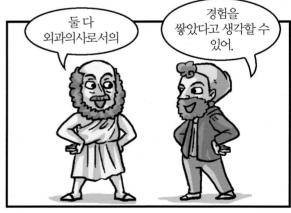

둘 다 외과의사로서의

경험을 쌓았다고 생각할 수 있어.

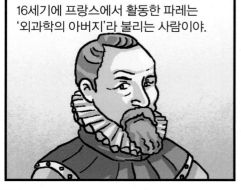

16세기에 프랑스에서 활동한 파레는 '외과학의 아버지'라 불리는 사람이야.

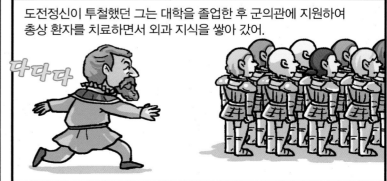

도전정신이 투철했던 그는 대학을 졸업한 후 군의관에 지원하여 총상 환자를 치료하면서 외과 지식을 쌓아 갔어.

다다다

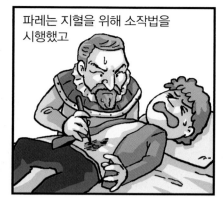

파레는 지혈을 위해 소작법을 시행했고

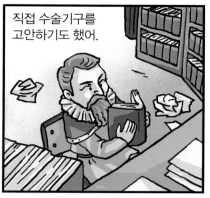

직접 수술기구를 고안하기도 했어.

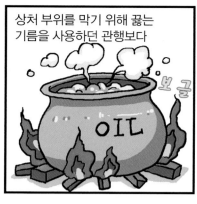

상처 부위를 막기 위해 끓는 기름을 사용하던 관행보다

보글

OIL

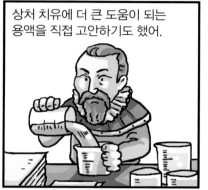

상처 치유에 더 큰 도움이 되는 용액을 직접 고안하기도 했어.

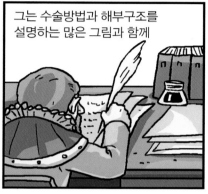

그는 수술방법과 해부구조를 설명하는 많은 그림과 함께

소독을 위한 액체 제조법, 이차감염 방지를 위한 소작술 등을 기록한 책을 남겨

파레

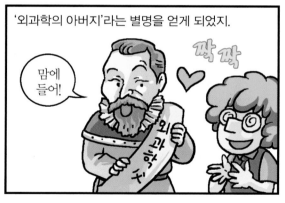

'외과학의 아버지'라는 별명을 얻게 되었지.

짝 짝

맘에 들어!

외과학의...

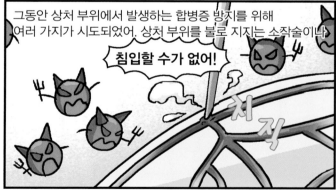

그동안 상처 부위에서 발생하는 합병증 방지를 위해 여러 가지가 시도되었어. 상처 부위를 불로 지지는 소작술이나

침입할 수가 없어!

지 직

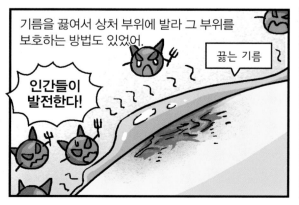

기름을 끓여서 상처 부위에 발라 그 부위를 보호하는 방법도 있었어.

인간들이 발전한다!

끓는 기름

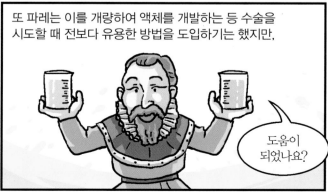

또 파레는 이를 개량하여 액체를 개발하는 등 수술을 시도할 때 전보다 유용한 방법을 도입하기는 했지만,

도움이 되었나요?

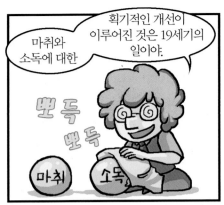

마취와 소독에 대한 획기적인 개선이 이루어진 것은 19세기의 일이야.

마취 소독

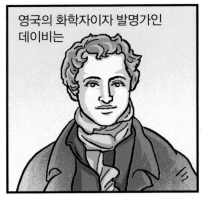

영국의 화학자이자 발명가인 데이비는

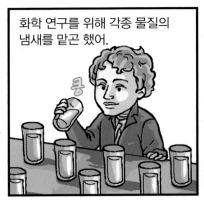

화학 연구를 위해 각종 물질의 냄새를 맡곤 했어.

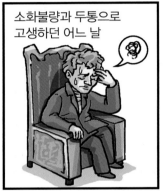

소화불량과 두통으로 고생하던 어느 날

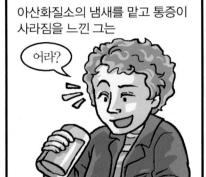

아산화질소의 냄새를 맡고 통증이 사라짐을 느낀 그는

어라?

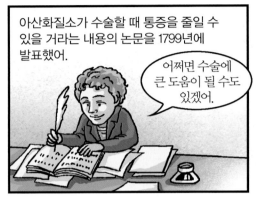

아산화질소가 수술할 때 통증을 줄일 수 있을 거라는 내용의 논문을 1799년에 발표했어.

어쩌면 수술에 큰 도움이 될 수도 있겠어.

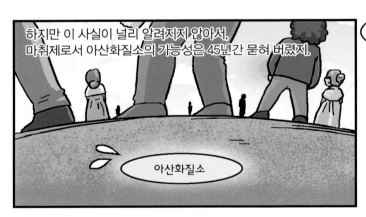

하지만 이 사실이 널리 알려지지 않아서, 마취제로서 아산화질소의 가능성은 45년간 묻혀 버렸지.

아산화질소

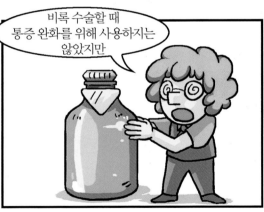

비록 수술할 때 통증 완화를 위해 사용하지는 않았지만

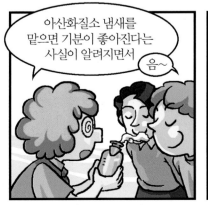

아산화질소 냄새를 맡으면 기분이 좋아진다는 사실이 알려지면서

음~

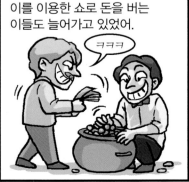

이를 이용한 쇼로 돈을 버는 이들도 늘어가고 있었어.

ㅋㅋㅋ

아산화질소 냄새를 맡으면 기분이 좋아 웃음이 나온다는 뜻에서 소기가스라 했을 정도야.

소기 가스
笑氣 gas

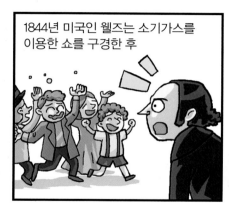

1844년 미국인 웰즈는 소기가스를 이용한 쇼를 구경한 후

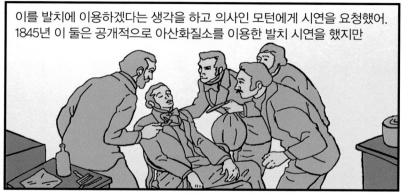

이를 발치에 이용하겠다는 생각을 하고 의사인 모턴에게 시연을 요청했어. 1845년 이 둘은 공개적으로 아산화질소를 이용한 발치 시연을 했지만

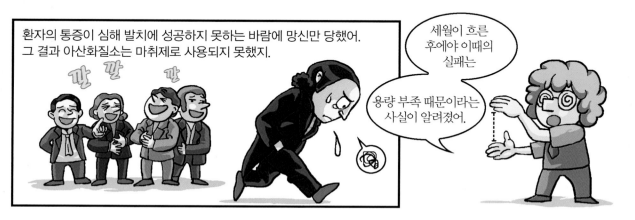

환자의 통증이 심해 발치에 성공하지 못하는 바람에 망신만 당했어. 그 결과 아산화질소는 마취제로 사용되지 못했지.

세월이 흐른 후에야 이때의 실패는

용량 부족 때문이라는 사실이 알려졌어.

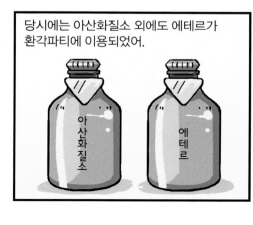

당시에는 아산화질소 외에도 에테르가 환각파티에 이용되었어.

아산화질소 에테르

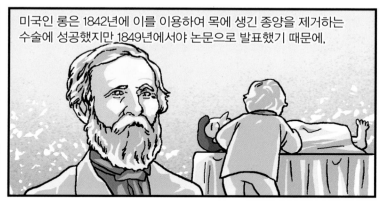

미국인 롱은 1842년에 이를 이용하여 목에 생긴 종양을 제거하는 수술에 성공했지만 1849년에서야 논문으로 발표했기 때문에,

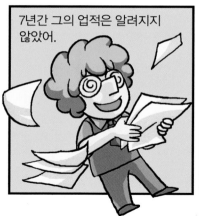

7년간 그의 업적은 알려지지 않았어.

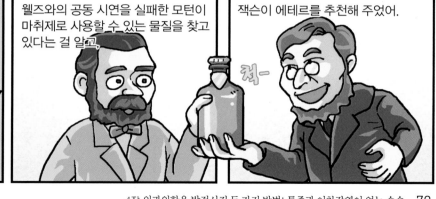

웰즈와의 공동 시연을 실패한 모턴이 마취제로 사용할 수 있는 물질을 찾고 있다는 걸 알고,

잭슨이 에테르를 추천해 주었어.

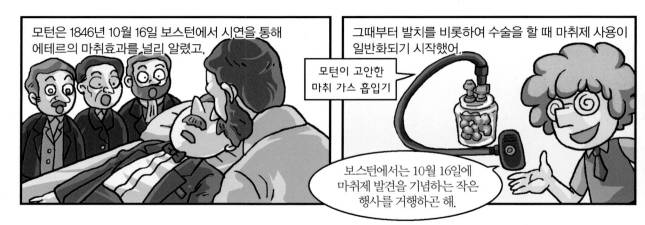

모턴은 1846년 10월 16일 보스턴에서 시연을 통해 에테르의 마취효과를 널리 알렸고,

그때부터 발치를 비롯하여 수술을 할 때 마취제 사용이 일반화되기 시작했어.

모턴이 고안한 마취 가스 흡입기

보스턴에서는 10월 16일에 마취제 발견을 기념하는 작은 행사를 거행하곤 해.

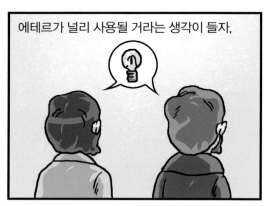

에테르가 널리 사용될 거라는 생각이 들자,

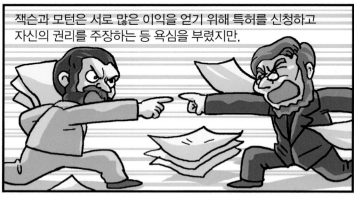

잭슨과 모턴은 서로 많은 이익을 얻기 위해 특허를 신청하고 자신의 권리를 주장하는 등 욕심을 부렸지만,

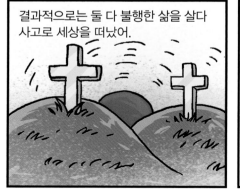

결과적으로는 둘 다 불행한 삶을 살다 사고로 세상을 떠났어.

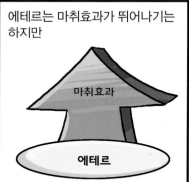

에테르는 마취효과가 뛰어나기는 하지만

마취효과

에테르

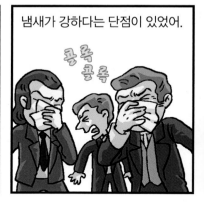

냄새가 강하다는 단점이 있었어.

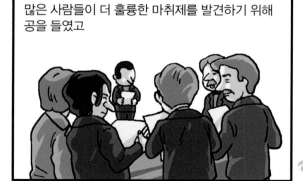

많은 사람들이 더 훌륭한 마취제를 발견하기 위해 공을 들였고

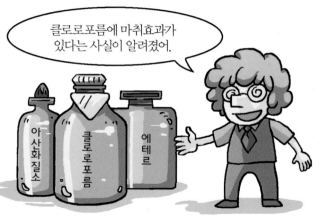

클로로포름에 마취효과가 있다는 사실이 알려졌어.

아산화질소

클로로포름

에테르

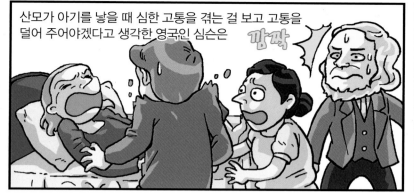

산모가 아기를 낳을 때 심한 고통을 겪는 걸 보고 고통을 덜어 주어야겠다고 생각한 영국인 심슨은

깜짝

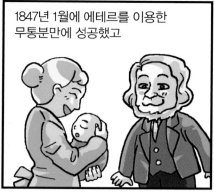

1847년 1월에 에테르를 이용한 무통분만에 성공했고

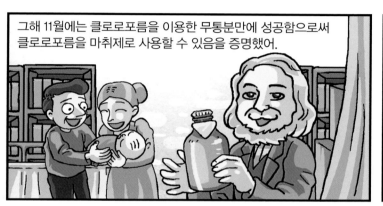

그해 11월에는 클로로포름을 이용한 무통분만에 성공함으로써 클로로포름을 마취제로 사용할 수 있음을 증명했어.

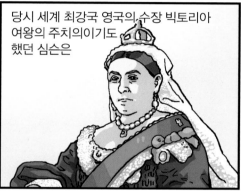

당시 세계 최강국 영국의 수장 빅토리아 여왕의 주치의이기도 했던 심슨은

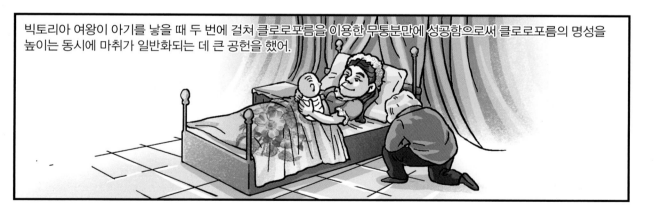

빅토리아 여왕이 아기를 낳을 때 두 번에 걸쳐 클로로포름을 이용한 무통분만에 성공함으로써 클로로포름의 명성을 높이는 동시에 마취가 일반화되는 데 큰 공헌을 했어.

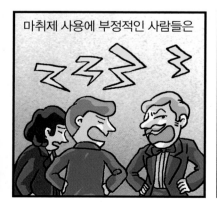

마취제 사용에 부정적인 사람들은

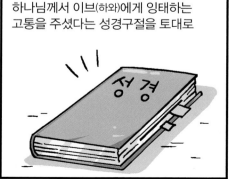

하나님께서 이브(하와)에게 잉태하는 고통을 주셨다는 성경구절을 토대로

성경

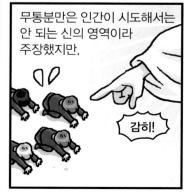

무통분만은 인간이 시도해서는 안 되는 신의 영역이라 주장했지만,

감히!

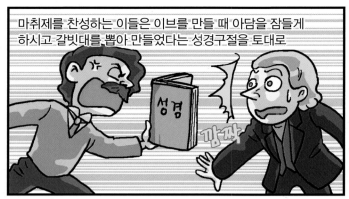
마취제를 찬성하는 이들은 이브를 만들 때 아담을 잠들게 하시고 갈빗대를 뽑아 만들었다는 성경구절을 토대로

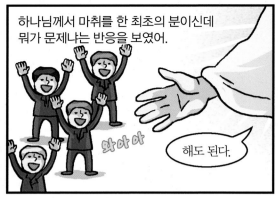
하나님께서 마취를 한 최초의 분이신데 뭐가 문제냐는 반응을 보였어.

해도 된다.

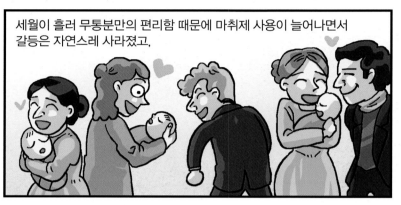
세월이 흘러 무통분만의 편리함 때문에 마취제 사용이 늘어나면서 갈등은 자연스레 사라졌고,

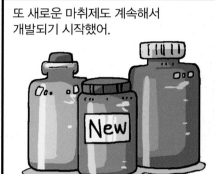
또 새로운 마취제도 계속해서 개발되기 시작했어.

New

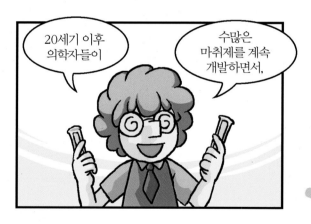
20세기 이후 의학자들이

수많은 마취제를 계속 개발하면서,

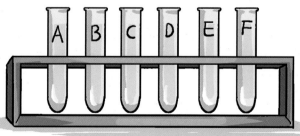
이제는 어떤 질병을 어떻게 치료하느냐에 따라 어떤 마취제를 사용할지를 결정하는 시대가 되었지.

A B C D E F

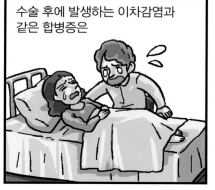
수술 후에 발생하는 이차감염과 같은 합병증은

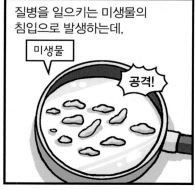
질병을 일으키는 미생물의 침입으로 발생하는데,

미생물

공격!

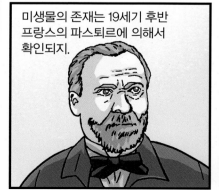
미생물의 존재는 19세기 후반 프랑스의 파스퇴르에 의해서 확인되지.

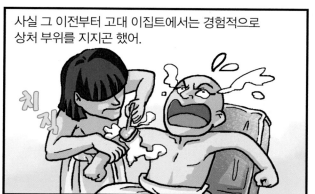

사실 그 이전부터 고대 이집트에서는 경험적으로 상처 부위를 지지곤 했어.

치직

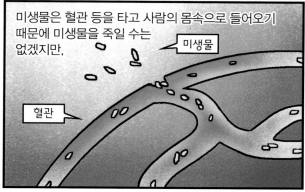

미생물은 혈관 등을 타고 사람의 몸속으로 들어오기 때문에 미생물을 죽일 수는 없겠지만,

미생물

혈관

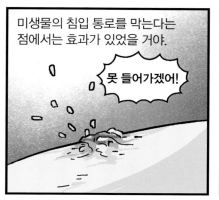

미생물의 침입 통로를 막는다는 점에서는 효과가 있었을 거야.

못 들어가겠어!

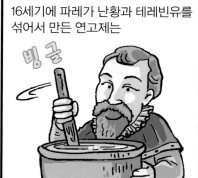

16세기에 파레가 난황과 테레빈유를 섞어서 만든 연고제는

빙글

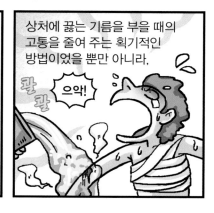

상처에 끓는 기름을 부을 때의 고통을 줄여 주는 획기적인 방법이었을 뿐만 아니라,

콸콸

으악!

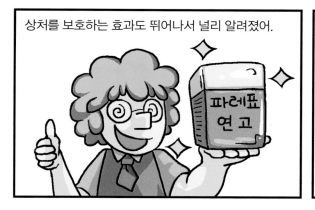

상처를 보호하는 효과도 뛰어나서 널리 알려졌어.

파레표 연고

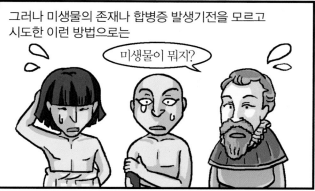

그러나 미생물의 존재나 합병증 발생기전을 모르고 시도한 이런 방법으로는

미생물이 뭐지?

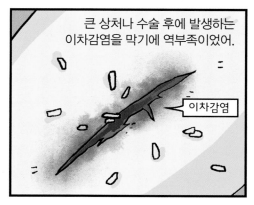

큰 상처나 수술 후에 발생하는 이차감염을 막기에 역부족이었어.

이차감염

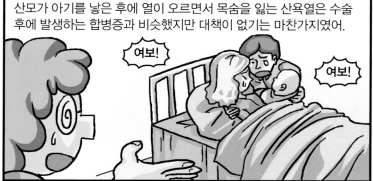

산모가 아기를 낳은 후에 열이 오르면서 목숨을 잃는 산욕열은 수술 후에 발생하는 합병증과 비슷했지만 대책이 없기는 마찬가지였어.

여보!

여보!

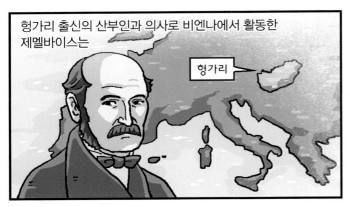
헝가리 출신의 산부인과 의사로 비엔나에서 활동한 제멜바이스는

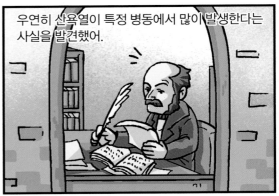
우연히 산욕열이 특정 병동에서 많이 발생한다는 사실을 발견했어.

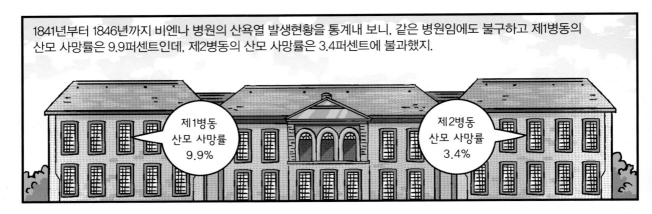
1841년부터 1846년까지 비엔나 병원의 산욕열 발생현황을 통계내 보니, 같은 병원임에도 불구하고 제1병동의 산모 사망률은 9.9퍼센트인데, 제2병동의 산모 사망률은 3.4퍼센트에 불과했지.

제1병동 산모 사망률 9.9%

제2병동 산모 사망률 3.4%

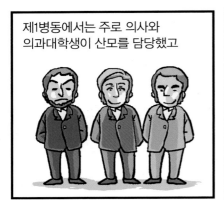
제1병동에서는 주로 의사와 의과대학생이 산모를 담당했고

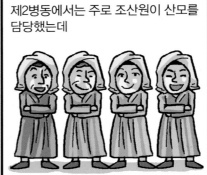
제2병동에서는 주로 조산원이 산모를 담당했는데

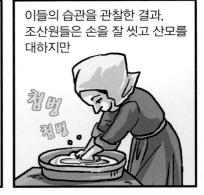
이들의 습관을 관찰한 결과, 조산원들은 손을 잘 씻고 산모를 대하지만

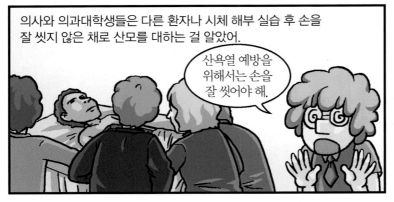
의사와 의과대학생들은 다른 환자나 시체 해부 실습 후 손을 잘 씻지 않은 채로 산모를 대하는 걸 알았어.

산욕열 예방을 위해서는 손을 잘 씻어야 해.

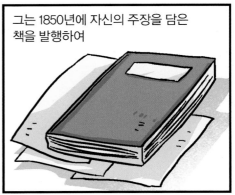
그는 1850년에 자신의 주장을 담은 책을 발행하여

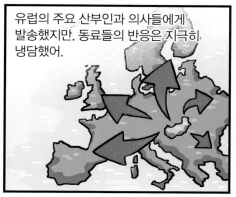

유럽의 주요 산부인과 의사들에게 발송했지만, 동료들의 반응은 지극히 냉담했어.

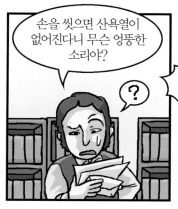

손을 씻으면 산욕열이 없어진다니 무슨 엉뚱한 소리야?

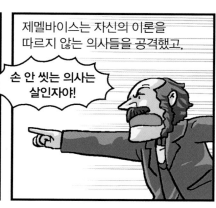

제멜바이스는 자신의 이론을 따르지 않는 의사들을 공격했고,

손 안 씻는 의사는 살인자야!

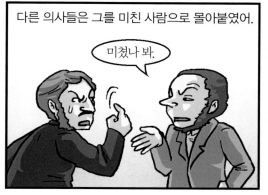

다른 의사들은 그를 미친 사람으로 몰아붙였어.

미쳤나 봐.

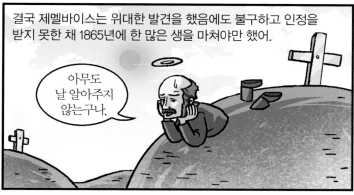

결국 제멜바이스는 위대한 발견을 했음에도 불구하고 인정을 받지 못한 채 1865년에 한 많은 생을 마쳐야만 했어.

아무도 날 알아주지 않는구나.

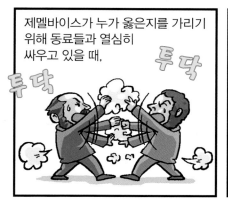

제멜바이스가 누가 옳은지를 가리기 위해 동료들과 열심히 싸우고 있을 때,

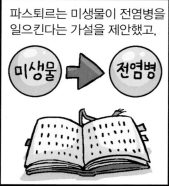

파스퇴르는 미생물이 전염병을 일으킨다는 가설을 제안했고,

미생물 ➡ 전염병

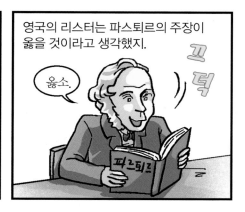

영국의 리스터는 파스퇴르의 주장이 옳을 것이라고 생각했지.

옳소.

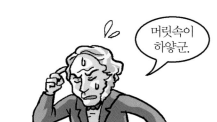

리스터는 미생물이 상처와 수술 부위로 들어오지 못하게 해야 한다는 생각을 했지만 대책이 없던 차에

머릿속이 하얗군.

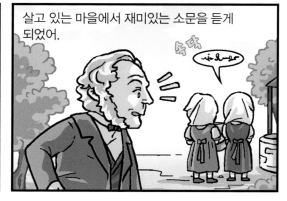

살고 있는 마을에서 재미있는 소문을 듣게 되었어.

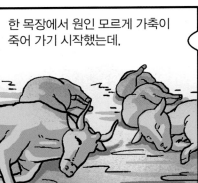

한 목장에서 원인 모르게 가축이 죽어 가기 시작했는데,

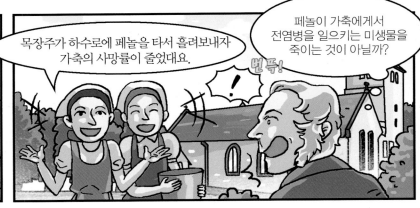

목장주가 하수로에 페놀을 타서 흘려보내자 가축의 사망률이 줄었대요.

페놀이 가축에게서 전염병을 일으키는 미생물을 죽이는 것이 아닐까?

번쩍!

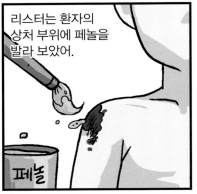

리스터는 환자의 상처 부위에 페놀을 발라 보았어.

페놀

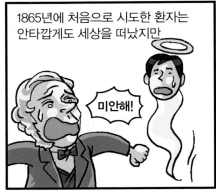

1865년에 처음으로 시도한 환자는 안타깝게도 세상을 떠났지만

미안해!

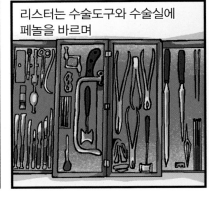

리스터는 수술도구와 수술실에 페놀을 바르며

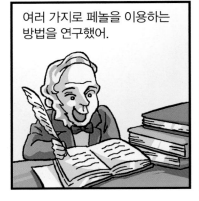

여러 가지로 페놀을 이용하는 방법을 연구했어.

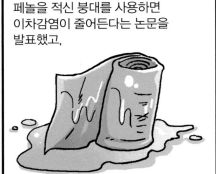

페놀을 적신 붕대를 사용하면 이차감염이 줄어든다는 논문을 발표했고,

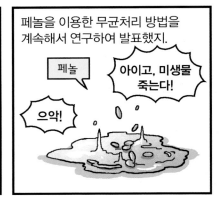

페놀을 이용한 무균처리 방법을 계속해서 연구하여 발표했지.

페놀

아이고, 미생물 죽는다!

으악!

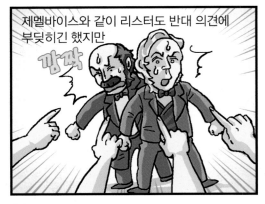

제멜바이스와 같이 리스터도 반대 의견에 부딪히긴 했지만

깜짝

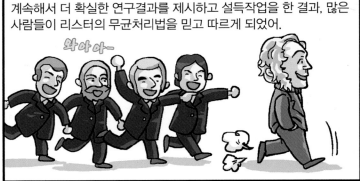

계속해서 더 확실한 연구결과를 제시하고 설득작업을 한 결과, 많은 사람들이 리스터의 무균처리법을 믿고 따르게 되었어.

와아아—

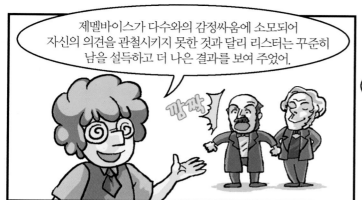

제멜바이스가 다수와의 감정싸움에 소모되어 자신의 의견을 관철시키지 못한 것과 달리 리스터는 꾸준히 남을 설득하고 더 나은 결과를 보여 주었어.

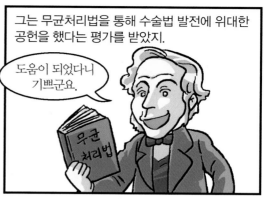

그는 무균처리법을 통해 수술법 발전에 위대한 공헌을 했다는 평가를 받았지.

도움이 되었다니 기쁘군요.

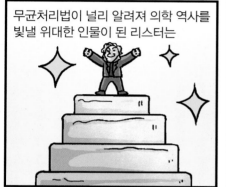

무균처리법이 널리 알려져 의학 역사를 빛낼 위대한 인물이 된 리스터는

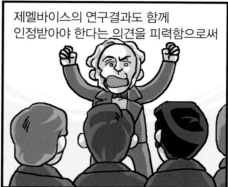

제멜바이스의 연구결과도 함께 인정받아야 한다는 의견을 피력함으로써

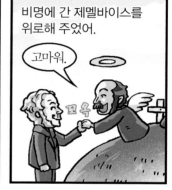

비명에 간 제멜바이스를 위로해 주었어.

고마워.

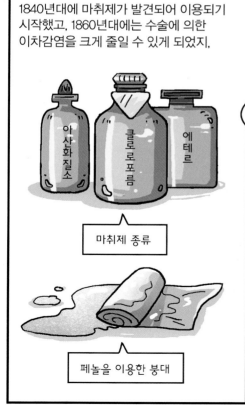

1840년대에 마취제가 발견되어 이용되기 시작했고, 1860년대에는 수술에 의한 이차감염을 크게 줄일 수 있게 되었지.

마취제 종류

페놀을 이용한 붕대

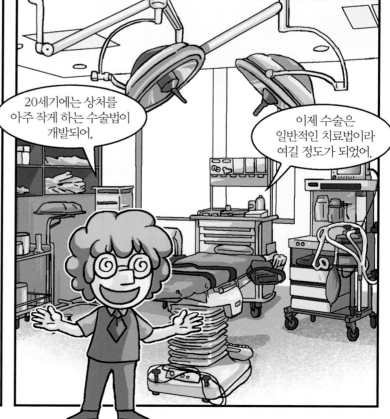

20세기에는 상처를 아주 작게 하는 수술법이 개발되어,

이제 수술은 일반적인 치료법이라 여길 정도가 되었어.

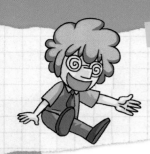

인간 존엄을 짓밟은 인체 실험

　제2차 세계대전 중에 일본은 만주의 하얼빈에서 사람을 대상으로 엽기적인 실험을 하는 부대를 운영했어. 731부대라고 불리는 이 유명한 부대는 제2차 세계대전 당시, 일본이 세균을 무기로 개발하기 위해 만든 부대였어.

　이 부대의 연구원들은 페스트, 탄저, 콜레라처럼 전염성이 강하고 사람에게 치명상을 입힐 수 있는 전염병과 초저온의 극한 상태, 독가스에 대한 인체 반응 등을 연구했어. 이 실험에 이용된 인체 실험 대상자는 주로 포로들이었는데 이들을 마루타라 불렀어. 1936년부터 1945년까지 3천 명 이상의 한국, 중국, 러시아, 몽골 출신 마루타가 희생되었지만 히로히토 천황의 직접 지시로 만들어진 이 부대는 실체가 거의 알려지지 않고 있었어. 증거가 없다는 이유로 일본 정부는 계속 오리발을 내밀었지만 이 부대 출신자들의 증언과 부대장 이시이 시로의 일기를 통해 비인간적인 731부대의 만행이 사실로 확인되었지.

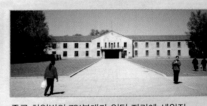

중국 하얼빈의 731부대가 있던 자리에 세워진 '일본 제731부대의 죄증진열관(罪證陳列館).'

　이 부대에서는 실험 대상자들에게 세균을 먹이기도 하고 근육에 주사를 놓기도 했어. 살아 있는 상태로 사람을 해부하기도 했고, 온도를 얼마나 내리면 사람의 몸이 꽁꽁 얼고 그 상태에서 어떻게 하면 회복이 되고 어떤 충격을 가하면 회복이 안 되는 상처가 남는지 등의 잔인한 실험을 진행했어. 전쟁 말미에는 증거를 없애기 위해 서류를 소각하고 시설물을 폭파했어. 실험 대상자들은 모두 죽이고 불태워 버렸지. 정상적인 사고를 가진 사람이라면 결코 할 수 없는 잔인한 실험이었지. 하지만 인체 실험을 통해 얻은 지식으로 그 전까지 전혀 알지 못했던, 새로운 내용을 많이 발견했어.

　부대장 이시이 시로는 휴전협정이 맺어질 무렵, 미군 고위층에게 연구결과를 모

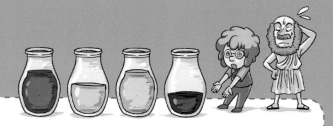

두 미군에 넘겨주는 대신 전범재판에 회부되지 않게 해 달라는 요구를 했어. 그 요구를 받아들인 미군은 이때 얻은 731부대 관련 서류를 기밀로 간주했어. 그 바람에 731부대의 만행에 대해서는 소문으로만 전해질 뿐 뚜렷한 증거 없이 수십 년이 흘러갔지. 미군의 묵인으로 731부대원 중에는 전범재판을 받은 이가 한 명도 없었어.

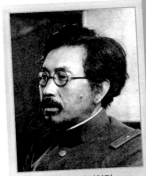

731부대의 사령관이었던 이시이 시로.

　문제는 731부대원들이 인권의식이 아예 없었다는 거야. 인간의 권리와 존엄성에 대해 아무 생각이 없던 파렴치한 이들이, 전쟁 후에는 일본 녹십자를 비롯하여 여러 중요한 기관에 진출해서 계속 비윤리적인 행동을 일삼았지. 그 결과 1990년대에 일본에서는 에이즈를 일으키는 바이러스(인체면역결핍 바이러스)에 감염된 환자들의 피로 혈액제제를 만들어 환자에게 투여하는 바람에 수백 명의 혈우병 환자가 이 바이러스에 감염되는 사건이 발생했어.

　731부대에서 인체 실험에 참여한 많은 의사들은 새로운 의학지식을 얻기 위해서라면 인간의 권리를 짓밟는 실험도 서슴지 않았어. 이들에게 인권의식이 조금이라도 있었다면 이와 같은 만행을 저지르지 않았을 거야. 환자를 위하는 마음이 조금이라도 있었다면 혈액제제를 만드는 과정에서도 멀쩡한 사람을 에이즈의 위험성에 빠뜨리는 일을 하지 않았을 거야.

　이제는 731부대의 연구내용이 꽤 많이 알려져서 의학 발전에 도움을 주기도 했지만, 인권을 말살하여 얻은 지식은 매우 값비싼 대가를 지불해야 해. 의학의 발전은 인간의 권리와 존엄성을 기반으로 이루어지는 게 원칙이야.

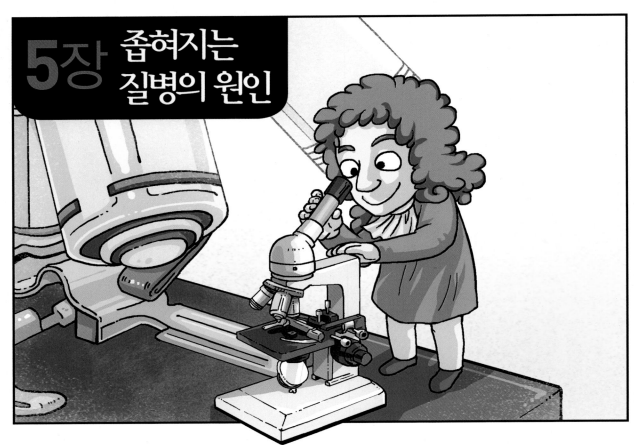

5장 좁혀지는 질병의 원인

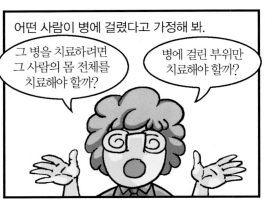

어떤 사람이 병에 걸렸다고 가정해 봐.

그 병을 치료하려면 그 사람의 몸 전체를 치료해야 할까?

병에 걸린 부위만 치료해야 할까?

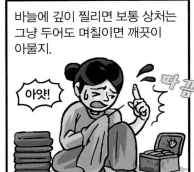

바늘에 깊이 찔리면 보통 상처는 그냥 두어도 며칠이면 깨끗이 아물지.

아얏!

따끈

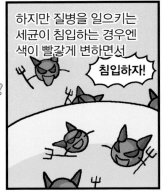

하지만 질병을 일으키는 세균이 침입하는 경우엔 색이 빨갛게 변하면서

침입하자!

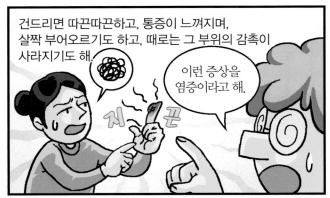

건드리면 따끈따끈하고, 통증이 느껴지며, 살짝 부어오르기도 하고, 때로는 그 부위의 감촉이 사라지기도 해.

이런 증상을 염증이라고 해.

지끈

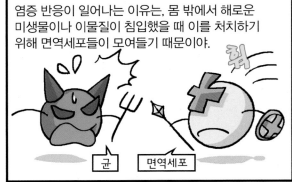

염증 반응이 일어나는 이유는, 몸 밖에서 해로운 미생물이나 이물질이 침입했을 때 이를 처치하기 위해 면역세포들이 모여들기 때문이야.

휘

균

면역세포

바늘에 찔리기만 하고 염증 반응은 일어나지 않았다면 반창고만 하나 붙여도 되고

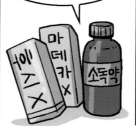

연고제나 소독약을 발라 놓으면 더 확실히 치료될 거야.

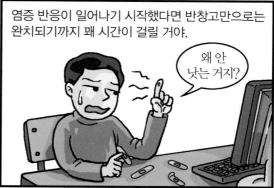

염증 반응이 일어나기 시작했다면 반창고만으로는 완치되기까지 꽤 시간이 걸릴 거야.

왜 안 낫는 거지?

심한 경우에는 연고제나 소독약을 발라 놓아도 계속 반응이 진행되어.

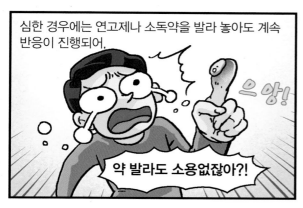

으앙!

약 발라도 소용없잖아?!

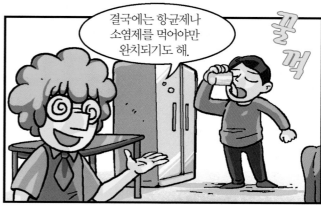

결국에는 항균제나 소염제를 먹어야만 완치되기도 해.

꿀꺽

이때 반창고, 연고제, 소독약은 그걸 사용한 부위에서만 기능하는 국소작용제이고,

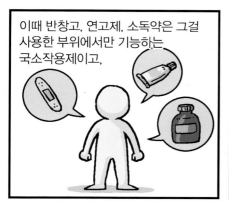

항균제나 소염제는 전신 작용제이므로 몸 전체를 치료하는 거라 할 수 있지.

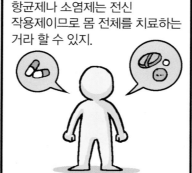

중요한 것은 이 병은 국소치료, 저 병은 전신치료, 이렇게 결정된 것이 아니라

국소치료   전신치료

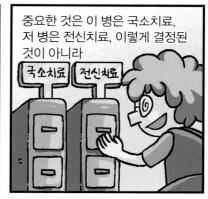

질병의 증세에 따라 국소치료와 전신치료 중 더 효과적인 방법을 선택하거나 두 가지를 함께 사용해야 한다는 거야.

두 분 다 비염이지만 치료법이 다릅니다.

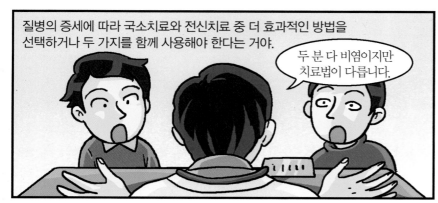

그런데 우리 조상들은 이 사실을 알고 있었을까?

?

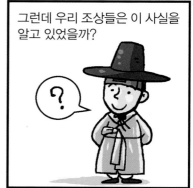

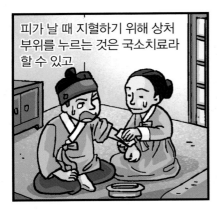

피가 날 때 지혈하기 위해 상처 부위를 누르는 것은 국소치료라 할 수 있고

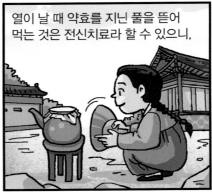

열이 날 때 약효를 지닌 풀을 뜯어 먹는 것은 전신치료라 할 수 있으니,

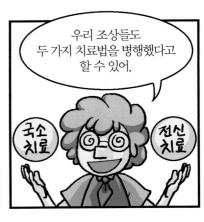

우리 조상들도 두 가지 치료법을 병행했다고 할 수 있어.

국소 치료

전신 치료

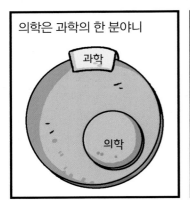

의학은 과학의 한 분야니

과학

의학

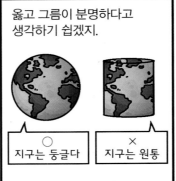

옳고 그름이 분명하다고 생각하기 쉽겠지.

○ 지구는 둥글다

× 지구는 원통

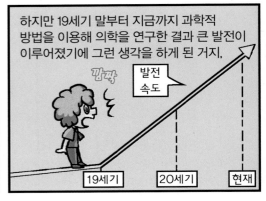

하지만 19세기 말부터 지금까지 과학적 방법을 이용해 의학을 연구한 결과 큰 발전이 이루어졌기에 그런 생각을 하게 된 거지.

깜짝

발전 속도

19세기   20세기   현재

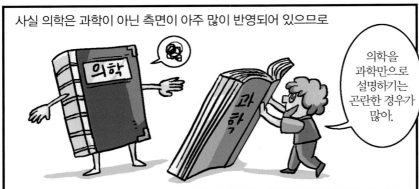

사실 의학은 과학이 아닌 측면이 아주 많이 반영되어 있으므로

의학

의학을 과학만으로 설명하기는 곤란한 경우가 많아.

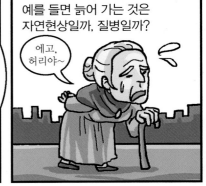

예를 들면 늙어 가는 것은 자연현상일까, 질병일까?

에고, 허리야~

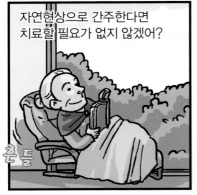

자연현상으로 간주한다면 치료할 필요가 없지 않겠어?

흔들

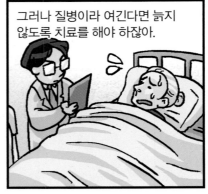

그러나 질병이라 여긴다면 늙지 않도록 치료를 해야 하잖아.

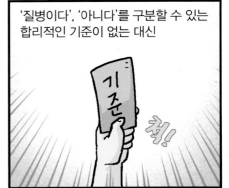

'질병이다', '아니다'를 구분할 수 있는 합리적인 기준이 없는 대신

기준

척!

질병을 대하는 사람들의 생각에 따라 같은 현상이 질병으로 인식되기도 하고 그렇지 않기도 해.

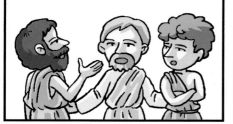

질병이냐 아니냐, 하는 점조차 구별 못하는 의학을 과학이라 할 수는 없으니.

의학에는 과학과 인문사회학적 측면이 모두 담겨 있다고 볼 수 있어.

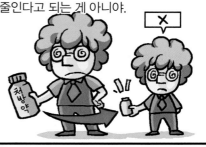

질병이나 사람의 몸을 보는 관점도 아주 중요해.

한의학이든 서양의학이든 1,000년 전에는 성인과 노인을 구분할 필요가 없었어.

어린이는 어른의 축소판이 아니므로 어린이를 치료할 때는 어른 약의 용량만 줄인다고 되는 게 아니야.

어른과 아예 다른 새로운 대상 다루듯이 해야 한다는 생각은 수백 년 전에도 있었어.

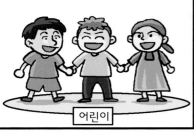

어린이

하지만 노인의 경우, 생리현상이 일반 성인과 크게 다른데도 별도로 취급하지 않았지.

성인

그 당시에는 수명이 짧아서 비교적 노인의 수가 적은 것도 큰 이유였어.

동네에 노인은 우리뿐이구먼.

그러나 노인 인구가 늘어나면서 노인은 중요한 관심 대상이 되었어. 연구를 하면 할수록 노인과 성인의 차이점이 발견되어 별도의 존재로 취급할 수밖에 없었지.

오래도 사는구먼.

자네야 말로.

벌써 칠순이야.

외롭구나.

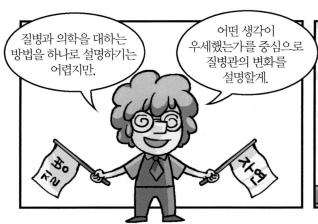

질병과 의학을 대하는 방법을 하나로 설명하기는 어렵지만,

어떤 생각이 우세했는가를 중심으로 질병관의 변화를 설명할게.

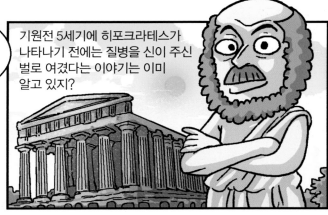

기원전 5세기에 히포크라테스가 나타나기 전에는 질병을 신이 주신 벌로 여겼다는 이야기는 이미 알고 있지?

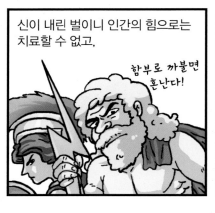

신이 내린 벌이니 인간의 힘으로는 치료할 수 없고,

함부로 까불면 혼난다!

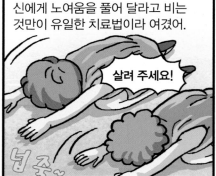

신에게 노여움을 풀어 달라고 비는 것만이 유일한 치료법이라 여겼어.

살려 주세요!

넘 죽~

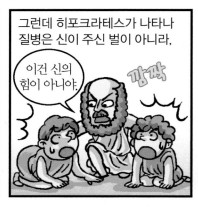

그런데 히포크라테스가 나타나 질병은 신이 주신 벌이 아니라,

이건 신의 힘이 아니야.

깜짝

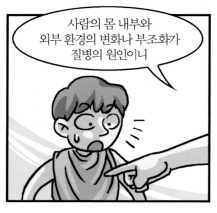

사람의 몸 내부와 외부 환경의 변화나 부조화가 질병의 원인이니

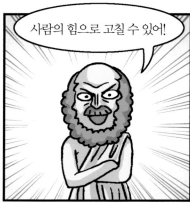

사람의 힘으로 고칠 수 있어!

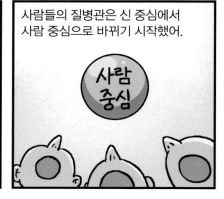

사람들의 질병관은 신 중심에서 사람 중심으로 바뀌기 시작했어.

사람 중심

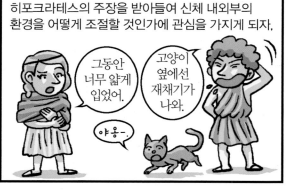

히포크라테스의 주장을 받아들여 신체 내외부의 환경을 어떻게 조절할 것인가에 관심을 가지게 되자,

그동안 너무 얇게 입었어.

고양이 옆에선 재채기가 나와.

야옹-.

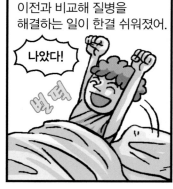

이전과 비교해 질병을 해결하는 일이 한결 쉬워졌어.

나았다!

벌떡

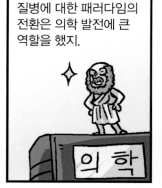

질병에 대한 패러다임의 전환은 의학 발전에 큰 역할을 했지.

의학

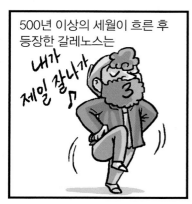
500년 이상의 세월이 흐른 후 등장한 갈레노스는

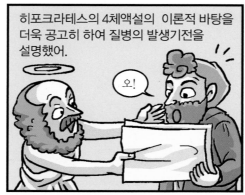
히포크라테스의 4체액설의 이론적 바탕을 더욱 공고히 하여 질병의 발생기전을 설명했어.

오!

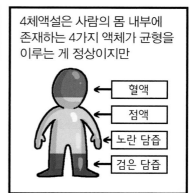
4체액설은 사람의 몸 내부에 존재하는 4가지 액체가 균형을 이루는 게 정상이지만

혈액
점액
노란 담즙
검은 담즙

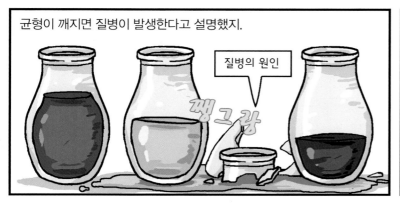
균형이 깨지면 질병이 발생한다고 설명했지.

질병의 원인

쨍그랑

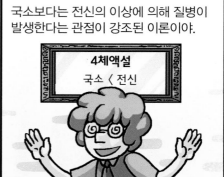
국소보다는 전신의 이상에 의해 질병이 발생한다는 관점이 강조된 이론이야.

4체액설
국소 〈 전신

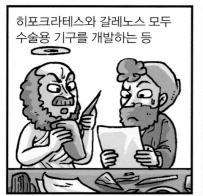
히포크라테스와 갈레노스 모두 수술용 기구를 개발하는 등

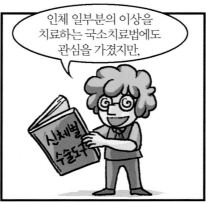
인체 일부분의 이상을 치료하는 국소치료법에도 관심을 가졌지만,

신체별 수술도구

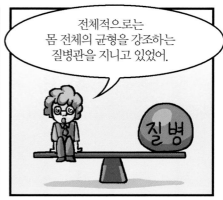
전체적으로는 몸 전체의 균형을 강조하는 질병관을 지니고 있었어.

질병

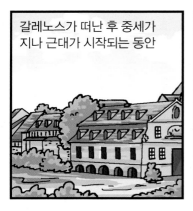
갈레노스가 떠난 후 중세가 지나 근대가 시작되는 동안

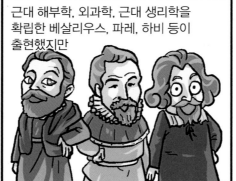
근대 해부학, 외과학, 근대 생리학을 확립한 베살리우스, 파레, 하비 등이 출현했지만

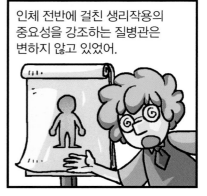
인체 전반에 걸친 생리작용의 중요성을 강조하는 질병관은 변하지 않고 있었어.

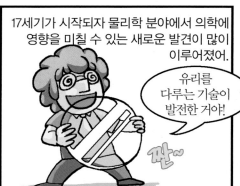

17세기가 시작되자 물리학 분야에서 의학에 영향을 미칠 수 있는 새로운 발견이 많이 이루어졌어.

유리를 다루는 기술이 발전한 거야!

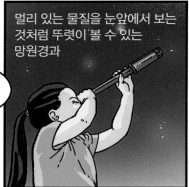

멀리 있는 물질을 눈앞에서 보는 것처럼 뚜렷이 볼 수 있는 망원경과

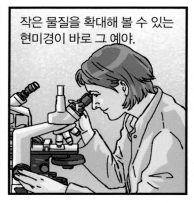

작은 물질을 확대해 볼 수 있는 현미경이 바로 그 예야.

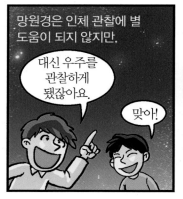

망원경은 인체 관찰에 별 도움이 되지 않지만,

대신 우주를 관찰하게 됐잖아요.

맞아!

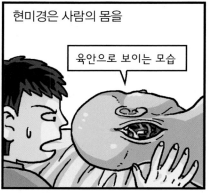

현미경은 사람의 몸을

육안으로 보이는 모습

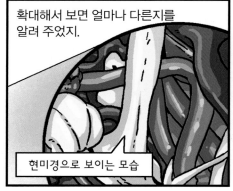

확대해서 보면 얼마나 다른지를 알려 주었지.

현미경으로 보이는 모습

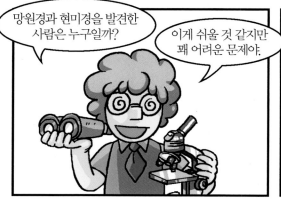

망원경과 현미경을 발견한 사람은 누구일까?

이게 쉬울 것 같지만 꽤 어려운 문제야.

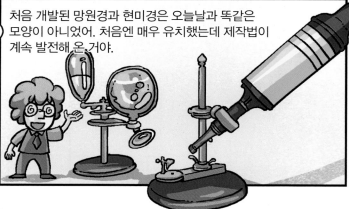

처음 개발된 망원경과 현미경은 오늘날과 똑같은 모양이 아니었어. 처음엔 매우 유치했는데 제작법이 계속 발전해 온 거야.

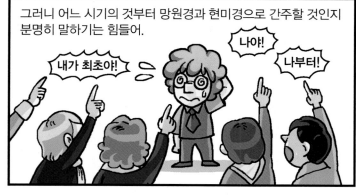

그러니 어느 시기의 것부터 망원경과 현미경으로 간주할 것인지 분명히 말하기는 힘들어.

나야!

내가 최초야!

나부터!

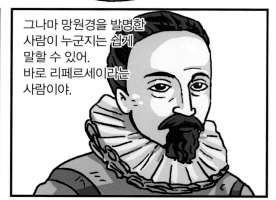

그나마 망원경을 발명한 사람이 누군지는 쉽게 말할 수 있어. 바로 리페르세이라는 사람이야.

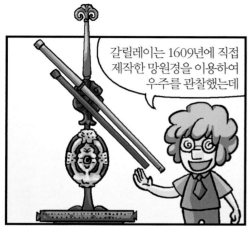

갈릴레이는 1609년에 직접 제작한 망원경을 이용하여 우주를 관찰했는데

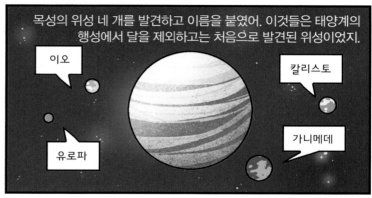

목성의 위성 네 개를 발견하고 이름을 붙였어. 이것들은 태양계의 행성에서 달을 제외하고는 처음으로 발견된 위성이었지.

이오

유로파

칼리스토

가니메데

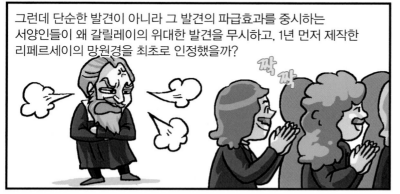

그런데 단순한 발견이 아니라 그 발견의 파급효과를 중시하는 서양인들이 왜 갈릴레이의 위대한 발견을 무시하고, 1년 먼저 제작한 리페르세이의 망원경을 최초로 인정했을까?

짝 짝

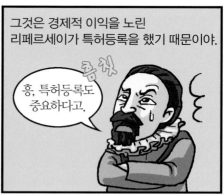

그것은 경제적 이익을 노린 리페르세이가 특허등록을 했기 때문이야.

좀 짓

흥, 특허등록도 중요하다고.

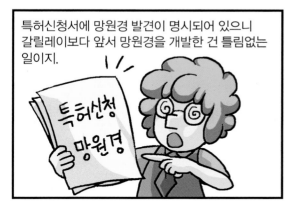

특허신청서에 망원경 발견이 명시되어 있으니 갈릴레이보다 앞서 망원경을 개발한 건 틀림없는 일이지.

특허신청 망원경

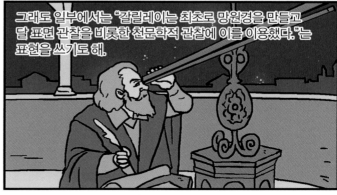

그래도 일부에서는 "갈릴레이는 최초로 망원경을 만들고 달 표면 관찰을 비롯한 천문학적 관찰에 이를 이용했다."는 표현을 쓰기도 해.

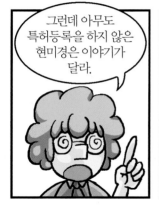

그런데 아무도 특허등록을 하지 않은 현미경은 이야기가 달라.

현미경의 발명자로 거론되는 사람으로는 얀센, 말피기, 레벤후크, 훅 등이 있어.

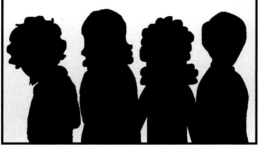

이들이 개발한 현미경은 오늘날의 복합현미경에 해당해.

처음의 렌즈로 물체를 확대하고, 두 번째 렌즈로 이를 더욱 확대하지.

크기나 성능이 이들과는 비교가 안 될 정도로 크고 확대 능력이 뛰어난 각종 전자현미경은 개발된 지 얼마 되지 않았으므로, 별도로 이야기해야 해.

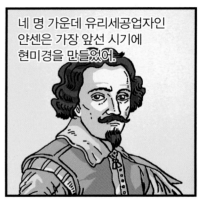

네 명 가운데 유리세공업자인 얀센은 가장 앞선 시기에 현미경을 만들었어.

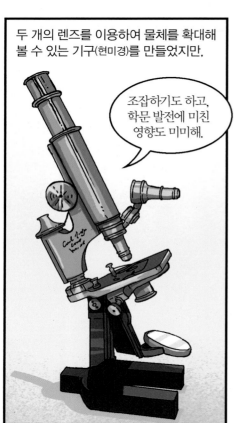

두 개의 렌즈를 이용하여 물체를 확대해 볼 수 있는 기구(현미경)를 만들었지만,

조잡하기도 하고, 학문 발전에 미친 영향도 미미해.

앞에서 모세혈관을 발견함으로써 하비의 혈액순환설을 완성시켰다고 소개한 말피기는 자신이 제작한 현미경으로 인체는 물론 동식물 조직을 관찰하여 많은 발견을 했어.

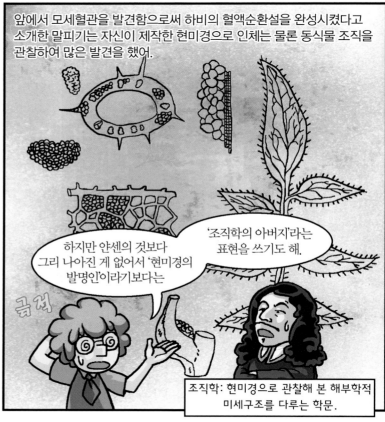

하지만 얀센의 것보다 그리 나아진 게 없어서 '현미경의 발명인'이라기보다는

'조직학의 아버지'라는 표현을 쓰기도 해.

조직학: 현미경으로 관찰해 본 해부학적 미세구조를 다루는 학문.

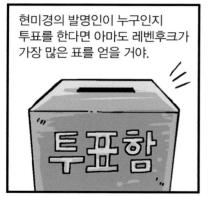

현미경의 발명인이 누구인지 투표를 한다면 아마도 레벤후크가 가장 많은 표를 얻을 거야.

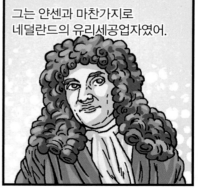

그는 얀센과 마찬가지로 네덜란드의 유리세공업자였어.

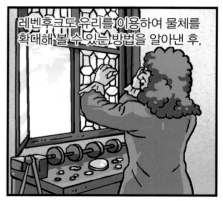

레벤후크도 유리를 이용하여 물체를 확대해 볼 수 있는 방법을 알아낸 후,

오늘날 많은 사람들이 인정하는 현미경을 제작하여
닥치는 대로 관찰하기 시작했어.

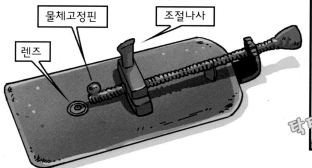

물체고정핀

조절나사

렌즈

레벤후크는 흙, 빗물, 곤충 등 자신이 구할 수 있는 재료는
무엇이든 관찰했을 뿐 아니라 노트에 관찰내용을
그림으로 남겼지.

탁탁

그는 초점거리가 짧은 렌즈를 사용했는데, 현미경을 계속
개량한 끝에 50~500배의 확대 능력을 지니면서 선명한
영상을 제공하는 현미경을 제작했지.

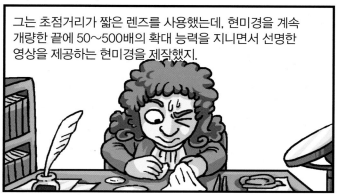

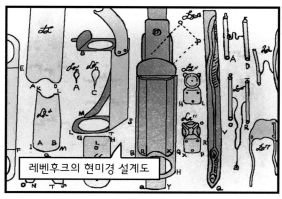

레벤후크의 현미경 설계도

이를 이용하여 머리카락, 곰팡이,
기생충 등 닥치는 대로 관찰하고
그림으로 남겼지.

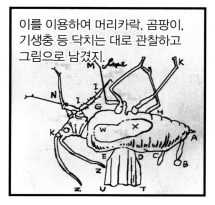

레벤후크는 19세기 후반이 되어서야
알려지는 미생물을 1676년에
처음으로 관찰했으며

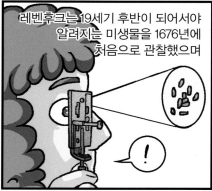

!

주변 사람들에게도 현미경을
이용한 관찰을 권했고, 자신이
그린 그림을 보여 주기도 했어.

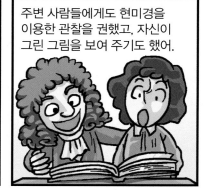

유명 산부인과 의사 그라프도 레벤후크의
현미경에 관심을 가졌는데, 관찰결과를 영국의
왕립학회에 보고하자는 제안을 했어.

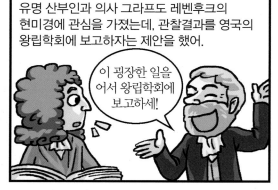

이 굉장한 일을
어서 왕립학회에
보고하세!

학자이기보다는 취미생활을 하는 아마추어였던 레벤후크는
결과를 형식에 맞게 정리하는 일을 어려워했지만, 그라프의
도움을 받아 영국 왕립학회에 연구결과를 보냈어.

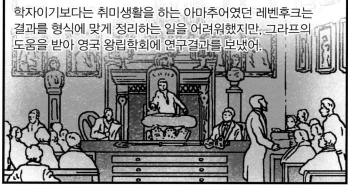

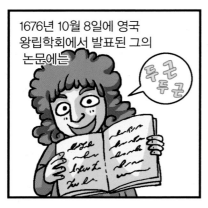

1676년 10월 8일에 영국 왕립학회에서 발표된 그의 논문에는

두근두근

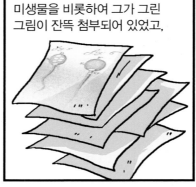

미생물을 비롯하여 그가 그린 그림이 잔뜩 첨부되어 있었고,

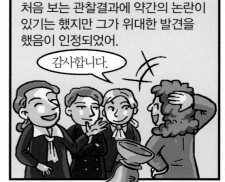

처음 보는 관찰결과에 약간의 논란이 있기는 했지만 그가 위대한 발견을 했음이 인정되었어.

감사합니다.

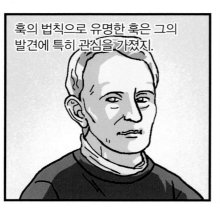

훅의 법칙으로 유명한 훅은 그의 발견에 특히 관심을 가졌지.

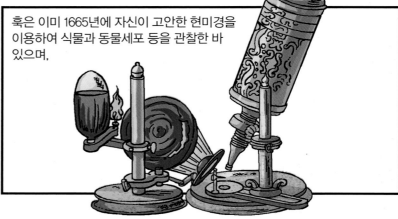

훅은 이미 1665년에 자신이 고안한 현미경을 이용하여 식물과 동물세포 등을 관찰한 바 있으며,

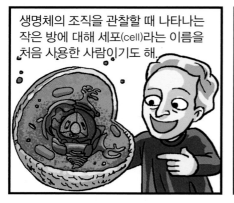

생명체의 조직을 관찰할 때 나타나는 작은 방에 대해 세포(cell)라는 이름을 처음 사용한 사람이기도 해.

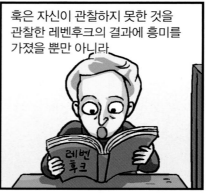

훅은 자신이 관찰하지 못한 것을 관찰한 레벤후크의 결과에 흥미를 가졌을 뿐만 아니라

레벤후크

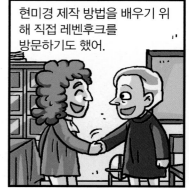

현미경 제작 방법을 배우기 위해 직접 레벤후크를 방문하기도 했어.

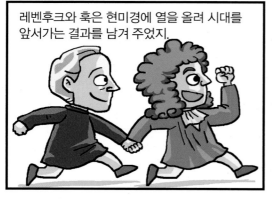

레벤후크와 훅은 현미경에 열을 올려 시대를 앞서가는 결과를 남겨 주었지.

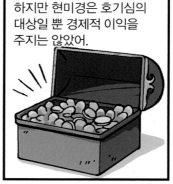

하지만 현미경은 호기심의 대상일 뿐 경제적 이익을 주지는 않았어.

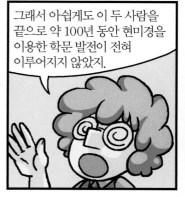

그래서 아쉽게도 이 두 사람을 끝으로 약 100년 동안 현미경을 이용한 학문 발전이 전혀 이루어지지 않았지.

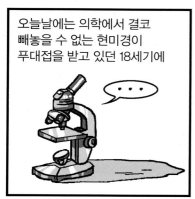
오늘날에는 의학에서 결코 빼놓을 수 없는 현미경이 푸대접을 받고 있던 18세기에

· · ·

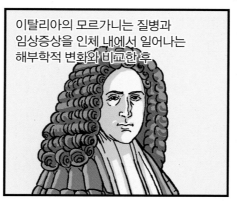
이탈리아의 모르가니는 질병과 임상증상을 인체 내에서 일어나는 해부학적 변화와 비교한 후,

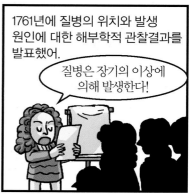
1761년에 질병의 위치와 발생 원인에 대한 해부학적 관찰결과를 발표했어.

질병은 장기의 이상에 의해 발생한다!

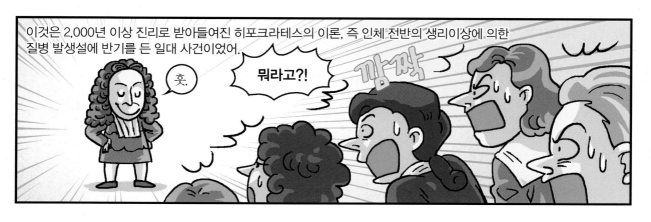
이것은 2,000년 이상 진리로 받아들여진 히포크라테스의 이론, 즉 인체 전반의 생리이상에 의한 질병 발생설에 반기를 든 일대 사건이었어.

훗.

뭐라고?!

깜짝

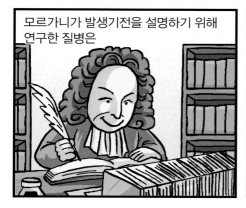
모르가니가 발생기전을 설명하기 위해 연구한 질병은

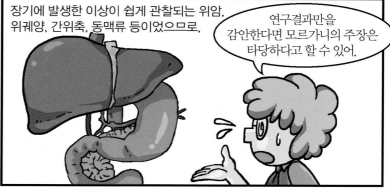
장기에 발생한 이상이 쉽게 관찰되는 위암, 위궤양, 간위축, 동맥류 등이었으므로,

연구결과만을 감안한다면 모르가니의 주장은 타당하다고 할 수 있어.

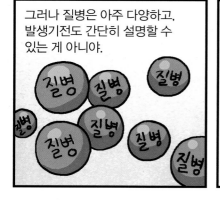
그러나 질병은 아주 다양하고, 발생기전도 간단히 설명할 수 있는 게 아니야.

질병 질병 질병 질병 질병 질병 질병 질병

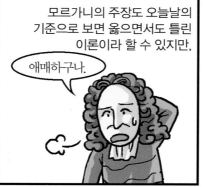
모르가니의 주장도 오늘날의 기준으로 보면 옳으면서도 틀린 이론이라 할 수 있지만,

애매하구나.

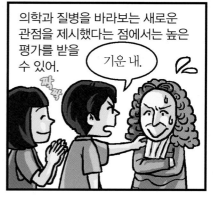
의학과 질병을 바라보는 새로운 관점을 제시했다는 점에서는 높은 평가를 받을 수 있어.

기운 내.

깜짝

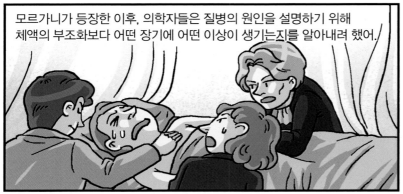

모르가니가 등장한 이후, 의학자들은 질병의 원인을 설명하기 위해 체액의 부조화보다 어떤 장기에 어떤 이상이 생기는지를 알아내려 했어.

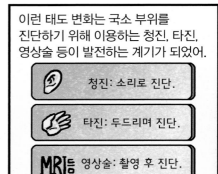

이런 태도 변화는 국소 부위를 진단하기 위해 이용하는 청진, 타진, 영상술 등이 발전하는 계기가 되었어.

청진: 소리로 진단.

타진: 두드리며 진단.

MRI등 영상술: 촬영 후 진단.

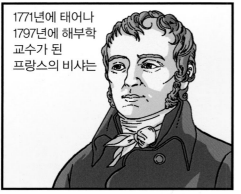

1771년에 태어나 1797년에 해부학 교수가 된 프랑스의 비샤는

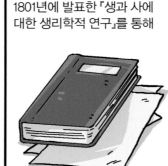

1801년에 발표한 『생과 사에 대한 생리학적 연구』를 통해

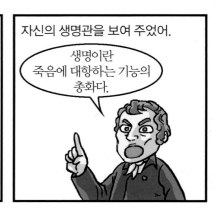

자신의 생명관을 보여 주었어.

생명이란 죽음에 대항하는 기능의 총화다.

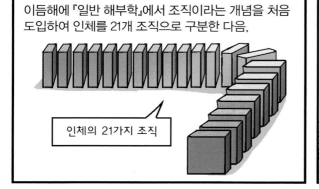

이듬해에 『일반 해부학』에서 조직이라는 개념을 처음 도입하여 인체를 21개 조직으로 구분한 다음,

인체의 21가지 조직

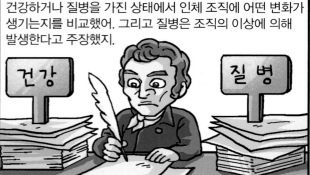

건강하거나 질병을 가진 상태에서 인체 조직에 어떤 변화가 생기는지를 비교했어. 그리고 질병은 조직의 이상에 의해 발생한다고 주장했지.

건강

질병

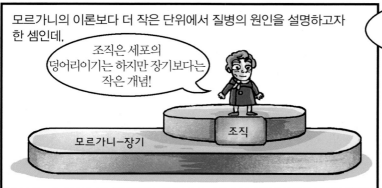

모르가니의 이론보다 더 작은 단위에서 질병의 원인을 설명하고자 한 셈인데,

조직은 세포의 덩어리이기는 하지만 장기보다는 작은 개념!

모르가니-장기

조직

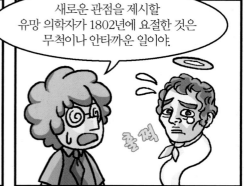

새로운 관점을 제시할 유망 의학자가 1802년에 요절한 것은 무척이나 안타까운 일이야.

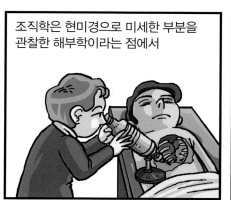

조직학은 현미경으로 미세한 부분을 관찰한 해부학이라는 점에서

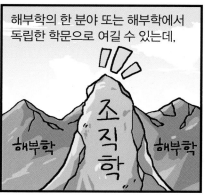

해부학의 한 분야 또는 해부학에서 독립한 학문으로 여길 수 있는데,

조직학

해부학　해부학

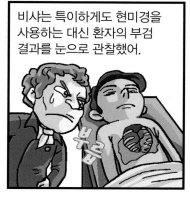

비샤는 특이하게도 현미경을 사용하는 대신 환자의 부검 결과를 눈으로 관찰했어.

부검

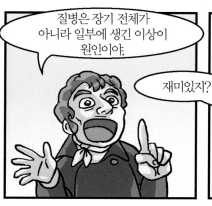

질병은 장기 전체가 아니라 일부에 생긴 이상이 원인이야.

재미있지?

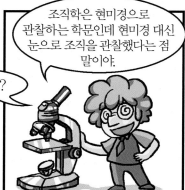

조직학은 현미경으로 관찰하는 학문인데 현미경 대신 눈으로 조직을 관찰했다는 점 말이야.

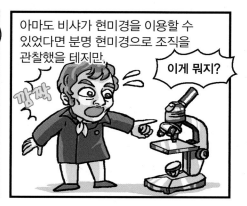

아마도 비샤가 현미경을 이용할 수 있었다면 분명 현미경으로 조직을 관찰했을 테지만,

이게 뭐지?

깜짝

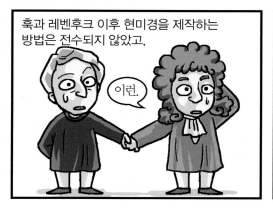

훅과 레벤후크 이후 현미경을 제작하는 방법은 전수되지 않았고,

이런.

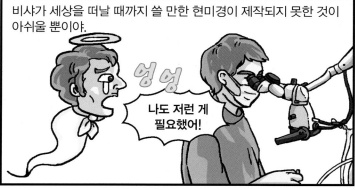

비샤가 세상을 떠날 때까지 쓸 만한 현미경이 제작되지 못한 것이 아쉬울 뿐이야.

엉엉

나도 저런 게 필요했어!

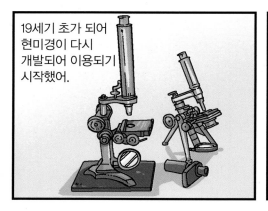

19세기 초가 되어 현미경이 다시 개발되어 이용되기 시작했어.

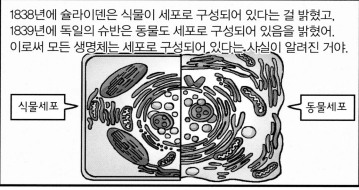

1838년에 슐라이덴은 식물이 세포로 구성되어 있다는 걸 밝혔고, 1839년에 독일의 슈반은 동물도 세포로 구성되어 있음을 밝혔어. 이로써 모든 생명체는 세포로 구성되어 있다는 사실이 알려진 거야.

식물세포

동물세포

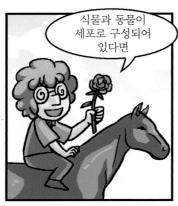

식물과 동물이 세포로 구성되어 있다면

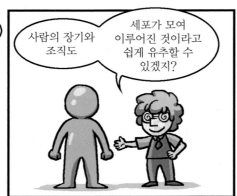

사람의 장기와 조직도

세포가 모여 이루어진 것이라고 쉽게 유추할 수 있겠지?

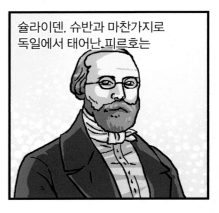

슐라이덴, 슈반과 마찬가지로 독일에서 태어난 피르호는

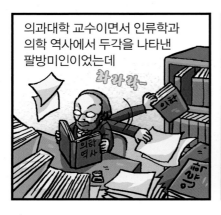

의과대학 교수이면서 인류학과 의학 역사에서 두각을 나타낸 팔방미인이었는데

촤라라~

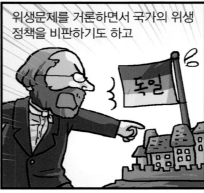

위생문제를 거론하면서 국가의 위생 정책을 비판하기도 하고

독일

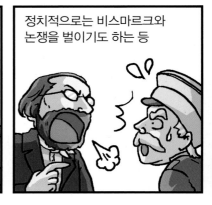

정치적으로는 비스마르크와 논쟁을 벌이기도 하는 등

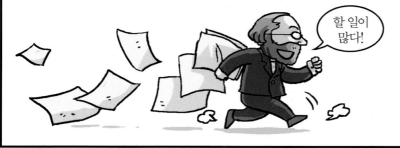

사회참여가 활발한 학자였어. 그뿐 아니라 역사적 유물 연구, 병원과 매독의 역사, 유명 의학자의 전기 집필 등 다양한 활동을 하는 가운데

할 일이 많다!

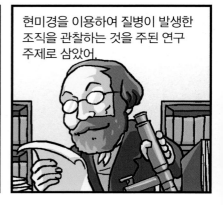

현미경을 이용하여 질병이 발생한 조직을 관찰하는 것을 주된 연구 주제로 삼았어.

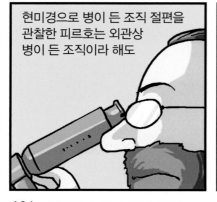

현미경으로 병이 든 조직 절편을 관찰한 피르호는 외관상 병이 든 조직이라 해도

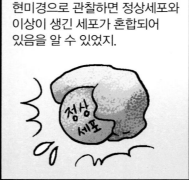

현미경으로 관찰하면 정상세포와 이상이 생긴 세포가 혼합되어 있음을 알 수 있었지.

정상 세포

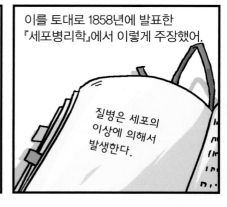

이를 토대로 1858년에 발표한 『세포병리학』에서 이렇게 주장했어.

질병은 세포의 이상에 의해서 발생한다.

모르가니가 질병은 장기의 이상으로 생긴다고 주장한 것을 비샤는 더 작은 단위인 조직으로 세분화했고, 피르호는 더 작은 단위인 세포의 이상과 연결했지.

장기 ➡️ 조직 ➡️ 세포

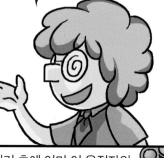

질병의 발생 원인을 설명하는 이론이 점점 더 낮은 단계로 내려왔음을 보여 주고 있어.

요즈음 매스컴을 통해 유전자 또는 유전체라는 이야기를 심심찮게 들을 수 있지?

유전자

유전체

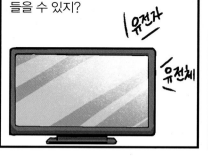

유전자와 유전체의 기본단위는 DNA로 세포의 핵 속에 들어 있어.

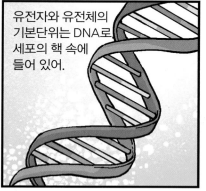

20세기 초에 이미 이 유전자의 단 한 군데만 이상이 생겨도 질병이 발생할 수 있다는 사실이 알려졌어.

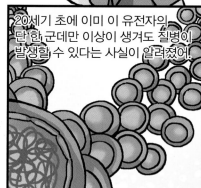

이제는 피르호가 주장한 세포보다 더 작은 단위로 내려가 세포의 핵 속에 들어 있는 DNA가 질병의 원인임을 알 수 있지.

핵

사람 세포

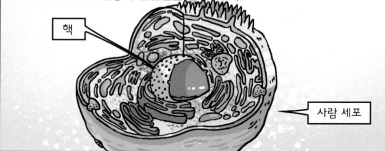

유사 이래 질병의 원인을 설명하는 이론은 점점 더 작은 단위로 내려온 셈이야.

장기
조직
세포
DNA

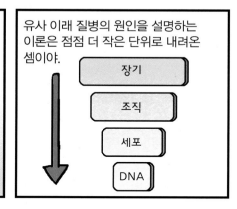

물론 모든 질병이 세포,

또는 DNA의 이상에 의해 발생하는 것은 아니야.

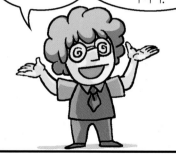

화학물질 오염과 같이 환경의 이상으로 발생하는 질병도 많이 있어.

주변 환경

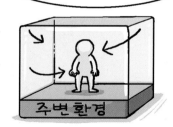

질병의 종류에 따라 발생 원인을 설명하는 방법은 서로 다르다고 해야 해.

질병

원인 원인 원인

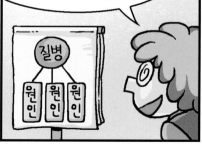

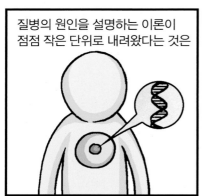

질병의 원인을 설명하는 이론이 점점 작은 단위로 내려왔다는 것은

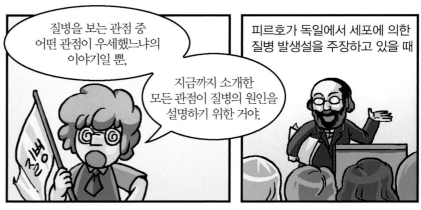

질병을 보는 관점 중 어떤 관점이 우세했느냐의 이야기일 뿐,

지금까지 소개한 모든 관점이 질병의 원인을 설명하기 위한 거야.

피르호가 독일에서 세포에 의한 질병 발생설을 주장하고 있을 때

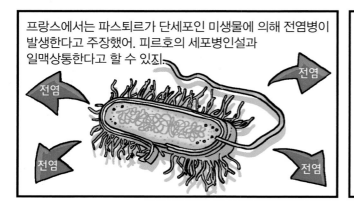

프랑스에서는 파스퇴르가 단세포인 미생물에 의해 전염병이 발생한다고 주장했어. 피르호의 세포병인설과 일맥상통한다고 할 수 있죠.

전염

전염

전염

전염

하지만 베르나르는 질병 발생 과정을 설명하려면 미생물보다 신체 전반에 걸친 생리현상이 어떻게 변화하는지를 알아보는 것이 유리하다고 주장했어.

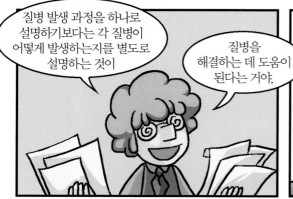

질병 발생 과정을 하나로 설명하기보다는 각 질병이 어떻게 발생하는지를 별도로 설명하는 것이

질병을 해결하는 데 도움이 된다는 거야.

20세기 초반까지만 해도 비만, 고혈압, 당뇨, 대사증후군과 같이 바람직하지 못한 생활습관으로 발생하는 질병이 흔치 않았지만,

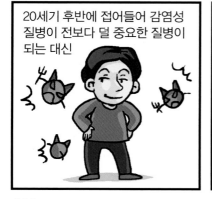

20세기 후반에 접어들어 감염성 질병이 전보다 덜 중요한 질병이 되는 대신

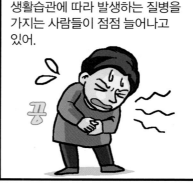

생활습관에 따라 발생하는 질병을 가지는 사람들이 점점 늘어나고 있어.

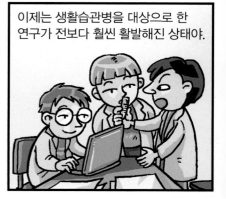

이제는 생활습관병을 대상으로 한 연구가 전보다 훨씬 활발해진 상태야.

지금까지의 연구에 의하면 생활습관병은 DNA, 세포 수준에서 발생 원인을 일부 설명할 수 있지만

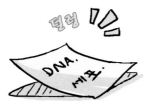

몸 전체에서 일어나는 생리현상의 변화가 중요한 발생 원인이 되므로

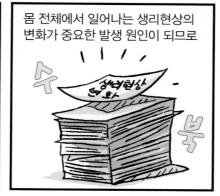

파스퇴르의 명성이 퇴색하고 베르나르의 이론이 다시 각광을 받는 시기가 온다고 해.

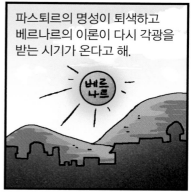

요약하자면 과학적 방법을 이용한 의학이 20세기 이후 큰 공헌을 하면서

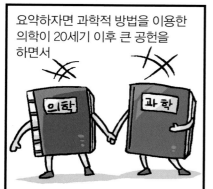

과학적 연구방법을 도입한 실험과 관찰이 의학의 발전에 도움을 주었지만,

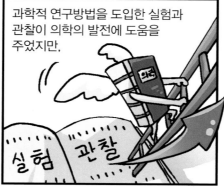

의학과 질병을 어떻게 보는가 하는 관점의 변화는 의학의 흐름(패러다임)을 바꿀 정도로 중요한 일이었어.

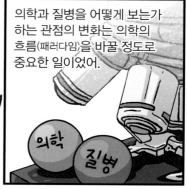

이 장에서 소개한 유명한 의학자들은 모두 질병 발생 원인을 점점 낮은 단계에서 찾아 새로운 질병관을 제시함으로써 의학 발전에 큰 역할을 한 분들이야.

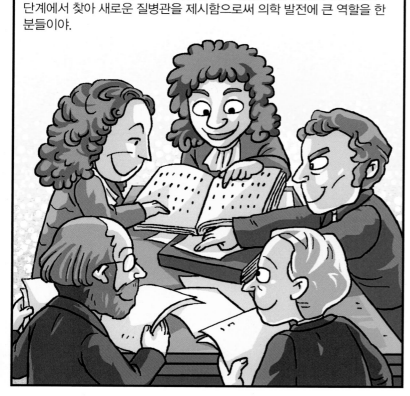

앞으로는 또 어떤 질병관이 의학 발전에 큰 역할을 할 것인지 각자 예측해 볼까?

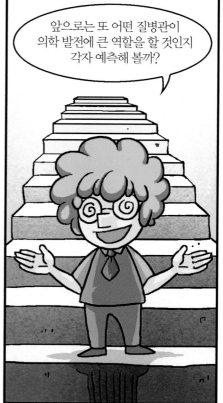

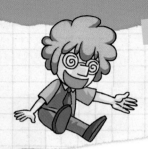

괴혈병과 비타민

먼 나라를 방문하려면 비행기를 타는 것이 가장 간편하지만 사실 비행기가 일반적으로 이용된 것은 100년도 채 되지 않았어. 아메리카 대륙에 상륙한 콜럼버스, 인도로 가는 항로를 개척한 바스코 다가마, 지구를 한 바퀴 돈 마젤란 선장, 오스트레일리아와 뉴질랜드, 하와이 제도 등을 발견한 쿡 등은 항해를 통해 15세기에서 18세기에 걸쳐 지구에는 예전에는 알지 못했던 훨씬 큰 대륙이 더 있다는 사실을 알아냈지.

오늘날에는 성능이 좋은 엔진이 많이 개발되어 전보다 더 쉽고 편리하게 항해할 수 있지만, 지식과 기술이 훨씬 뒤처졌던 시기에는 장거리 항해를 한다는 게 결코 쉬운 일이 아니었어. 오랜 기간 동안 배 안에서 격리된 생활을 해야 하고, 예상치 못한 난관도 극복해야 했으니까. 그런데 이런 극한 상황에서 의학을 한층 진보시키는 위대한 발견이 이루어졌다는 건 역사의 아이러니야.

18세기에 영국 군의관으로 근무하던 제임스 린드는 해군 병사들에게 널리 퍼진 질병을 해결하기 위해 고심하고 있었어. 1739년부터 해군 함대에서 근무한 그는 수개월 이상 배 안에서만 생활하는 병사들이 섭취하는 음식에 관심을 가졌지. 육지 사람들보다 장거리 항해를 하는 사람들이 괴혈병에 훨씬 잘 걸린다는 것은 이미 알려진 사실이었어. 린드는 이것이 식사와 관련이 있을 것이라 생각하고 괴혈병에 잘 걸리는 사람들의 음식섭취에 어떤 문제가 있는지를 연구했지. 다년간의 연구 끝에 그는 1747년, 장거리 항해에서 흔히 발생하는 괴혈병 예방에 레몬즙이 좋다는 결론을 내렸어. 레몬즙 외에도 녹색식물, 양파, 와인 등이 괴혈병 예방에 유용하다는 사실을 알게 되었고, 1753년에 괴혈병에 대한 연구결과를 종합한 논문을 발표했어.

그러나 그의 결론은 경험에 의한 것일 뿐, 실험으로

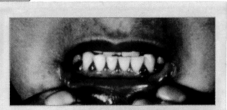

괴혈병은 비타민 C의 부족으로 체내의 각 기관에서 출혈 장애가 발생하는 질병이다.

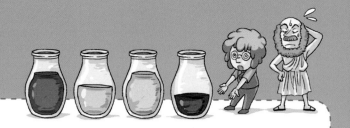

확인하는 것이 불가능해서 다른 사람들의 관심을 끌지 못했어. 린드가 세상을 떠나는 날까지 영국은 물론 여러 나라의 장거리 항해자들은 계속 괴혈병으로 고생을 했지.

린드의 연구가 재평가를 받게 된 건 우연히 그의 연구결과를 접한 영국 군의관 블레인이 린드의 식이요법을 영국 군대에 도입한 후였어. 블레인의 노력으로 영국 군인들은 괴혈병에서 해방될 수 있었고, 그 후로 이러한 식이요법은 다른 장거리 항해자들에게도 널리 이용되었어.

그로부터 약 한 세기가 지난 1906년에 영국의 영양학자 홉킨스는 동물이 정상적으로 성장하기 위해서는 탄수화물과 지방 이외에 다른 영양소가 필요하다는 사실을 알아냈어. 그는 이 영양소가 미량이기는 하지만 동물에게 반드시 필요하다는 것을 알아냈는데, 이것이 오늘날 비타민이라고 불리는 영양소야. 오늘날에는 비타민이 A, B, C, D, E, K, P 등 7가지로 분류되지만 홉킨스가 찾아낸 비타민은 C에 해당하는 것으로, 린드가 괴혈병 예방을 위해 섭취해야 한다고 주장한 음식도 모두 비타민 C가 풍부한 것들이야.

비타민 C의 구조.

배라는 한정된 공간 안에서 생활해야 하므로 새로운 식재료를 얻기가 거의 불가능하고, 음식 보관조차 용이하지 못했던 18세기에 특정 영양소가 부족하여 발생하는 질병을 발견하고 해결했다는 사실은 왜 사람들이 음식을 골고루 섭취해야 하는지를 보여 주는 좋은 예라 할 수 있지. 건강하려면 밥상에 올라오는 모든 음식을 골고루 먹어야 한다는걸 알겠지?

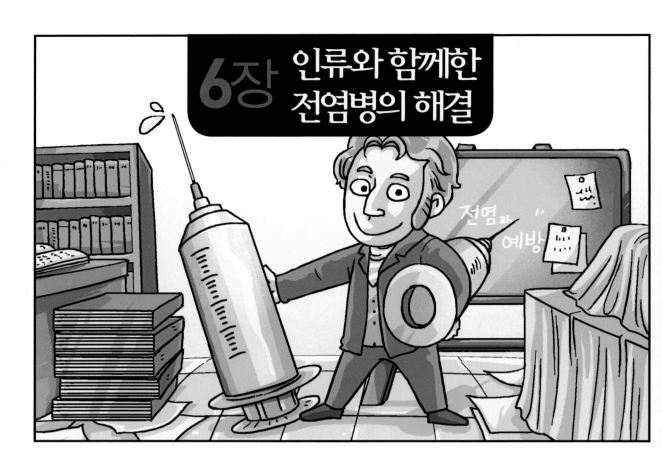

6장 인류와 함께한 전염병의 해결

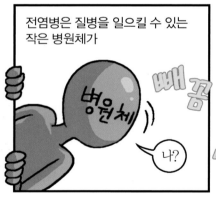

전염병은 질병을 일으킬 수 있는 작은 병원체가

병원체

나?

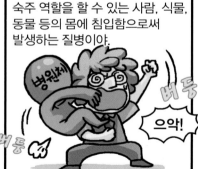

숙주 역할을 할 수 있는 사람, 식물, 동물 등의 몸에 침입함으로써 발생하는 질병이야.

병원체

으악!

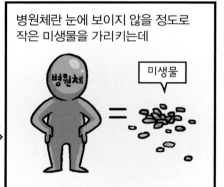

병원체란 눈에 보이지 않을 정도로 작은 미생물을 가리키는데

병원체

미생물

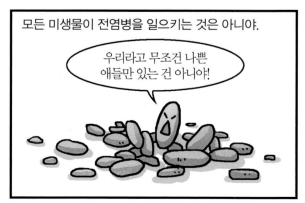

모든 미생물이 전염병을 일으키는 것은 아니야.

우리라고 무조건 나쁜 애들만 있는 건 아니야!

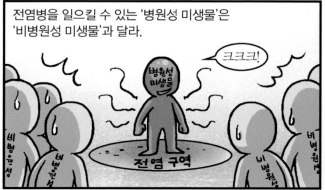

전염병을 일으킬 수 있는 '병원성 미생물'은 '비병원성 미생물'과 달라.

크크크!

병원성 미생물

전염 구역

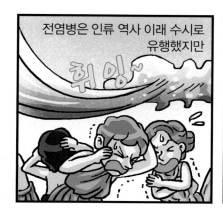
전염병은 인류 역사 이래 수시로 유행했지만

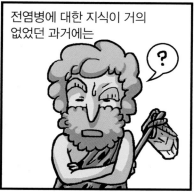
전염병에 대한 지식이 거의 없었던 과거에는

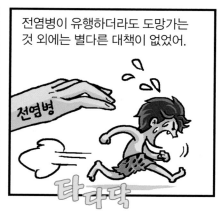
전염병이 유행하더라도 도망가는 것 외에는 별다른 대책이 없었어.

전염병

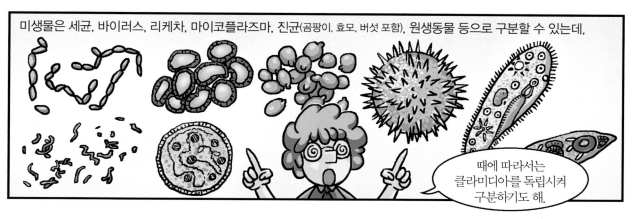
미생물은 세균, 바이러스, 리케차, 마이코플라즈마, 진균(곰팡이, 효모, 버섯 포함), 원생동물 등으로 구분할 수 있는데,

때에 따라서는 클라미디아를 독립시켜 구분하기도 해.

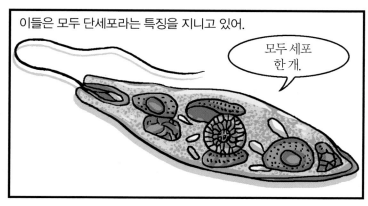
이들은 모두 단세포라는 특징을 지니고 있어.

모두 세포 한 개.

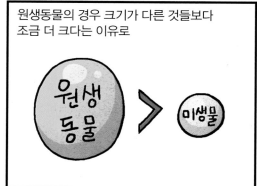
원생동물의 경우 크기가 다른 것들보다 조금 더 크다는 이유로

원생동물 > 미생물

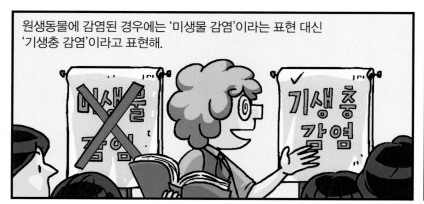
원생동물에 감염된 경우에는 '미생물 감염'이라는 표현 대신 '기생충 감염'이라고 표현해.

기생충감염

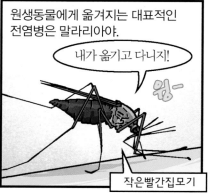
원생동물에게 옮겨지는 대표적인 전염병은 말라리아야.

내가 옮기고 다니지!

윙~

작은빨간집모기

전염병을 일으킬 수 있는 병원체의 종류는 엄청나게 많아.

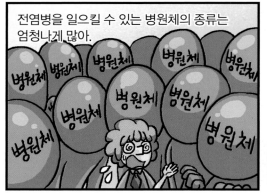

신종플루, 조류독감, 사스, 웨스트나일 바이러스에 의한 뇌염과 같이 최근에 발견된 것도 있고,

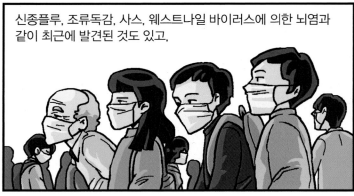

결핵, 한센병, 말라리아, 두창(천연두)과 같이 인류의 등장과 동시에 인류를 괴롭혀 온 전염병도 있어.

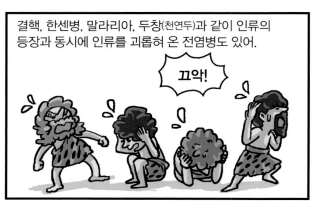

옛날에 유행한 전염병은 현존하는 유골이나 미라, 또는 역사서에 남겨진 기록을 통해 추정할 수 있어.

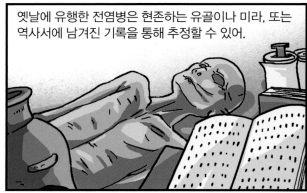

곰팡이 감염은 진균, 발진티푸스는 리케차가 원인이 되어 발생하는 전염병이고

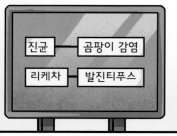

결핵, 한센병, 매독, 페스트 등은 세균이 원인이 되어 발생하는 전염병이며

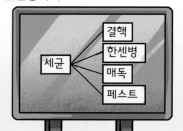

감기와 독감, 두창, 에이즈, 사스 등은 바이러스가 원인인 전염병이야.

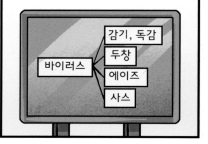

주로 더운 지방에서 흔히 발생하는 말라리아는

인류 역사상 가장 많은 목숨을 앗아간 전염병으로 알려져 있는데

원생동물이 원인이라는 점에서 기생충 감염 질병의 한 종류로 분류하고 있어.

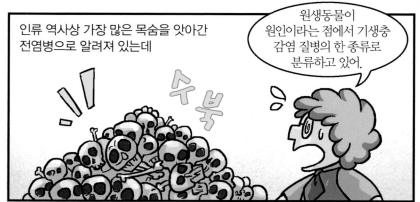

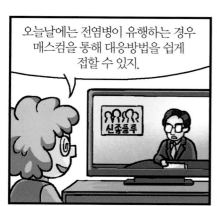

오늘날에는 전염병이 유행하는 경우 매스컴을 통해 대응방법을 쉽게 접할 수 있지.

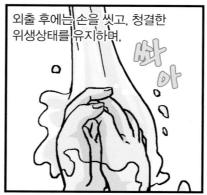

외출 후에는 손을 씻고, 청결한 위생상태를 유지하며,

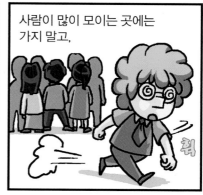

사람이 많이 모이는 곳에는 가지 말고,

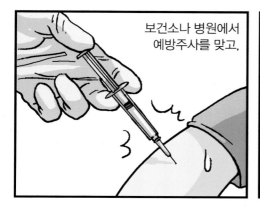

보건소나 병원에서 예방주사를 맞고,

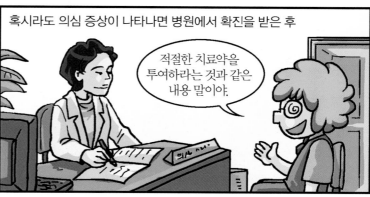

혹시라도 의심 증상이 나타나면 병원에서 확진을 받은 후

적절한 치료약을 투여하라는 것과 같은 내용 말이야.

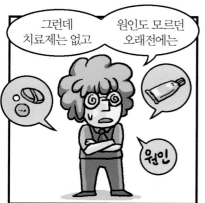

그런데 치료제는 없고

원인도 모르던 오래전에는

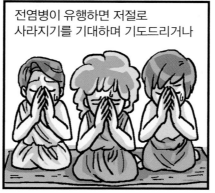

전염병이 유행하면 저절로 사라지기를 기대하며 기도드리거나

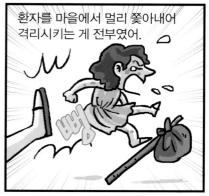

환자를 마을에서 멀리 쫓아내어 격리시키는 게 전부였어.

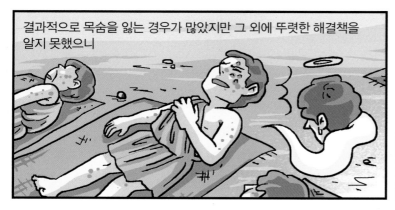

결과적으로 목숨을 잃는 경우가 많았지만 그 외에 뚜렷한 해결책을 알지 못했으니

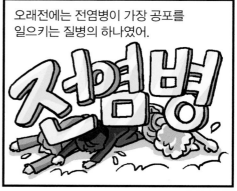

오래전에는 전염병이 가장 공포를 일으키는 질병의 하나였어.

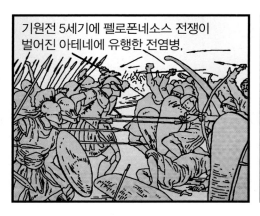

기원전 5세기에 펠로폰네소스 전쟁이 벌어진 아테네에 유행한 전염병,

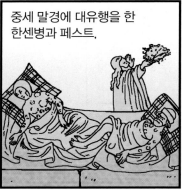

중세 말경에 대유행을 한 한센병과 페스트,

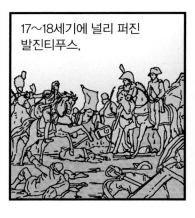

17~18세기에 널리 퍼진 발진티푸스,

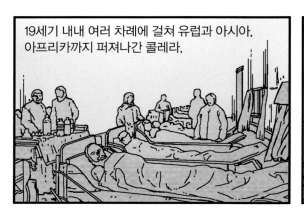

19세기 내내 여러 차례에 걸쳐 유럽과 아시아, 아프리카까지 퍼져나간 콜레라,

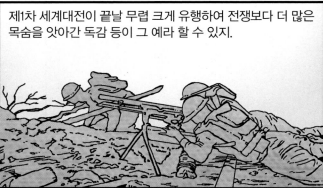

제1차 세계대전이 끝날 무렵 크게 유행하여 전쟁보다 더 많은 목숨을 앗아간 독감 등이 그 예라 할 수 있지.

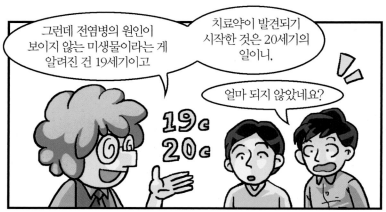

그런데 전염병의 원인이 보이지 않는 미생물이라는 게 알려진 건 19세기이고

치료약이 발견되기 시작한 것은 20세기의 일이니,

얼마 되지 않았네요?

19c
20c

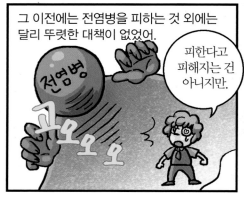

그 이전에는 전염병을 피하는 것 외에는 달리 뚜렷한 대책이 없었어.

피한다고 피해지는 건 아니지만.

전염병

고오오오

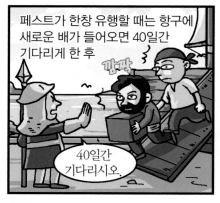

페스트가 한창 유행할 때는 항구에 새로운 배가 들어오면 40일간 기다리게 한 후

40일간 기다리시오.

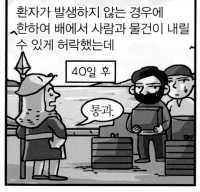

환자가 발생하지 않는 경우에 한하여 배에서 사람과 물건이 내릴 수 있게 허락했는데

40일 후

통과.

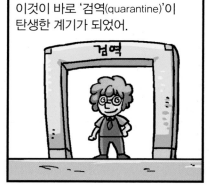

이것이 바로 '검역(quarantine)'이 탄생한 계기가 되었어.

검역

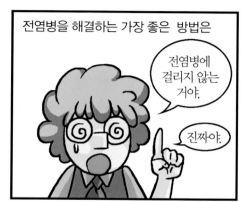

전염병을 해결하는 가장 좋은 방법은

전염병에 걸리지 않는 거야.

진짜야.

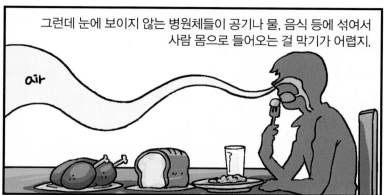

그런데 눈에 보이지 않는 병원체들이 공기나 물, 음식 등에 섞여서 사람 몸으로 들어오는 걸 막기가 어렵지.

air

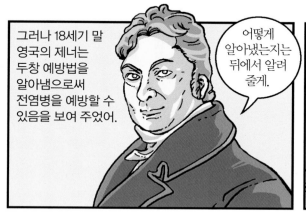

그러나 18세기 말 영국의 제너는 두창 예방법을 알아냄으로써 전염병을 예방할 수 있음을 보여 주었어.

어떻게 알아냈는지는 뒤에서 알려 줄게.

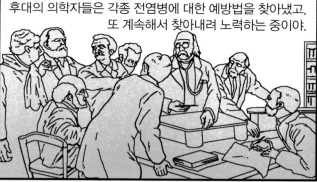

후대의 의학자들은 각종 전염병에 대한 예방법을 찾아냈고, 또 계속해서 찾아내려 노력하는 중이야.

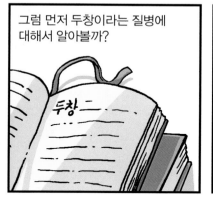

그럼 먼저 두창이라는 질병에 대해서 알아볼까?

두창

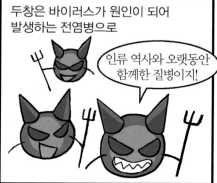

두창은 바이러스가 원인이 되어 발생하는 전염병으로

인류 역사와 오랫동안 함께한 질병이지!

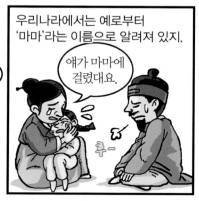

우리나라에서는 예로부터 '마마'라는 이름으로 알려져 있지.

얘가 마마에 걸렸대요.

추-

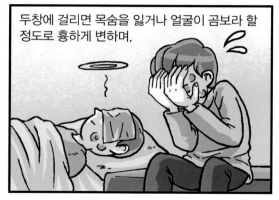

두창에 걸리면 목숨을 잃거나 얼굴이 곰보라 할 정도로 흉하게 변하며,

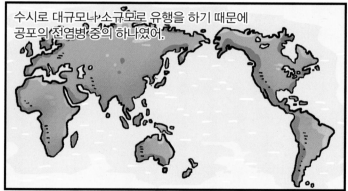

수시로 대규모나 소규모로 유행을 하기 때문에 공포의 전염병 중의 하나였어.

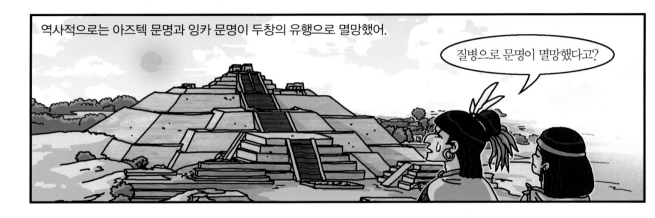

역사적으로는 아즈텍 문명과 잉카 문명이 두창의 유행으로 멸망했어.

질병으로 문명이 멸망했다고?

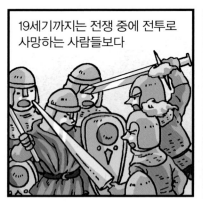

19세기까지는 전쟁 중에 전투로 사망하는 사람들보다

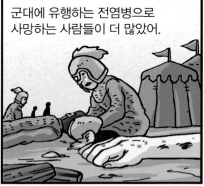

군대에 유행하는 전염병으로 사망하는 사람들이 더 많았어.

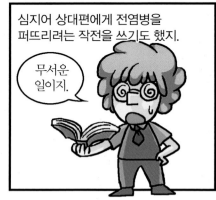

심지어 상대편에게 전염병을 퍼뜨리려는 작전을 쓰기도 했지.

무서운 일이지.

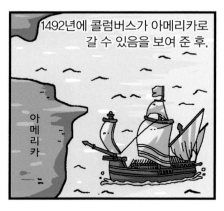

1492년에 콜럼버스가 아메리카로 갈 수 있음을 보여 준 후,

아메리카

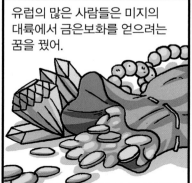

유럽의 많은 사람들은 미지의 대륙에서 금은보화를 얻으려는 꿈을 꿨어.

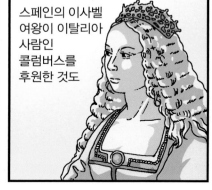

스페인의 이사벨 여왕이 이탈리아 사람인 콜럼버스를 후원한 것도

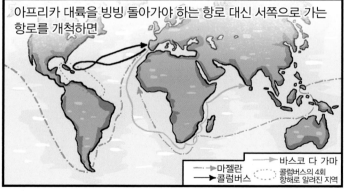

아프리카 대륙을 빙빙 돌아가야 하는 항로 대신 서쪽으로 가는 항로를 개척하면

→ 마젤란
→ 콜럼버스
→ 바스코 다 가마
⋯⋯ 콜럼버스의 4회 항해로 알려진 지역

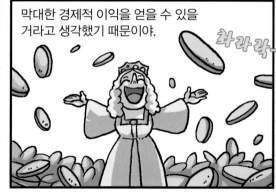

막대한 경제적 이익을 얻을 수 있을 거라고 생각했기 때문이야.

촤라락~

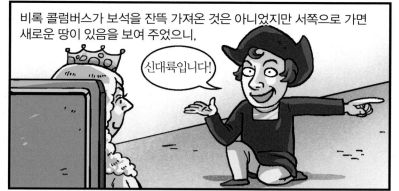

비록 콜럼버스가 보석을 잔뜩 가져온 것은 아니었지만 서쪽으로 가면 새로운 땅이 있음을 보여 주었으니,

신대륙입니다!

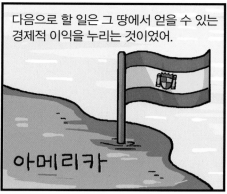

다음으로 할 일은 그 땅에서 얻을 수 있는 경제적 이익을 누리는 것이었어.

아메리카

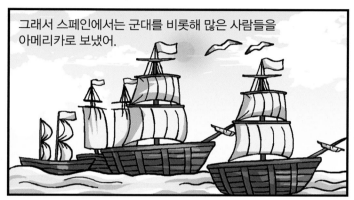

그래서 스페인에서는 군대를 비롯해 많은 사람들을 아메리카로 보냈어.

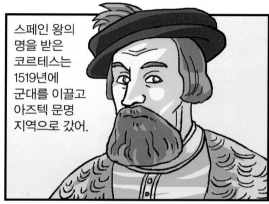

스페인 왕의 명을 받은 코르테스는 1519년에 군대를 이끌고 아즈텍 문명 지역으로 갔어.

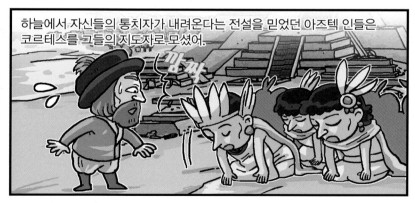

하늘에서 자신들의 통치자가 내려온다는 전설을 믿었던 아즈텍 인들은 코르테스를 그들의 지도자로 모셨어.

깜짝

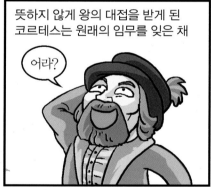

뜻하지 않게 왕의 대접을 받게 된 코르테스는 원래의 임무를 잊은 채

어라?

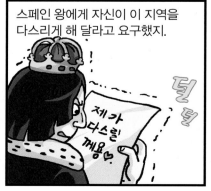

스페인 왕에게 자신이 이 지역을 다스리게 해 달라고 요구했지.

제가 다스릴 께요♥

덜 덜

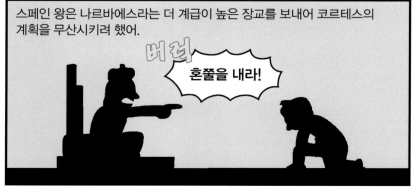

스페인 왕은 나르바에스라는 더 계급이 높은 장교를 보내어 코르테스의 계획을 무산시키려 했어.

버럭

혼쭐을 내라!

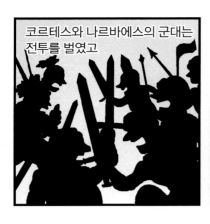

코르테스와 나르바에스의 군대는 전투를 벌였고

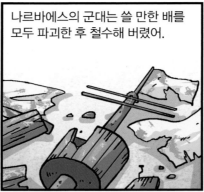

나르바에스의 군대는 쓸 만한 배를 모두 파괴한 후 철수해 버렸어.

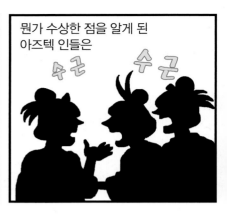

뭔가 수상한 점을 알게 된 아즈텍 인들은

수근 수근

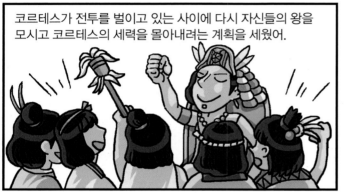

코르테스가 전투를 벌이고 있는 사이에 다시 자신들의 왕을 모시고 코르테스의 세력을 몰아내려는 계획을 세웠어.

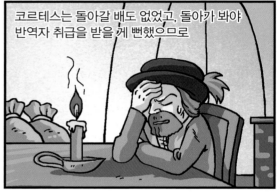

코르테스는 돌아갈 배도 없었고, 돌아가 봐야 반역자 취급을 받을 게 뻔했으므로

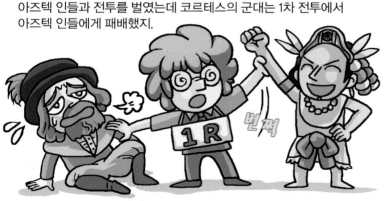

아즈텍 인들과 전투를 벌였는데 코르테스의 군대는 1차 전투에서 아즈텍 인들에게 패배했지.

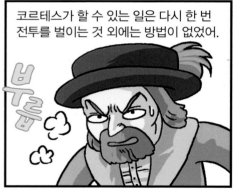

코르테스가 할 수 있는 일은 다시 한 번 전투를 벌이는 것 외에는 방법이 없었어.

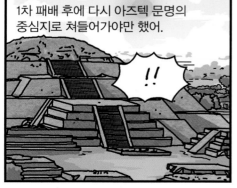

1차 패배 후에 다시 아즈텍 문명의 중심지로 쳐들어가야만 했어.

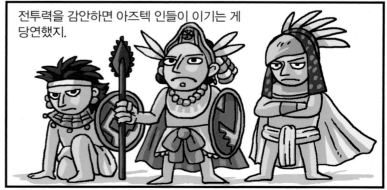

전투력을 감안하면 아즈텍 인들이 이기는 게 당연했지.

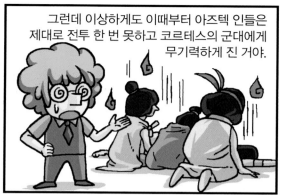

그런데 이상하게도 이때부터 아즈텍 인들은 제대로 전투 한 번 못하고 코르테스의 군대에게 무기력하게 진 거야.

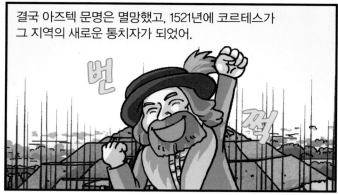

결국 아즈텍 문명은 멸망했고, 1521년에 코르테스가 그 지역의 새로운 통치자가 되었어.

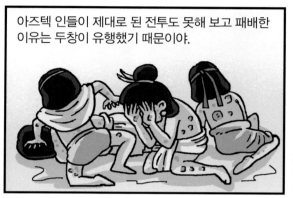

아즈텍 인들이 제대로 된 전투도 못해 보고 패배한 이유는 두창이 유행했기 때문이야.

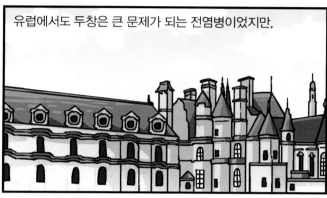

유럽에서도 두창은 큰 문제가 되는 전염병이었지만,

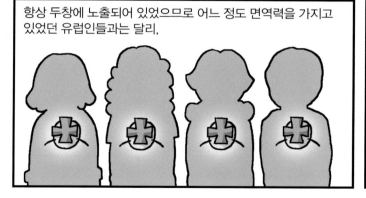

항상 두창에 노출되어 있었으므로 어느 정도 면역력을 가지고 있었던 유럽인들과는 달리,

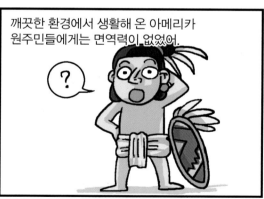

깨끗한 환경에서 생활해 온 아메리카 원주민들에게는 면역력이 없었어.

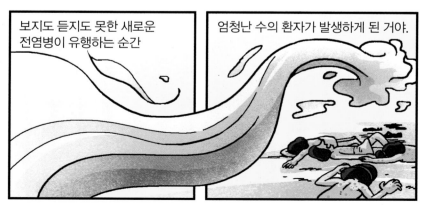

보지도 듣지도 못한 새로운 전염병이 유행하는 순간

엄청난 수의 환자가 발생하게 된 거야.

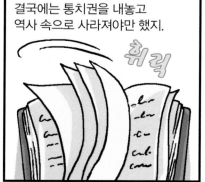

결국에는 통치권을 내놓고 역사 속으로 사라져야만 했지.

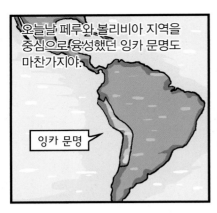

오늘날 페루와 볼리비아 지역을 중심으로 융성했던 잉카 문명도 마찬가지야.

잉카 문명

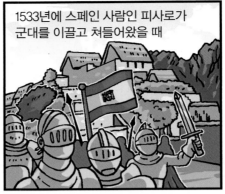

1533년에 스페인 사람인 피사로가 군대를 이끌고 쳐들어왔을 때

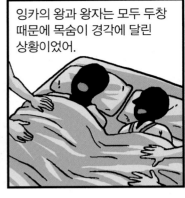

잉카의 왕과 왕자는 모두 두창 때문에 목숨이 경각에 달린 상황이었어.

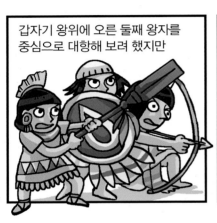

갑자기 왕위에 오른 둘째 왕자를 중심으로 대항해 보려 했지만

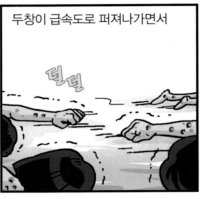

두창이 급속도로 퍼져나가면서

털털

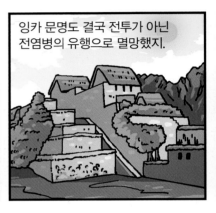

잉카 문명도 결국 전투가 아닌 전염병의 유행으로 멸망했지.

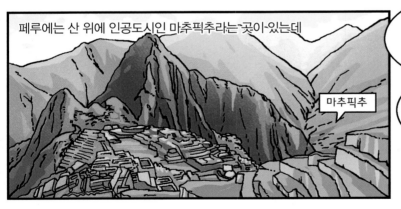

페루에는 산 위에 인공도시인 마추픽추라는 곳이 있는데

마추픽추

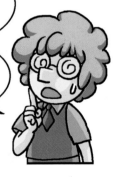

잉카 인들이 스페인 군대를 피해 숨은 곳이라고는 전해지지만,

아직도 많은 것들이 수수께끼로 남아 있지.

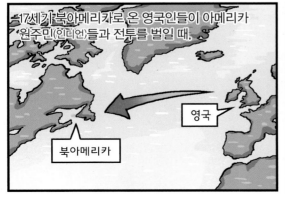

17세기 북아메리카로 온 영국인들이 아메리카 원주민(인디언)들과 전투를 벌일 때,

영국

북아메리카

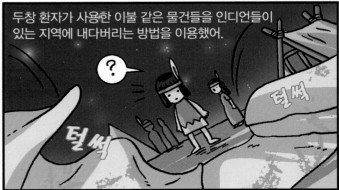

두창 환자가 사용한 이불 같은 물건들을 인디언들이 있는 지역에 내다버리는 방법을 이용했어.

?

털썩

털썩

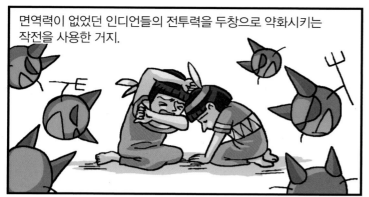

면역력이 없었던 인디언들의 전투력을 두창으로 약화시키는 작전을 사용한 거지.

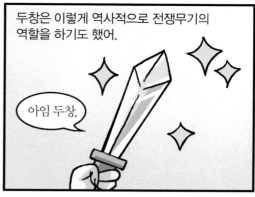

두창은 이렇게 역사적으로 전쟁무기의 역할을 하기도 했어.

아임 두창.

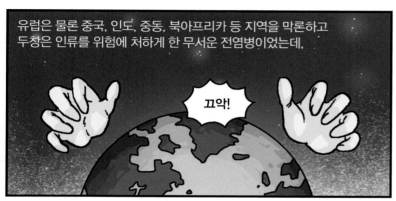

유럽은 물론 중국, 인도, 중동, 북아프리카 등 지역을 막론하고 두창은 인류를 위험에 처하게 한 무서운 전염병이었는데.

끄악!

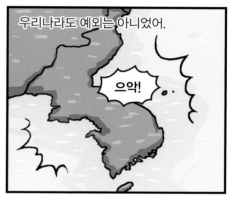

우리나라도 예외는 아니었어.

으악!

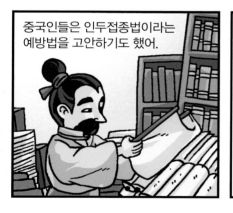

중국인들은 인두접종법이라는 예방법을 고안하기도 했어.

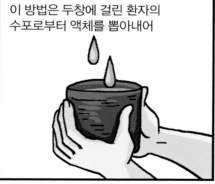

이 방법은 두창에 걸린 환자의 수포로부터 액체를 뽑아내어

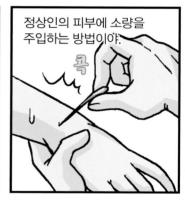

정상인의 피부에 소량을 주입하는 방법이야.

꾹

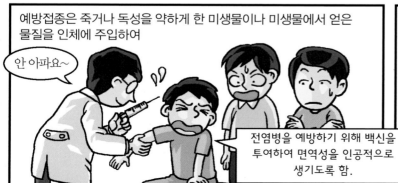

예방접종은 죽거나 독성을 약하게 한 미생물이나 미생물에서 얻은 물질을 인체에 주입하여

안 아파요~

전염병을 예방하기 위해 백신을 투여하여 면역성을 인공적으로 생기도록 함.

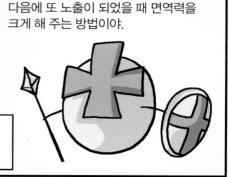

다음에 또 노출이 되었을 때 면역력을 크게 해 주는 방법이야.

인두접종법은 두창이 발생한 부위로부터 액체를 뽑아내 정상인에게 넣어 주는 방법인데

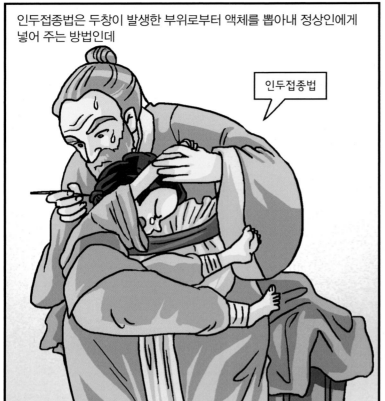

인두접종법

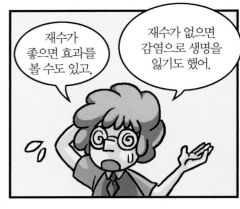

재수가 좋으면 효과를 볼 수도 있고,

재수가 없으면 감염으로 생명을 잃기도 했어.

그래서 두창이 유행하는 경우에만 예방책으로 가끔씩 사용됐지.

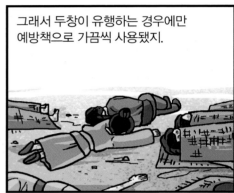

인두접종법은 중동과 터키 등으로 전해졌어.

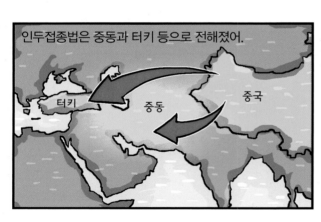

터키   중동   중국

18세기 터키 주재 영국 대사의 부인이었던 몬터규는 이 방법을 영국에 소개했지.

굉장한 방법이에요.

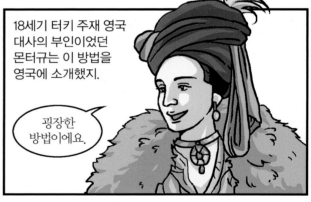

몬터규는 자신의 아들을 비롯해 1722년에는 두 왕자에게 예방접종을 실시해 효과를 얻기도 했어.

이제 걱정 없어요.

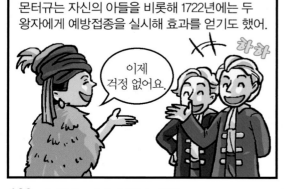

티모니라는 터키의 의사도 유럽에 인두접종법을 소개했지만 부작용도 늘어나는 바람에

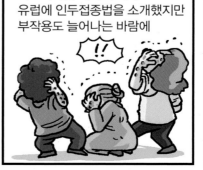

18세기 후반에는 인두접종법이 많이 사용되지 않았어.

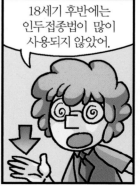

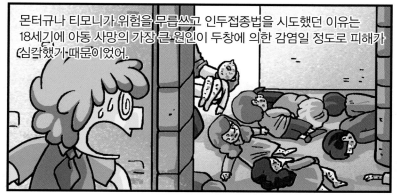

몬터규나 티모니가 위험을 무릅쓰고 인두접종법을 시도했던 이유는 18세기에 아동 사망의 가장 큰 원인이 두창에 의한 감염일 정도로 피해가 심각했기 때문이었어.

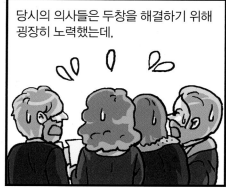

당시의 의사들은 두창을 해결하기 위해 굉장히 노력했는데,

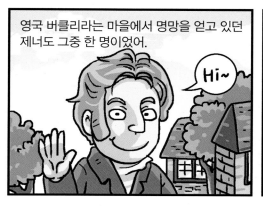

영국 버클리라는 마을에서 명망을 얻고 있던 제너도 그중 한 명이었어.

Hi~

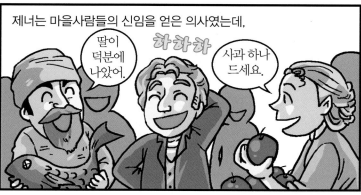

제너는 마을사람들의 신임을 얻은 의사였는데,

딸이 덕분에 나았어.

하하하

사과 하나 드세요.

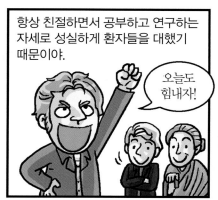

항상 친절하면서 공부하고 연구하는 자세로 성실하게 환자들을 대했기 때문이야.

오늘도 힘내자!

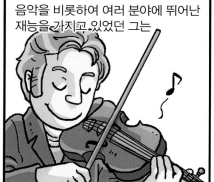

음악을 비롯하여 여러 분야에 뛰어난 재능을 가지고 있었던 그는

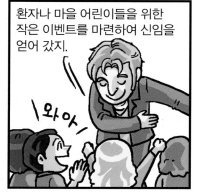

환자나 마을 어린이들을 위한 작은 이벤트를 마련하여 신임을 얻어 갔지.

와아

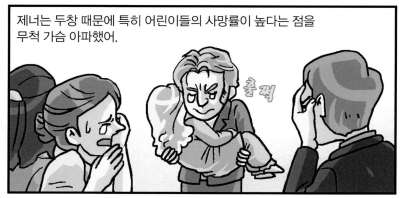

제너는 두창 때문에 특히 어린이들의 사망률이 높다는 점을 무척 가슴 아파했어.

출쩍

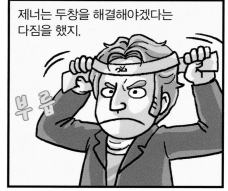

제너는 두창을 해결해야겠다는 다짐을 했지.

부르르

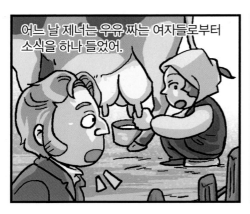

어느 날 제너는 우유 짜는 여자들로부터 소식을 하나 들었어.

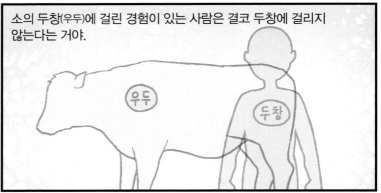

소의 두창(우두)에 걸린 경험이 있는 사람은 결코 두창에 걸리지 않는다는 거야.

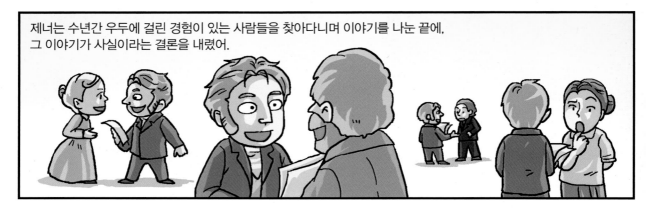

제너는 수년간 우두에 걸린 경험이 있는 사람들을 찾아다니며 이야기를 나눈 끝에, 그 이야기가 사실이라는 결론을 내렸어.

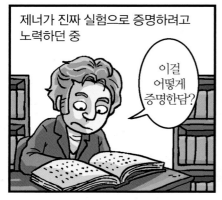

제너가 진짜 실험으로 증명하려고 노력하던 중

이걸 어떻게 증명한담?

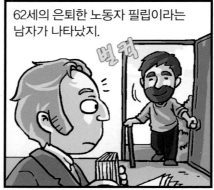

62세의 은퇴한 노동자 필립이라는 남자가 나타났지.

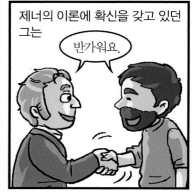

제너의 이론에 확신을 갖고 있던 그는

반가워요.

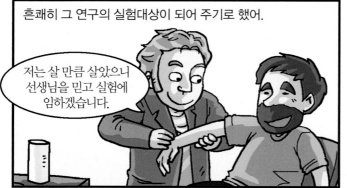

흔쾌히 그 연구의 실험대상이 되어 주기로 했어.

저는 살 만큼 살았으니 선생님을 믿고 실험에 임하겠습니다.

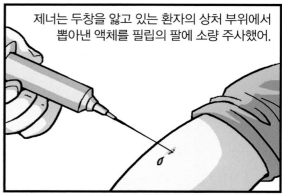

제너는 두창을 앓고 있는 환자의 상처 부위에서 뽑아낸 액체를 필립의 팔에 소량 주사했어.

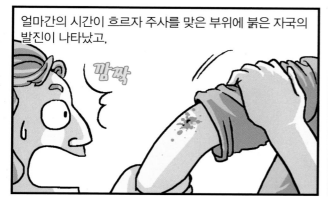

얼마간의 시간이 흐르자 주사를 맞은 부위에 붉은 자국의 발진이 나타났고,

깜짝

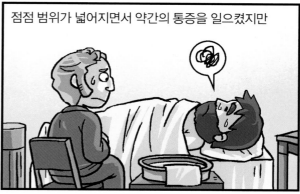

점점 범위가 넓어지면서 약간의 통증을 일으켰지만

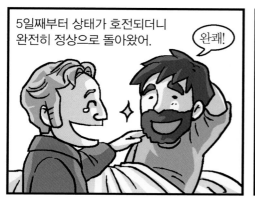

5일째부터 상태가 호전되더니 완전히 정상으로 돌아왔어.

완쾌!

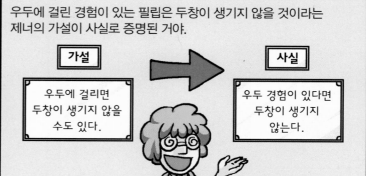

우두에 걸린 경험이 있는 필립은 두창이 생기지 않을 것이라는 제너의 가설이 사실로 증명된 거야.

가설

우두에 걸리면 두창이 생기지 않을 수도 있다.

사실

우두 경험이 있다면 두창이 생기지 않는다.

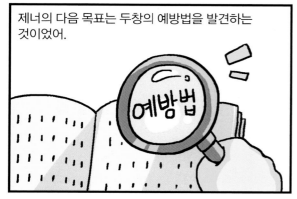

제너의 다음 목표는 두창의 예방법을 발견하는 것이었어.

예방법

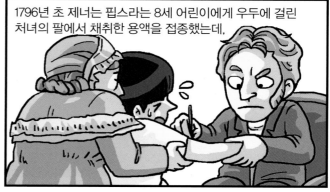

1796년 초 제너는 핍스라는 8세 어린이에게 우두에 걸린 처녀의 팔에서 채취한 용액을 접종했는데,

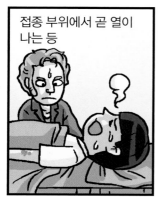

접종 부위에서 곧 열이 나는 등

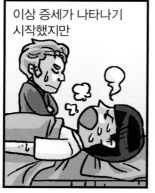

이상 증세가 나타나기 시작했지만

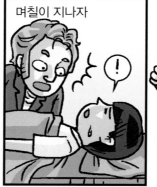

며칠이 지나자

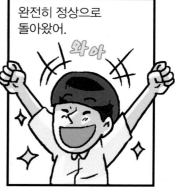

완전히 정상으로 돌아왔어.

와아

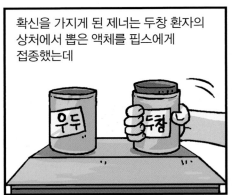
확신을 가지게 된 제너는 두창 환자의 상처에서 뽑은 액체를 핍스에게 접종했는데

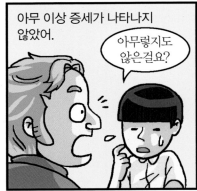
아무 이상 증세가 나타나지 않았어.

아무렇지도 않은걸요?

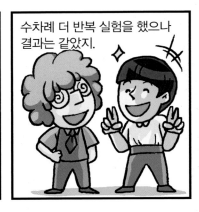
수차례 더 반복 실험을 했으나 결과는 같았지.

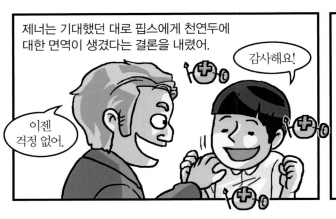
제너는 기대했던 대로 핍스에게 천연두에 대한 면역이 생겼다는 결론을 내렸어.

감사해요!

이젠 걱정 없어.

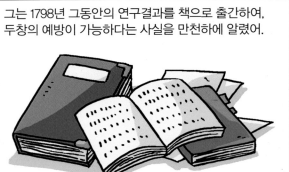
그는 1798년 그동안의 연구결과를 책으로 출간하여, 두창의 예방이 가능하다는 사실을 만천하에 알렸어.

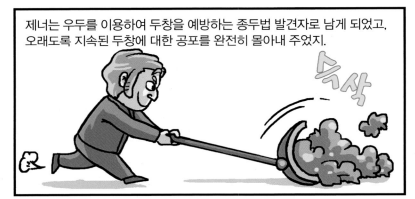
제너는 우두를 이용하여 두창을 예방하는 종두법 발견자로 남게 되었고, 오래도록 지속된 두창에 대한 공포를 완전히 몰아내 주었지.

수싹

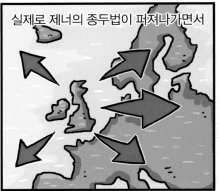
실제로 제너의 종두법이 퍼져나가면서

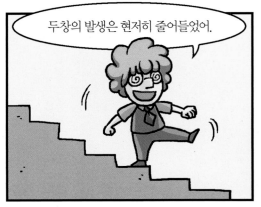
두창의 발생은 현저히 줄어들었어.

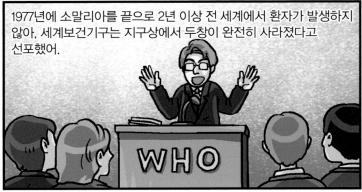
1977년에 소말리아를 끝으로 2년 이상 전 세계에서 환자가 발생하지 않아, 세계보건기구는 지구상에서 두창이 완전히 사라졌다고 선포했어.

WHO

다음 장에서 소개할 파스퇴르는 제너의 방법을 응용하여 더 많은 예방접종법을 개발했고,

참고가 되었어요.

1901년에 첫 노벨생리의학상을 받은 베링도 디프테리아를 예방하는 새로운 방법을 알아내는 등,

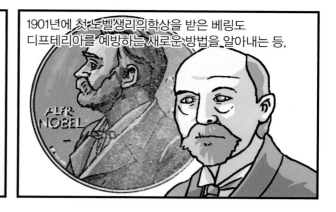

20세기에 들어서 각종 전염병의 예방접종법이 개발되었지.

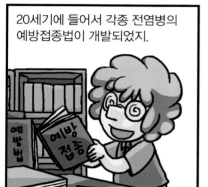

아기 때 예방접종을 받기만 하면 전염병에 걸리지 않고 살 수 있는 좋은 세상이 된 거야.

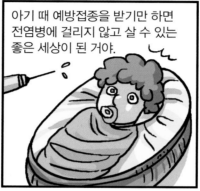

이제는 전염병이 아닌 만성질환도 예방접종으로 해결하려는 연구가 진행 중이야.

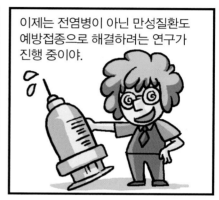

제너의 위대한 점은 우두에 걸리면 두창에 걸리지 않는다는 소문을 통해 두창을 해결할 수 있을 거라고 생각하고 이를 실천에 옮겨 성공함으로써,

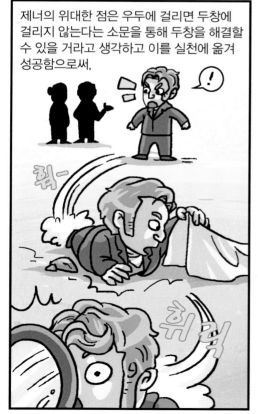

다른 전염병도 해결할 수 있는 실마리를 보여 주었다는 점이야.

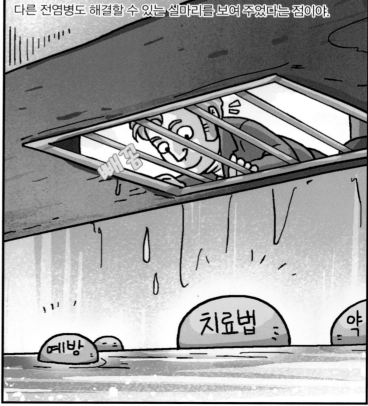

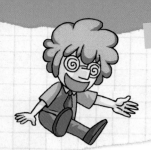

질병으로 인한 역사의 변화

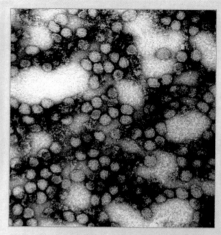

황열 바이러스.

예상치 못한 두창의 유행으로 아즈텍 문명과 잉카 문명이 몰락하고 스페인이 중남부 아메리카를 지배하게 되었다는 이야기는 앞에서 했으니, 이번에는 황열이 역사를 어떻게 바꾸었는지 이야기해 볼게.

영국의 식민지였던 미국은 1776년 7월 4일 독립을 선언했어. 식민지로부터 막대한 이익을 얻고 있던 영국은 미국의 독립선언을 그냥 지켜볼 수 없었어. 양국의 갈등으로 끝내 전쟁이 일어났지. 결국 7년에 걸친 독립전쟁 끝에 승전국이 된 미국은 1783년에 파리 조약을 통해 독립을 인정받게 되었어. 이때의 미국은 오늘날의 동북부 13개 주로 구성된 작은 지역만 차지한 상태였어. 그로부터 20년 간 조금씩 서쪽과 북쪽으로 영역을 넓혀 가면서 오늘날 미국의 동쪽 약 3분의 1을 차지했을 때 중앙은 프랑스, 서쪽은 스페인이 지배하고 있었어.

그런데 1803년 프랑스의 나폴레옹 황제는 미국에 믿기 힘든 제안을 했어. 자신이 지배하고 있던 지역을 싼값에 사라고 한 거야. 미국으로서는 이게 웬 떡이냐 싶었지. 적당한(?) 금액을 지불하고 프랑스로부터 그 당시 미국의 면적만큼이나 큰 영토를 할양받아 면적이 거의 두 배 가까이 넓어졌어. 그 후에도 야금야금 스페인의 땅을 차지하여 오늘날과 같은 영토를 차지하게 되었어.

나폴레옹이 미국 중앙부를 신생국인 미국에게 넘긴 데는 이유가 있었어. 프랑스에서 너무 멀어 통치하기 힘들고, 당시 프랑스의 아메리카 대륙 전진기지가 있던 쿠바와 교통이 원활치 않았던 것도 그 이유였지. 하지만 그보다 더 중요한 이유는 넓은 영토를 통치하기 위해 보낸 많지 않은 사람들이 걸핏하면 풍토병에 걸려 목숨을 잃었기 때문이야. 풍토병 중 가장 문제가 된 것이 바로 황열이야. 모기가 옮기는

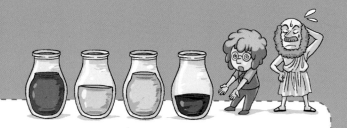

이 전염병 때문에 결국 프랑스는 본국보다 더 넓은 면적의 땅을 미국에 넘긴 셈이야. 미국은 황열의 유행을 막지 못한 나폴레옹이 철수한 땅을 차지함으로써 영토를 크게 넓힐 수 있었지. 하지만 그로부터 약 1세기 후, 세계를 호령할 수 있을 만큼 강대국이 된 미국이 "아메리카 대륙은 아메리카 국가에게 맡겨야 한다."며 남아메리카에 대한 영향력을 키워 가려 할 때는 미국에게도 황열이 골치 아픈 문제가 되었어.

중남부 아메리카는 포르투갈이 차지한 브라질을 제외하면 대부분의 지역이 스페인의 지배를 받고 있었어. 19세기까지 미국에서는 황열이 좁은 지역에서 가끔씩 유행하다가 사라지는 일이 반복되었어. 1898년에 미국은 이 지역의 터줏대감인 스페인과 전쟁을 벌여 승리한 후 본격적으로 남진을 계획했지. 이를 위해서는 열대 지역에 만연해 있는 황열을 해결해야만 했어. 그렇지 않으면 군대를 보내 봐야 병에 걸려 죽는 군인이 많을 테니까.

미국 국방부는 황열 해결책을 찾기 위해 월터 리드를 비롯한 많은 군의관들을 쿠바로 보냈어. 황열이 모기에 의해 전파된다는 사실을 확인한 후 모기박멸책을 수립해서 어느 정도 황열의 위협에서 벗어날 수 있었어. 이때부터 미국은 프랑스가 포기한 파나마 운하를 건설하는 등 남아메리카에 대한 영향력을 키워 갈 수 있게 된 거야.

황열이라는 질병 때문에 신생국 미국이 영토를 크게 확장할 수 있었고, 이에 대한 해결책을 찾음으로써 파나마 운하를 건설할 수 있었던 것을 생각해 보면 역사적 사건이 질병과 밀접한 관련성을 지닌다는 것을 이해할 수 있지.

모기 방역을 실시해 효과를 거두어 황열 해결 방법을 확인한 미국 군의관 월터 리드.

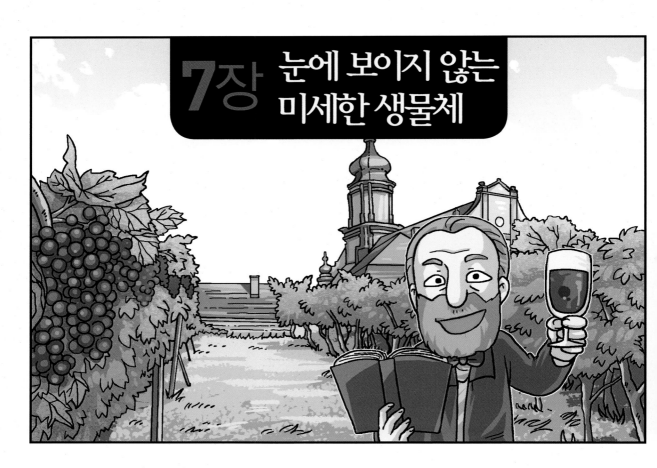

7장 눈에 보이지 않는 미세한 생물체

두창은 미생물 중에서 바이러스가 원인이 되어 발생하는 질병이야.

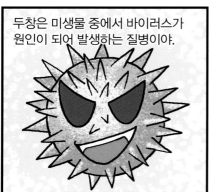

바이러스의 존재조차 알지 못했던 제너가

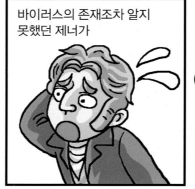

그때까지 아무도 해결하지 못한 전염병을 예방할 수 있는 가능성을 제시한 것은

우두를 이용해 두창을 예방하자!

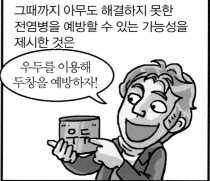

의학 역사에서 실제로 환자에게 도움이 된, 최고의 발견이라 할 정도로 대단한 일이었어.

와아아~

제너 최고!

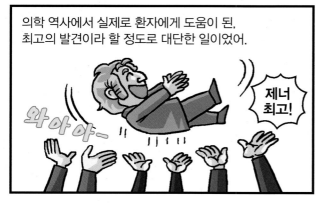

문제는 경험과 실험을 통해 예방법을 알아내기는 했지만 그 원리를 정확히 설명할 수 없었다는 거야.

원리에 대해 쓰시오.

꿀꺽

어떻게 설명해야 할지……

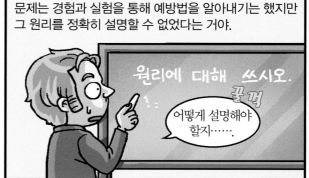

제너의 예방접종법의 훌륭한 효과가 알려진 후 수많은 학자들이 그 원리를 규명하려 했지만 실패했어.

이를 모방하여 다른 전염병의 예방법을 찾아내는 것도 쉽지 않았지.

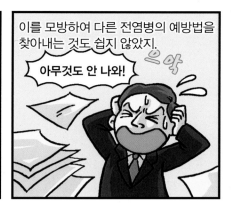

아무것도 안 나와!

으악

그러는 사이에 현미경이 다시 등장해 동물과 식물이 세포로 되어 있음이 알려졌지만

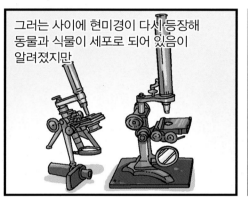

1676년 레벤후크가 발견한 것이 세균에 속한다는 사실이 알려진 것은 19세기 중반이 되어서야.

그게 세균이었어?

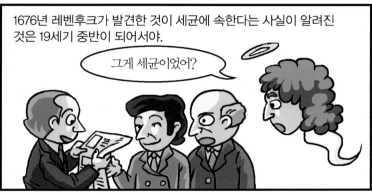

현미경으로 보면 아주 작은 것이 살아서 움직이고 있으므로

움찔

움찔

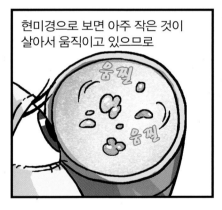

생명체의 하나로 인정하기는 했지만

살아 있으니 생명체겠군.

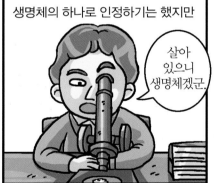

19세기 중반까지 미생물에도 종류가 있다는 사실은 전혀 알지 못했지.

깜짝

미생물 종류

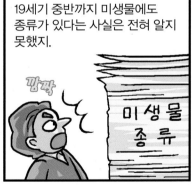

미생물이 어떤 일을 하는지에 대해서도 정확히 알지 못한 채

도대체 뭘 하는

생명체인 거냐?

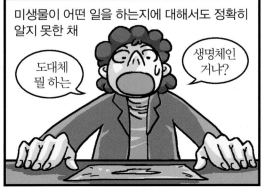

막연하게 미생물이 질병과 관련이 있을 것이라고 추론했을 뿐이야.

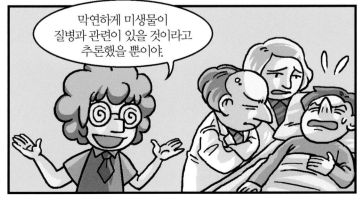

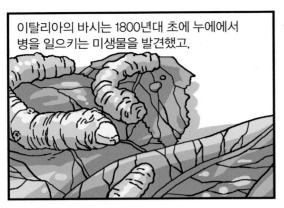

이탈리아의 바시는 1800년대 초에 누에에서 병을 일으키는 미생물을 발견했고,

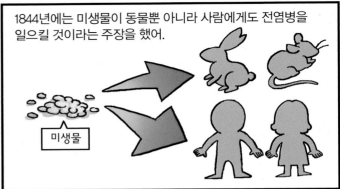

1844년에는 미생물이 동물뿐 아니라 사람에게도 전염병을 일으킬 것이라는 주장을 했어.

미생물

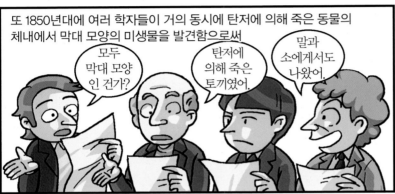

또 1850년대에 여러 학자들이 거의 동시에 탄저에 의해 죽은 동물의 체내에서 막대 모양의 미생물을 발견함으로써

모두 막대 모양인 건가?

탄저에 의해 죽은 토끼였어.

말과 소에게서도 나왔어.

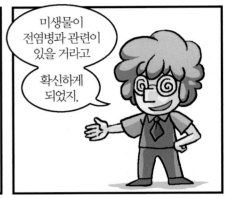

미생물이 전염병과 관련이 있을 거라고 확신하게 되었지.

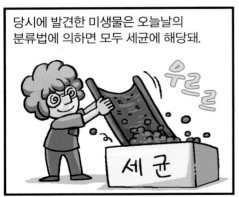

당시에 발견한 미생물은 오늘날의 분류법에 의하면 모두 세균에 해당돼.

우르르

세균

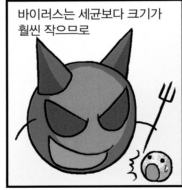

바이러스는 세균보다 크기가 훨씬 작으므로

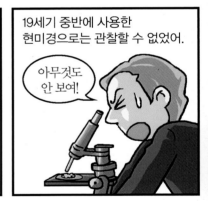

19세기 중반에 사용한 현미경으로는 관찰할 수 없었어.

아무것도 안 보여!

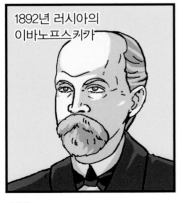

1892년 러시아의 이바노프스키가

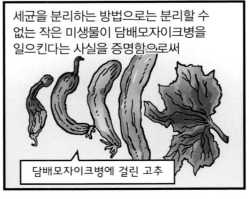

세균을 분리하는 방법으로는 분리할 수 없는 작은 미생물이 담배모자이크병을 일으킨다는 사실을 증명함으로써

담배모자이크병에 걸린 고추

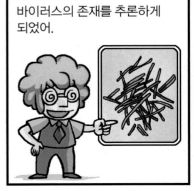

바이러스의 존재를 추론하게 되었어.

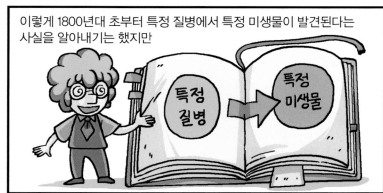

이렇게 1800년대 초부터 특정 질병에서 특정 미생물이 발견된다는 사실을 알아내기는 했지만

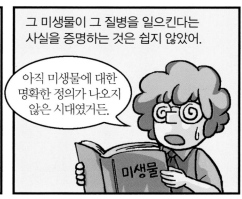

그 미생물이 그 질병을 일으킨다는 사실을 증명하는 것은 쉽지 않았어.

아직 미생물에 대한 명확한 정의가 나오지 않은 시대였거든.

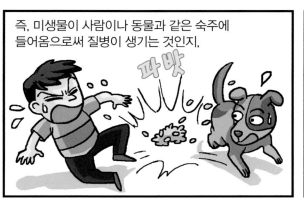

즉, 미생물이 사람이나 동물과 같은 숙주에 들어옴으로써 질병이 생기는 것인지,

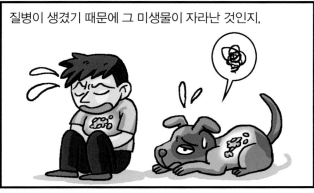

질병이 생겼기 때문에 그 미생물이 자란 것인지,

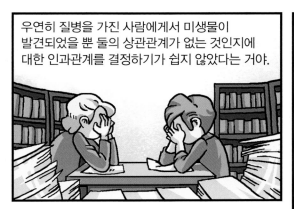

우연히 질병을 가진 사람에게서 미생물이 발견되었을 뿐 둘의 상관관계가 없는 것인지에 대한 인과관계를 결정하기가 쉽지 않았다는 거야.

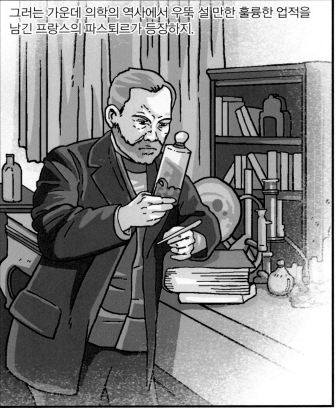

그러는 가운데 의학의 역사에서 우뚝 설 만한 훌륭한 업적을 남긴 프랑스의 파스퇴르가 등장하지.

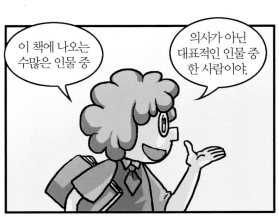

이 책에 나오는 수많은 인물 중

의사가 아닌 대표적인 인물 중 한 사람이야.

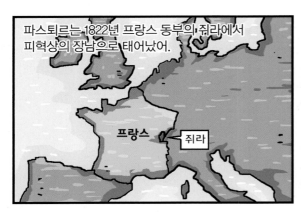

파스퇴르는 1822년 프랑스 동부의 쥐라에서 피혁상의 장남으로 태어났어.

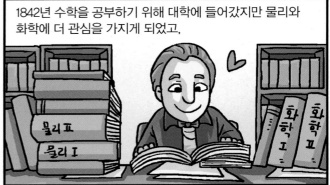

1842년 수학을 공부하기 위해 대학에 들어갔지만 물리와 화학에 더 관심을 가지게 되었고,

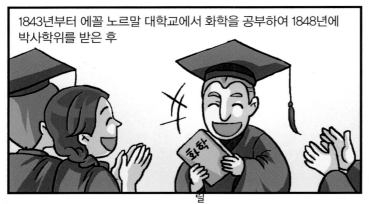

1843년부터 에꼴 노르말 대학교에서 화학을 공부하여 1848년에 박사학위를 받은 후

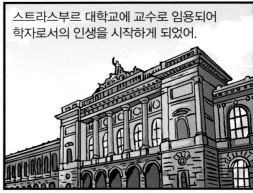

스트라스부르 대학교에 교수로 임용되어 학자로서의 인생을 시작하게 되었어.

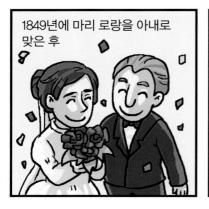

1849년에 마리 로랑을 아내로 맞은 후

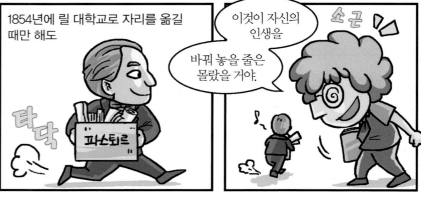

1854년에 릴 대학교로 자리를 옮길 때만 해도

이것이 자신의 인생을

바꿔 놓을 줄은 몰랐을 거야.

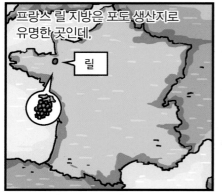

프랑스 릴 지방은 포도 생산지로 유명한 곳인데,

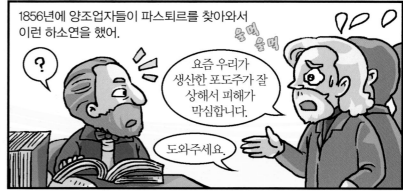

1856년에 양조업자들이 파스퇴르를 찾아와서 이런 하소연을 했어.

요즘 우리가 생산한 포도주가 잘 상해서 피해가 막심합니다.

도와주세요.

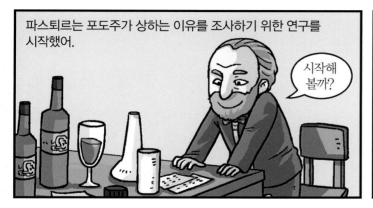

파스퇴르는 포도주가 상하는 이유를 조사하기 위한 연구를 시작했어.

시작해 볼까?

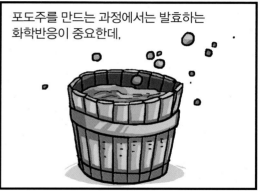

포도주를 만드는 과정에서는 발효하는 화학반응이 중요한데,

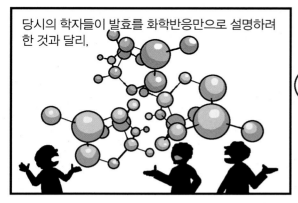

당시의 학자들이 발효를 화학반응만으로 설명하려 한 것과 달리,

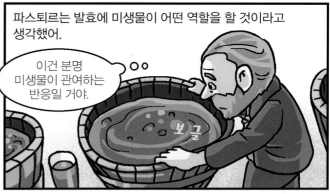

파스퇴르는 발효에 미생물이 어떤 역할을 할 것이라고 생각했어.

이건 분명 미생물이 관여하는 반응일 거야.

보글

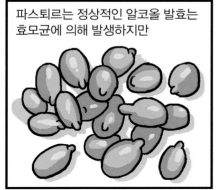

파스퇴르는 정상적인 알코올 발효는 효모균에 의해 발생하지만

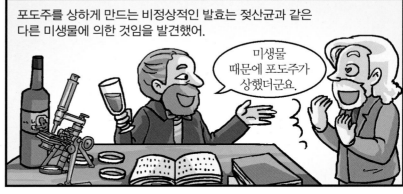

포도주를 상하게 만드는 비정상적인 발효는 젖산균과 같은 다른 미생물에 의한 것임을 발견했어.

미생물 때문에 포도주가 상했더군요.

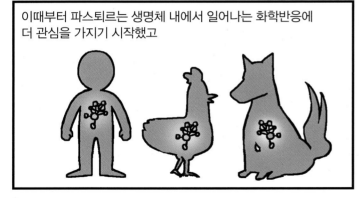

이때부터 파스퇴르는 생명체 내에서 일어나는 화학반응에 더 관심을 가지기 시작했고

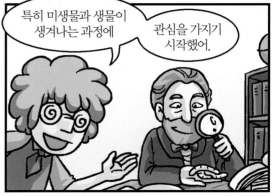

특히 미생물과 생물이 생겨나는 과정에 관심을 가지기 시작했어.

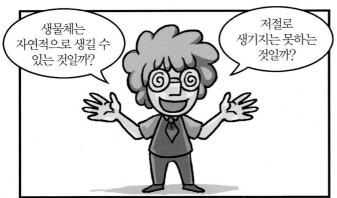

생물체는 자연적으로 생길 수 있는 것일까?

저절로 생기지는 못하는 것일까?

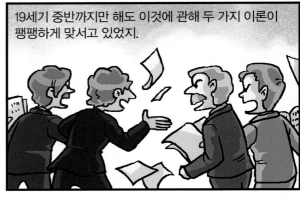

19세기 중반까지만 해도 이것에 관해 두 가지 이론이 팽팽하게 맞서고 있었지.

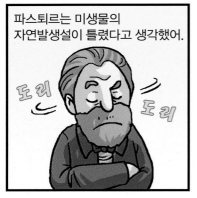

파스퇴르는 미생물의 자연발생설이 틀렸다고 생각했어.

도리 도리

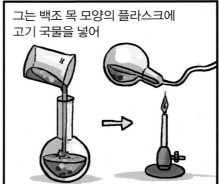

그는 백조 목 모양의 플라스크에 고기 국물을 넣어

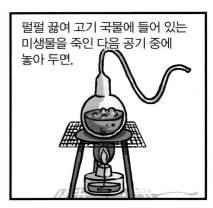

펄펄 끓여 고기 국물에 들어 있는 미생물을 죽인 다음 공기 중에 놓아 두면,

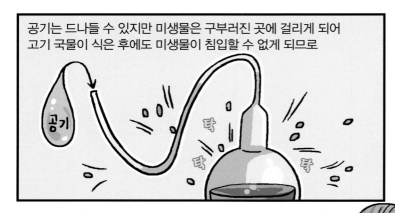

공기는 드나들 수 있지만 미생물은 구부러진 곳에 걸리게 되어 고기 국물이 식은 후에도 미생물이 침입할 수 없게 되므로

공기

탁 탁 탁

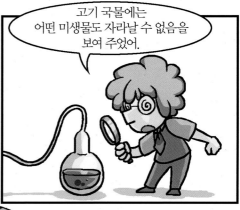

고기 국물에는 어떤 미생물도 자라날 수 없음을 보여 주었어.

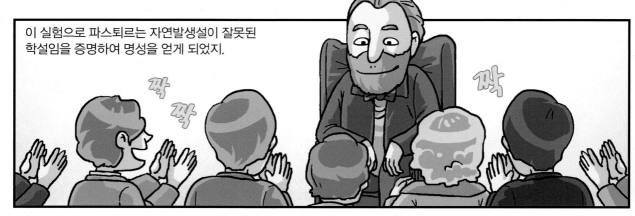

이 실험으로 파스퇴르는 자연발생설이 잘못된 학설임을 증명하여 명성을 얻게 되었지.

짝 짝 짝 짝

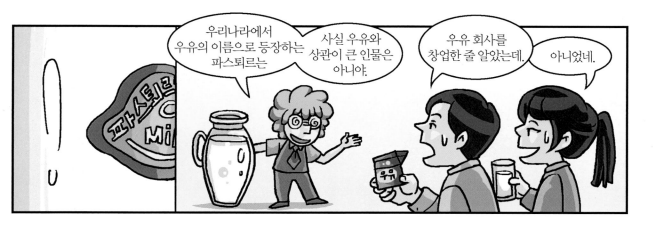

파스퇴르는 발효과정에서 필요한 효모 외에 다른 미생물이 발효과정을 방해하지 못하도록 65~70℃로 장시간 가열하면,

65~70℃

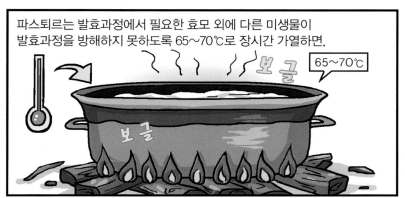

필요 없는 미생물을 죽일 수 있다고 생각했어.

팩

효모

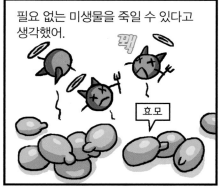

1862년 베르나르와 공동으로 연구한 이 방법을 우유 멸균에 이용한 것은 1886년에 독일에서야.

독일

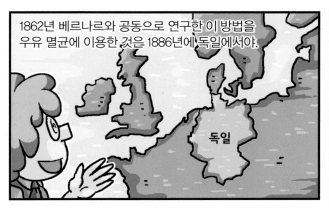

소젖에서 짠 우유에는 사람에게 질병을 일으키는 미생물이 포함되어 있을 수 있으므로

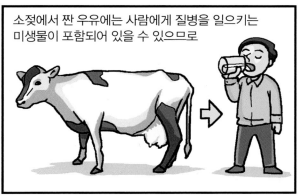

우유에 포함된 미생물을 죽이기 위해 온도를 높여서 짧은 시간 가열하는 고온멸균법이 고안되어 널리 이용되었지만

Milk

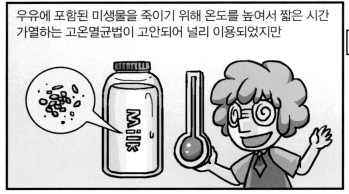

우유 회사에 따라서는 고온멸균법 대신 파스퇴르가 고안한 저온멸균법을 이용하기도 해.

저온멸균

저온멸균

GD Milk

GD Milk

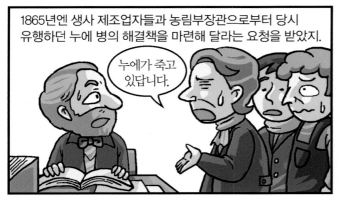

1865년엔 생사 제조업자들과 농림부장관으로부터 당시 유행하던 누에 병의 해결책을 마련해 달라는 요청을 받았지.

누에가 죽고 있답니다.

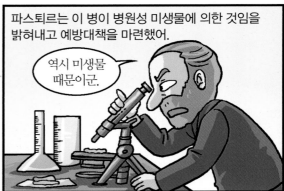

파스퇴르는 이 병이 병원성 미생물에 의한 것임을 밝혀내고 예방대책을 마련했어.

역시 미생물 때문이군.

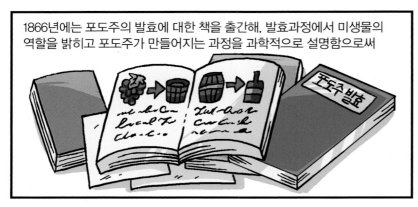

1866년에는 포도주의 발효에 대한 책을 출간해, 발효과정에서 미생물의 역할을 밝히고 포도주가 만들어지는 과정을 과학적으로 설명함으로써

포도주 발효

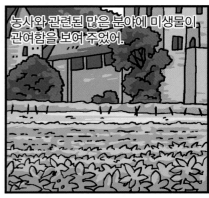

농사와 관련된 많은 분야에 미생물이 관여함을 보여 주었어.

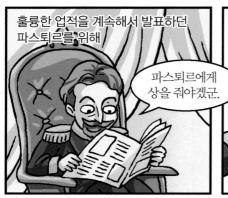

훌륭한 업적을 계속해서 발표하던 파스퇴르를 위해

파스퇴르에게 상을 줘야겠군.

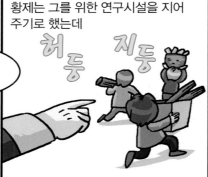

황제는 그를 위한 연구시설을 지어 주기로 했는데

허둥 지둥

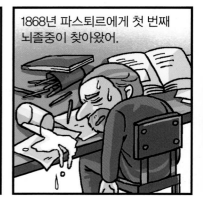

1868년 파스퇴르에게 첫 번째 뇌졸중이 찾아왔어.

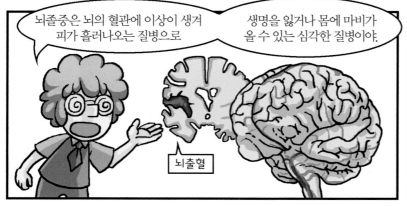

뇌졸중은 뇌의 혈관에 이상이 생겨 피가 흘러나오는 질병으로

생명을 잃거나 몸에 마비가 올 수 있는 심각한 질병이야.

뇌출혈

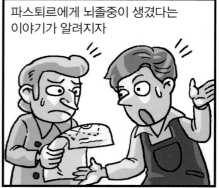

파스퇴르에게 뇌졸중이 생겼다는 이야기가 알려지자

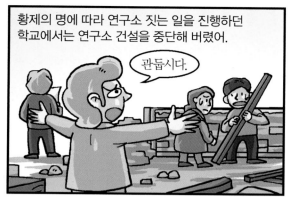

황제의 명에 따라 연구소 짓는 일을 진행하던 학교에서는 연구소 건설을 중단해 버렸어.

관둡시다.

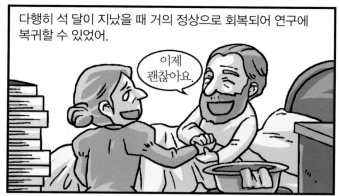

다행히 석 달이 지났을 때 거의 정상으로 회복되어 연구에 복귀할 수 있었어.

이제 괜찮아요.

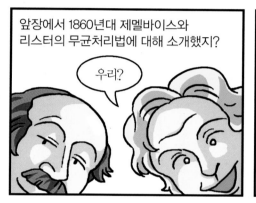

앞장에서 1860년대 제멜바이스와 리스터의 무균처리법에 대해 소개했지?

우리?

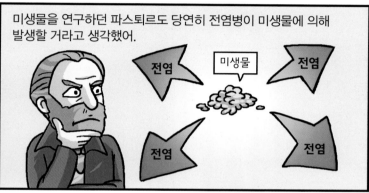

미생물을 연구하던 파스퇴르도 당연히 전염병이 미생물에 의해 발생할 거라고 생각했어.

전염

미생물

전염

전염

전염

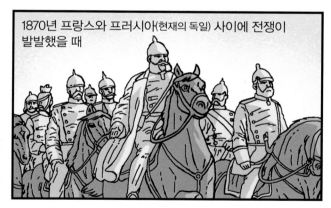

1870년 프랑스와 프러시아(현재의 독일) 사이에 전쟁이 발발했을 때

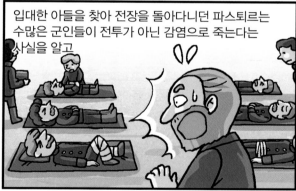

입대한 아들을 찾아 전장을 돌아다니던 파스퇴르는 수많은 군인들이 전투가 아닌 감염으로 죽는다는 사실을 알고

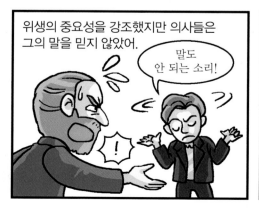

위생의 중요성을 강조했지만 의사들은 그의 말을 믿지 않았어.

말도 안 되는 소리!

!

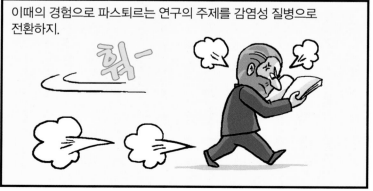

이때의 경험으로 파스퇴르는 연구의 주제를 감염성 질병으로 전환하지.

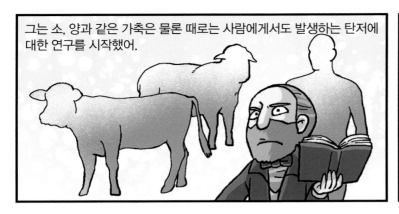

그는 소, 양과 같은 가축은 물론 때로는 사람에게서도 발생하는 탄저에 대한 연구를 시작했어.

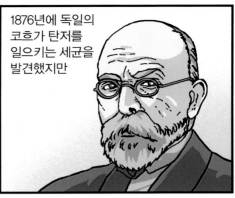

1876년에 독일의 코흐가 탄저를 일으키는 세균을 발견했지만

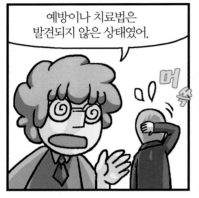

예방이나 치료법은 발견되지 않은 상태였어.

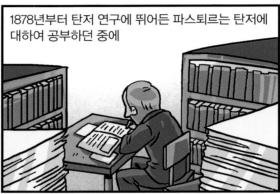

1878년부터 탄저 연구에 뛰어든 파스퇴르는 탄저에 대하여 공부하던 중에

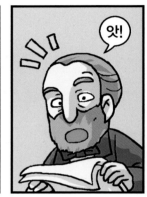

앗!

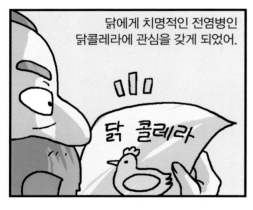

닭에게 치명적인 전염병인 닭콜레라에 관심을 갖게 되었어.

닭 콜레라

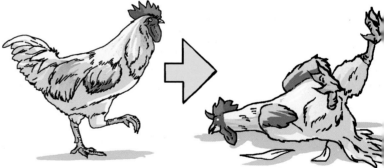

닭콜레라에 걸리면 건강한 닭도 시름시름 앓다가 하루 이틀도 채 버티지 못하고 죽게 돼.

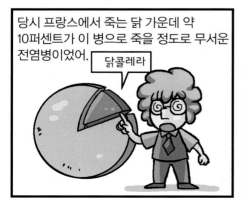

당시 프랑스에서 죽는 닭 가운데 약 10퍼센트가 이 병으로 죽을 정도로 무서운 전염병이었어.

닭콜레라

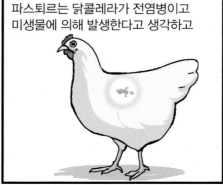

파스퇴르는 닭콜레라가 전염병이고 미생물에 의해 발생한다고 생각하고

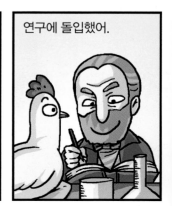

연구에 돌입했어.

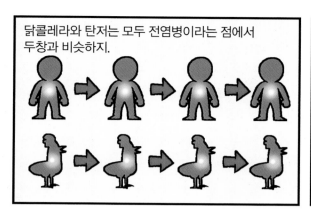

닭콜레라와 탄저는 모두 전염병이라는 점에서 두창과 비슷하지.

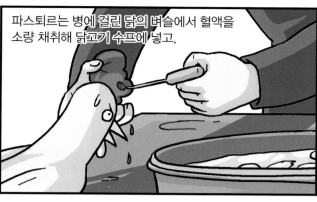

파스퇴르는 병에 걸린 닭의 벼슬에서 혈액을 소량 채취해 닭고기 수프에 넣고,

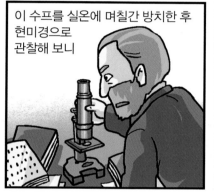

이 수프를 실온에 며칠간 방치한 후 현미경으로 관찰해 보니

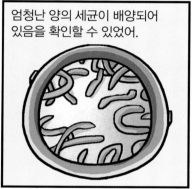

엄청난 양의 세균이 배양되어 있음을 확인할 수 있었어.

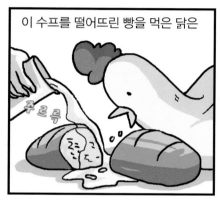

이 수프를 떨어뜨린 빵을 먹은 닭은

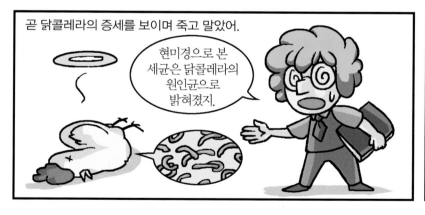

곧 닭콜레라의 증세를 보이며 죽고 말았어.

현미경으로 본 세균은 닭콜레라의 원인균으로 밝혀졌지.

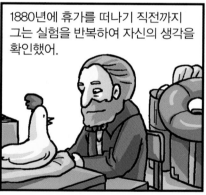

1880년에 휴가를 떠나기 직전까지 그는 실험을 반복하여 자신의 생각을 확인했어.

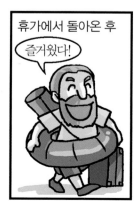

휴가에서 돌아온 후

즐거웠다!

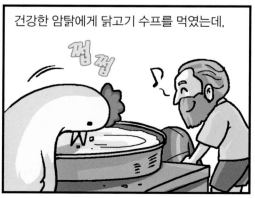

건강한 암탉에게 닭고기 수프를 먹였는데,

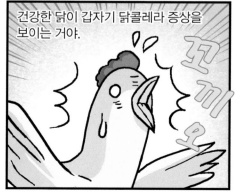

건강한 닭이 갑자기 닭콜레라 증상을 보이는 거야.

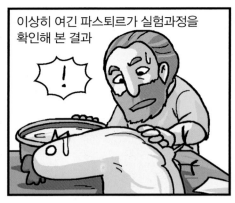

이상히 여긴 파스퇴르가 실험과정을 확인해 본 결과

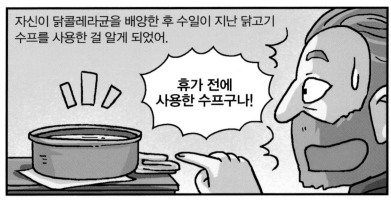

자신이 닭콜레라균을 배양한 후 수일이 지난 닭고기 수프를 사용한 걸 알게 되었어.

휴가 전에 사용한 수프구나!

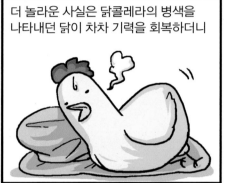

더 놀라운 사실은 닭콜레라의 병색을 나타내던 닭이 차차 기력을 회복하더니

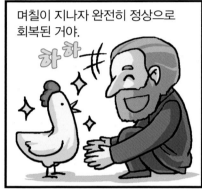

며칠이 지나자 완전히 정상으로 회복된 거야.

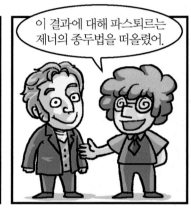

이 결과에 대해 파스퇴르는 제너의 종두법을 떠올렸어.

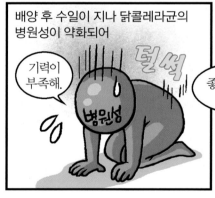

배양 후 수일이 지나 닭콜레라균의 병원성이 약화되어

기력이 부족해.

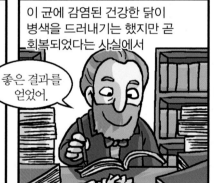

이 균에 감염된 건강한 닭이 병색을 드러내기는 했지만 곧 회복되었다는 사실에서

좋은 결과를 얻었어.

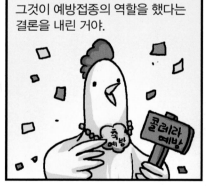

그것이 예방접종의 역할을 했다는 결론을 내린 거야.

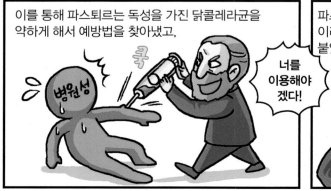

이를 통해 파스퇴르는 독성을 가진 닭콜레라균을 약하게 해서 예방법을 찾아냈고,

너를 이용해야 겠다!

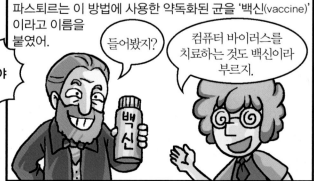

파스퇴르는 이 방법에 사용한 약독화된 균을 '백신(vaccine)' 이라고 이름을 붙였어.

들어봤지?

컴퓨터 바이러스를 치료하는 것도 백신이라 부르지.

파스퇴르는 이어서 탄저균을 약독화하는 연구에 매달렸어.

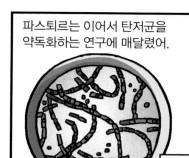

현미경으로 본 탄저균

탄저균 자체는 환경 변화에 민감하여 쉽게 죽는 균이었으므로

이곳은 나랑 안 맞아.

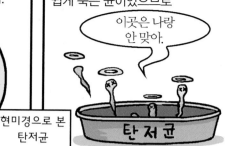

탄저균

죽이지 않고 약화시킬 수 있는 조건을 찾기가 쉽지는 않았지.

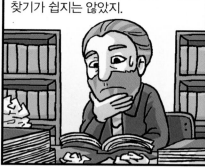

연구를 거듭한 끝에 약독화된 탄저균을 이용한 예방접종을 통해

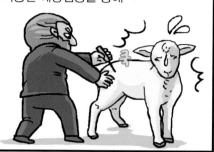

동물을 탄저에서 예방하는 실험에 성공했어.

꼬옥

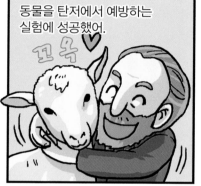

파스퇴르를 믿지 않은 사람들이 그의 연구결과를 비판하자,

쳇!

자신의 연구결과를 확신한 파스퇴르는 1881년 5월 5일 탄저 백신의 공개실험을 제안했어. 60마리의 양과 10마리의 소가 투입되어 6월 2일에 공개된 결과,

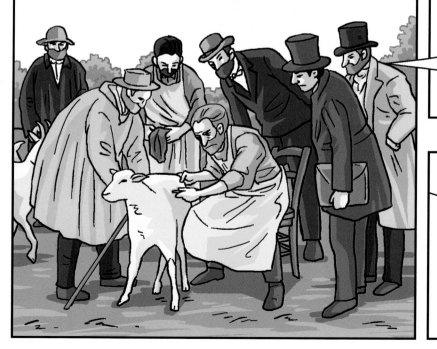

백신 접종을 받지 않은 양의 88퍼센트가 사경을 헤매고 있었으나,

백신을 접종받은 25마리의 양은 모두 생생하게 살아 있었지.

파스퇴르의 백신으로 탄저도 예방할 수 있음을 보여 준 거야.

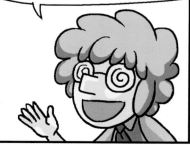

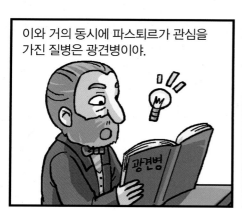

이와 거의 동시에 파스퇴르가 관심을 가진 질병은 광견병이야.

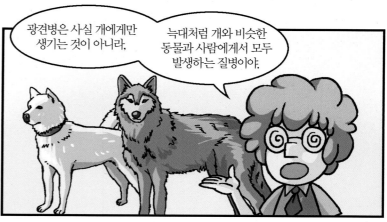

광견병은 사실 개에게만 생기는 것이 아니라,

늑대처럼 개와 비슷한 동물과 사람에게서 모두 발생하는 질병이야.

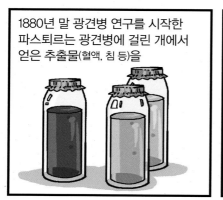

1880년 말 광견병 연구를 시작한 파스퇴르는 광견병에 걸린 개에서 얻은 추출물(혈액, 침 등)을

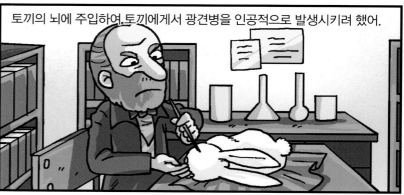

토끼의 뇌에 주입하여, 토끼에게서 광견병을 인공적으로 발생시키려 했어.

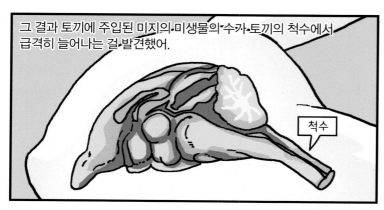

그 결과 토끼에 주입된 미지의 미생물의 수가 토끼의 척수에서 급격히 늘어나는 걸 발견했어.

척수

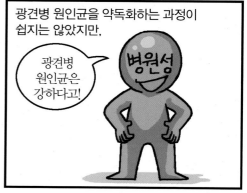

광견병 원인균을 약독화하는 과정이 쉽지는 않았지만,

광견병 원인균은 강하다고!

병원성

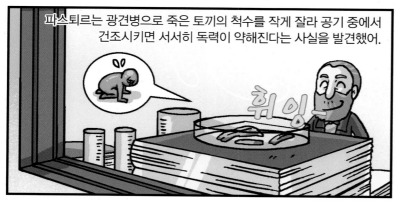

파스퇴르는 광견병으로 죽은 토끼의 척수를 작게 잘라 공기 중에서 건조시키면 서서히 독력이 약해진다는 사실을 발견했어.

휘잉_

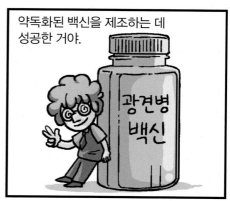

약독화된 백신을 제조하는 데 성공한 거야.

광견병 백신

광견병은 잠복기가 아주 긴 질병이므로 미리 백신을 접종받으면 예방효과를 지님은 물론,

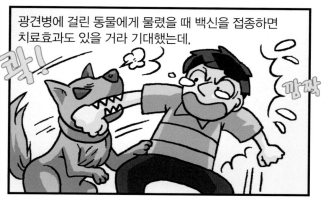

광견병에 걸린 동물에게 물렸을 때 백신을 접종하면 치료효과도 있을 거라 기대했는데.

그 효과를 검증할 방법이 없어서 백신 개발 후 얼마간 허송세월을 보내야만 했어.

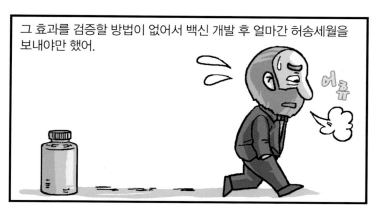

그러던 중 1885년 광견병 개에 물린 소년이 엄마와 함께 파스퇴르를 찾아왔어.

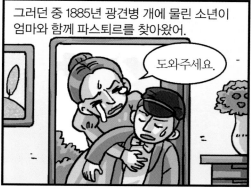

도와주세요.

한 번도 시험하지 않은 백신을 사용하는 데 주저하던 파스퇴르는 주변 사람들의 권유로 첫 임상실험을 하게 되었고

결과는 대성공이었어.

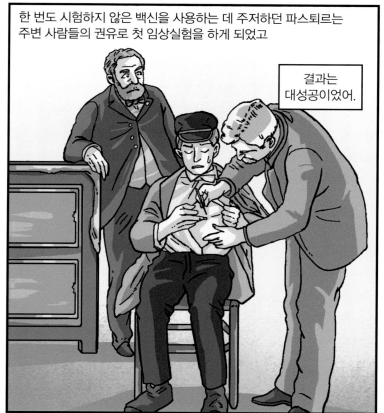

14세 때 광견병에 걸린 늑대에 물린 어린이의 상처 부위를 불에 달군 쇠로 지지는 것을 보고,

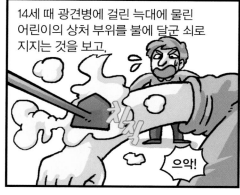

으악!

광견병을 치료하겠다는 꿈을 키운 파스퇴르의 꿈이 이루어지는 순간이었지.

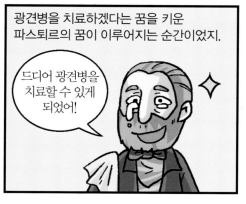

드디어 광견병을 치료할 수 있게 되었어!

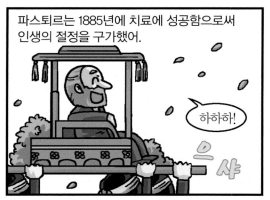

파스퇴르는 1885년에 치료에 성공함으로써 인생의 절정을 구가했어.

하하하!

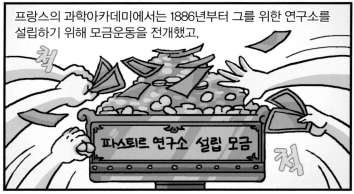

프랑스의 과학아카데미에서는 1886년부터 그를 위한 연구소를 설립하기 위해 모금운동을 전개했고,

파스퇴르 연구소 설립 모금

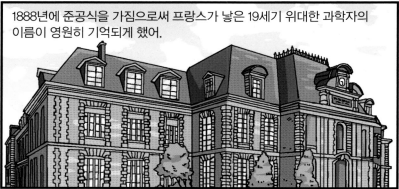

1888년에 준공식을 가짐으로써 프랑스가 낳은 19세기 위대한 과학자의 이름이 영원히 기억되게 했어.

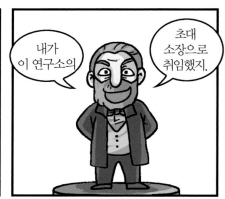

내가 이 연구소의

초대 소장으로 취임했지.

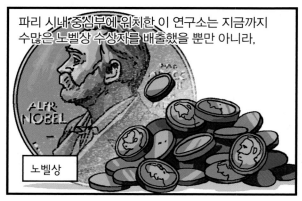

파리 시내 중심부에 위치한 이 연구소는 지금까지 수많은 노벨상 수상자를 배출했을 뿐만 아니라,

노벨상

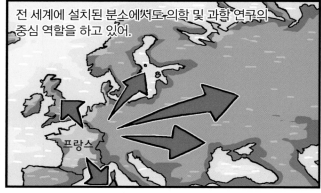

전 세계에 설치된 분소에서도 의학 및 과학 연구의 중심 역할을 하고 있어.

프랑스

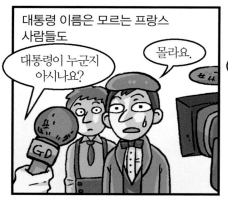

대통령 이름은 모르는 프랑스 사람들도

대통령이 누군지 아시나요?

몰라요.

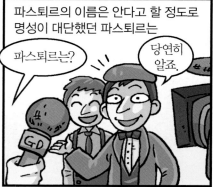

파스퇴르의 이름은 안다고 할 정도로 명성이 대단했던 파스퇴르는

파스퇴르는?

당연히 알죠.

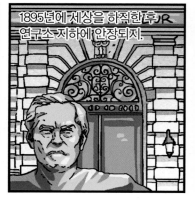

1895년에 세상을 하직한 후 연구소 지하에 안장되지.

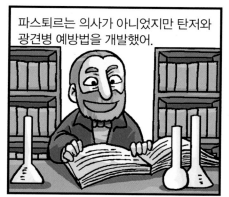

파스퇴르는 의사가 아니었지만 탄저와 광견병 예방법을 개발했어.

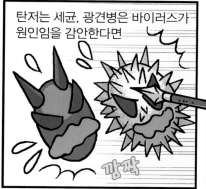

탄저는 세균, 광견병은 바이러스가 원인임을 감안한다면

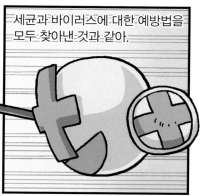

세균과 바이러스에 대한 예방법을 모두 찾아낸 것과 같아.

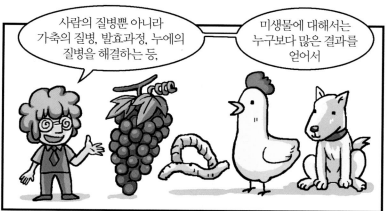

사람의 질병뿐 아니라 가축의 질병, 발효과정, 누에의 질병을 해결하는 등,

미생물에 대해서는 누구보다 많은 결과를 얻어서

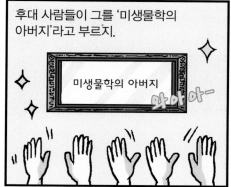

후대 사람들이 그를 '미생물학의 아버지'라고 부르지.

미생물학의 아버지

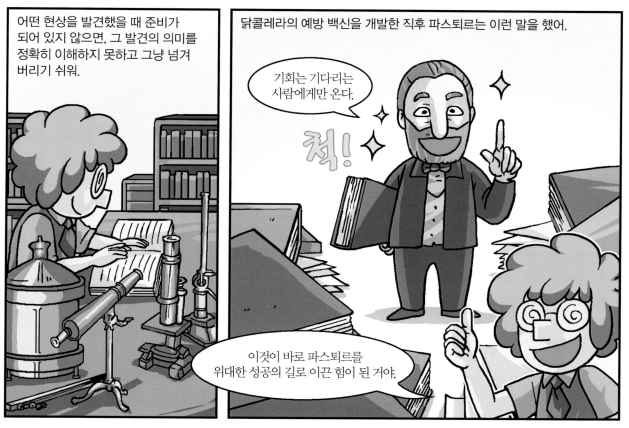

어떤 현상을 발견했을 때 준비가 되어 있지 않으면, 그 발견의 의미를 정확히 이해하지 못하고 그냥 넘겨 버리기 쉬워.

닭콜레라의 예방 백신을 개발한 직후 파스퇴르는 이런 말을 했어.

기회는 기다리는 사람에게만 온다.

이것이 바로 파스퇴르를 위대한 성공의 길로 이끈 힘이 된 거야.

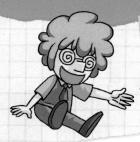

생명존중의 윤리

파스퇴르가 광견병 백신을 발견했다는 소식을 듣고 메스테르
와 그의 어머니가 찾아왔을 때만 해도 백신의 효과에 대한 믿음
이 100퍼센트 없었던 파스퇴르는 머뭇거릴 수밖에 없었어. 하지
만 이대로 두면 메스테르는 어차피 목숨을 잃을 수밖에 없었어.
주변 사람들의 격려와 메스테르 어머니의 간곡한 요청에 파스퇴
르는 조심스럽게 자신이 개발한 백신을 사용했어. 백신을 투여받
은 메스테르에게 광견병 증상이 나타나지 않자 파스퇴르의 광견병
백신 개발은 성공으로 판명되었어.

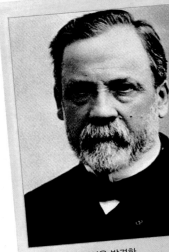

광견병 예방 백신을 발견한
'미생물학의 아버지' 루이 파스퇴르.

의학에서 새로운 치료제를 개발한 경우에는 이 치료제가 진짜로
질병에 효과가 있는지, 예상치 못한 부작용은 없는지를 확인하는 임상실험을 거쳐
야 해. 임상실험을 위해서는 치료제 후보 물질이 질병 소견을 지닌 특정 세포에 효
과가 있는지를 확인해야 하고, 다음으로는 실험동물을 이용하여 치료제 후보 물
질이 실험동물의 질병을 치료할 수 있는지를 확인해야 해.

텔레비전 뉴스에서 "○○암을 치료할 수 있는 새로운 후보 물질이 발견되어 임상
실험에 들어갔습니다."라는 뉴스가 나오는 경우, 환자가 그 약을 처방받으려고 병
원에 가 봐야 "아직 그 약은 임상실험 중이라 사용이 불가능합니다."라는 이야기
를 듣기 쉬워. 임상실험은 짧게는 수개월에서 길게는 수년이 걸려. 위중한 병에 걸
린 환자를 앞에 놓고 이렇게 임상실험을 길게 하는 것은 예상치 못한 더 큰 부작용
이 발생하는 것을 막기 위해서야.

오래전, 윤리의식이 부족했던 시기에는 죄수들을 대상으로 새로운 치료제를 시
험해 본다거나 경제적으로 어려운 나라의 취약계층을 대상으로 몰래 임상실험을
하는 경우도 있었어. 이제는 이런 과정에서 윤리를 위반하면 처벌을 받을 정도로
윤리의식이 높아졌어.

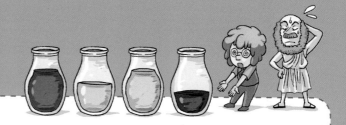

　잘못된 임상실험으로 많은 사람들이 피해를 입은 사건 중에는 1960년대에 진정제로 사용된 탈리도마이드라는 약을 예로 들 수 있어. 탈리도마이드는 불안이나 흥분상태에서 편안한 느낌을 주고 잠을 유도하는 효과가 있어서 임산부들이 많이 사용했어. 그런데 이 약을 투여받은 엄마에게서 태어난 아기의 팔과 다리가 짧아지는 등, 기형이 유발된다는 사실이 뒤늦게 알려졌어. 임상실험만 제대로 시행했어도 예방할 수 있는 일을 막지 못하고 많은 사람들에게 돌이킬 수 없는 치명적인 상처를 안겨 주었으니 참으로 안타까운 일이야.

　그런데 때로는 임상실험이 어려워서 자기 몸을 이용하여 실험을 하는 사람들도 있어. 우리나라 텔레비전 광고에도 출연하는 호주의 배리 마셜 박사도 그중 한 사람이야. 위궤양이라는 질병이 자신이 발견한 세균에 의해 발생한다는 사실을 증명하고 싶었던 그는 직접 세균을 섭취하여 위궤양이 발생되는 실험을 했고, 그 결과 위궤양 치료가 전보다 훨씬 쉬워졌어. 위궤양의 원인균을 밝히고 치료법을 확립한 업적으로 그는 2005년 노벨 생리의학상을 수상해. 비록 영광스러운 상을 받았지만 자신의 몸을 이용한 그의 연구방법은 윤리적으로 허용될 수 없는 바람직하지 못한 방법이야.

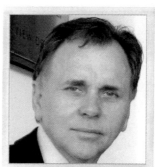

우리에게 광고로 익숙한 오스트레일리아의 생리학자 배리 마셜.

　윤리를 강조하자니 의학 발전이 더디고, 윤리를 무시하자니 예상치 못한 사고가 일어나는 딜레마에 빠지곤 해. 발전이 조금 느리다고 해도 예상치 못한 부작용을 예방할 수 있는 방법을 선택하는 게 윤리적으로 바람직한 일이야. 그래서 오늘날 많은 의학자들이 윤리규정을 준수하면서 사람들에게 더 효과적이고 부작용이 적은 방법을 찾기 위해 노력하고 있지.

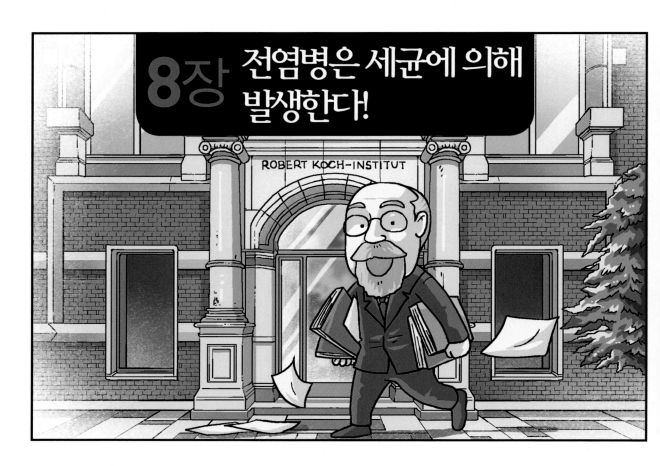

8장 전염병은 세균에 의해 발생한다!

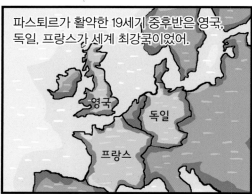

파스퇴르가 활약한 19세기 중후반은 영국, 독일, 프랑스가 세계 최강국이었어.

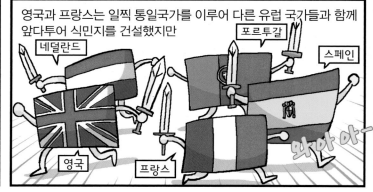

영국과 프랑스는 일찍 통일국가를 이루어 다른 유럽 국가들과 함께 앞다투어 식민지를 건설했지만

네덜란드
포르투갈
스페인
영국
프랑스
와아아~

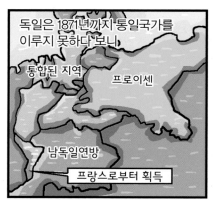

독일은 1871년까지 통일국가를 이루지 못하다 보니,

통합된 지역
프로이센
남독일연방
프랑스로부터 획득

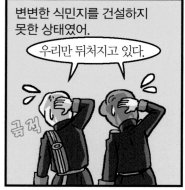

변변한 식민지를 건설하지 못한 상태였어.

우리만 뒤처지고 있다.

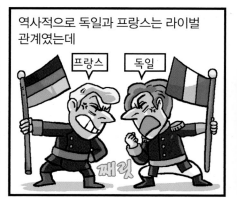

역사적으로 독일과 프랑스는 라이벌 관계였는데

프랑스
독일
째릿

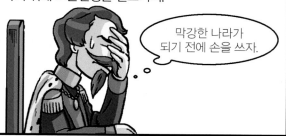

독일이 통일하면 프랑스에 위협이 될 것을 걱정한 프랑스의 나폴레옹 3세는 프로이센의 비스마르크를 막기 위해 보불전쟁을 일으키지.

막강한 나라가 되기 전에 손을 쓰자.

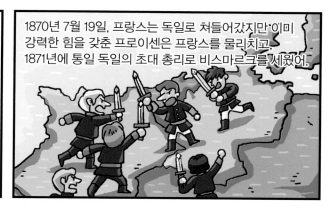

1870년 7월 19일, 프랑스는 독일로 쳐들어갔지만 이미 강력한 힘을 갖춘 프로이센은 프랑스를 물리치고 1871년에 통일 독일의 초대 총리로 비스마르크를 세웠어.

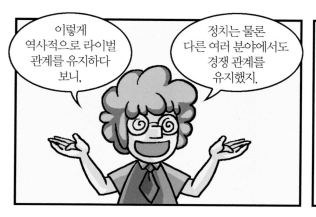

이렇게 역사적으로 라이벌 관계를 유지하다 보니,

정치는 물론 다른 여러 분야에서도 경쟁 관계를 유지했지.

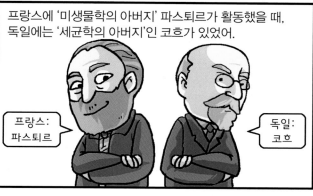

프랑스에 '미생물학의 아버지' 파스퇴르가 활동했을 때, 독일에는 '세균학의 아버지'인 코흐가 있었어.

프랑스: 파스퇴르

독일: 코흐

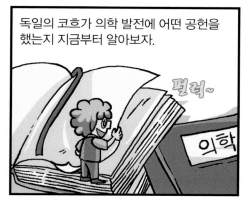

독일의 코흐가 의학 발전에 어떤 공헌을 했는지 지금부터 알아보자.

펄럭~

의학

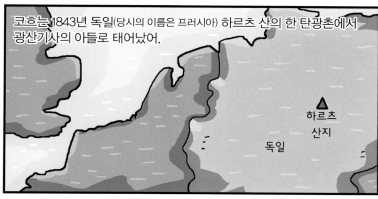

코흐는 1843년 독일(당시의 이름은 프러시아) 하르츠 산의 한 탄광촌에서 광산기사의 아들로 태어났어.

▲ 하르츠 산지

독일

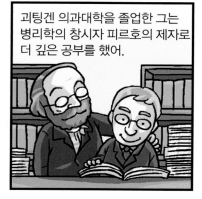

괴팅겐 의과대학을 졸업한 그는 병리학의 창시자 피르호의 제자로 더 깊은 공부를 했어.

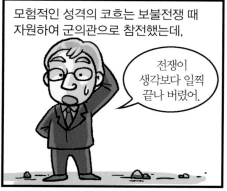

모험적인 성격의 코흐는 보불전쟁 때 자원하여 군의관으로 참전했는데,

전쟁이 생각보다 일찍 끝나 버렸어.

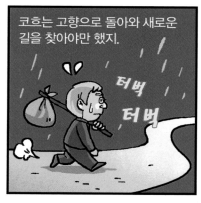

코흐는 고향으로 돌아와 새로운 길을 찾아야만 했지.

터벅 터벅

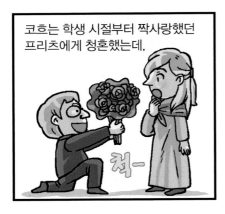
코흐는 학생 시절부터 짝사랑했던 프리츠에게 청혼했는데,

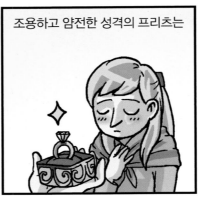
조용하고 얌전한 성격의 프리츠는

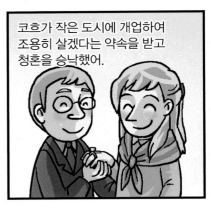
코흐가 작은 도시에 개업하여 조용히 살겠다는 약속을 받고 청혼을 승낙했어.

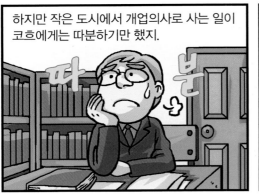
하지만 작은 도시에서 개업의사로 사는 일이 코흐에게는 따분하기만 했지.

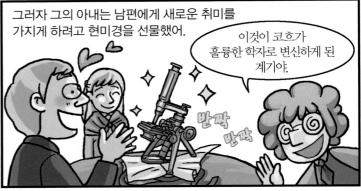
그러자 그의 아내는 남편에게 새로운 취미를 가지게 하려고 현미경을 선물했어.

이것이 코흐가 훌륭한 학자로 변신하게 된 계기야.

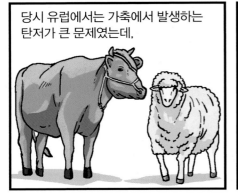
당시 유럽에서는 가축에서 발생하는 탄저가 큰 문제였는데,

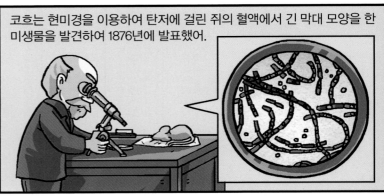
코흐는 현미경을 이용하여 탄저에 걸린 쥐의 혈액에서 긴 막대 모양을 한 미생물을 발견하여 1876년에 발표했어.

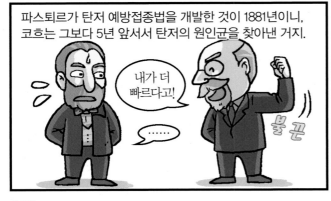
파스퇴르가 탄저 예방접종법을 개발한 것이 1881년이니, 코흐는 그보다 5년 앞서서 탄저의 원인균을 찾아낸 거지.

내가 더 빠르다고!

……

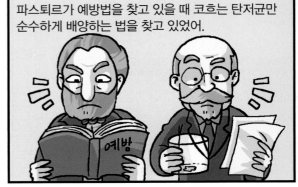
파스퇴르가 예방법을 찾고 있을 때 코흐는 탄저균만 순수하게 배양하는 법을 찾고 있었어.

예방

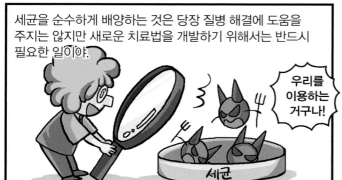

세균을 순수하게 배양하는 것은 당장 질병 해결에 도움을 주지는 않지만 새로운 치료법을 개발하기 위해서는 반드시 필요한 일이야.

우리를 이용하는 거구나!

세균

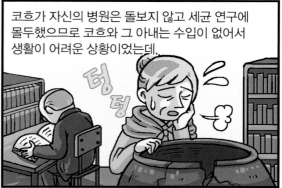

코흐가 자신의 병원은 돌보지 않고 세균 연구에 몰두했으므로 코흐와 그 아내는 수입이 없어서 생활이 어려운 상황이었는데,

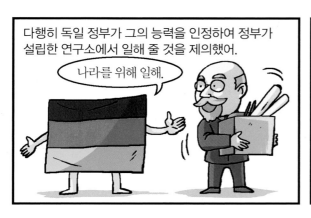

다행히 독일 정부가 그의 능력을 인정하여 정부가 설립한 연구소에서 일해 줄 것을 제의했어.

나라를 위해 일해.

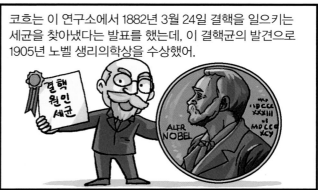

코흐는 이 연구소에서 1882년 3월 24일 결핵을 일으키는 세균을 찾아냈다는 발표를 했는데, 이 결핵균의 발견으로 1905년 노벨 생리의학상을 수상했어.

결핵 원인 세균

ALFR NOBEL

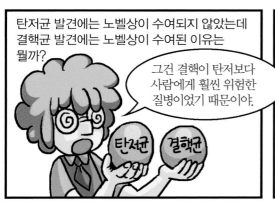

탄저균 발견에는 노벨상이 수여되지 않았는데 결핵균 발견에는 노벨상이 수여된 이유는 뭘까?

그건 결핵이 탄저보다 사람에게 훨씬 위험한 질병이었기 때문이야.

탄저균   결핵균

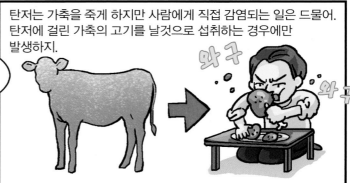

탄저는 가축을 죽게 하지만 사람에게 직접 감염되는 일은 드물어. 탄저에 걸린 가축의 고기를 날것으로 섭취하는 경우에만 발생하지.

와구   와구

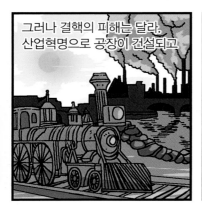

그러나 결핵의 피해는 달라. 산업혁명으로 공장이 건설되고

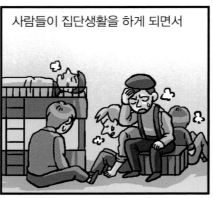

사람들이 집단생활을 하게 되면서

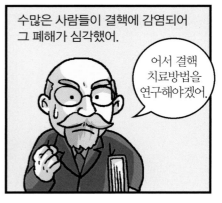

수많은 사람들이 결핵에 감염되어 그 폐해가 심각했어.

어서 결핵 치료방법을 연구해야겠어.

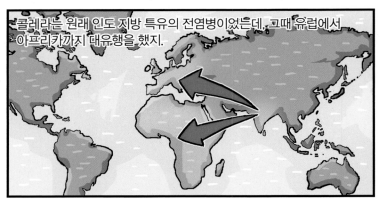
콜레라는 원래 인도 지방 특유의 전염병이었는데, 그때 유럽에서 아프리카까지 대유행을 했지.

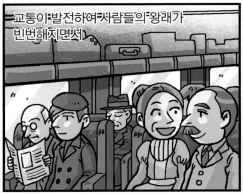
교통이 발전하여 사람들의 왕래가 빈번해지면서

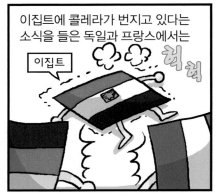
19세기에 여러 차례 유럽으로 전파된 이후, 아시아와 아프리카에까지 퍼졌던 거야.

이집트에 콜레라가 번지고 있다는 소식을 들은 독일과 프랑스에서는

이집트

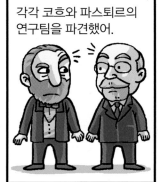
각각 코흐와 파스퇴르의 연구팀을 파견했어.

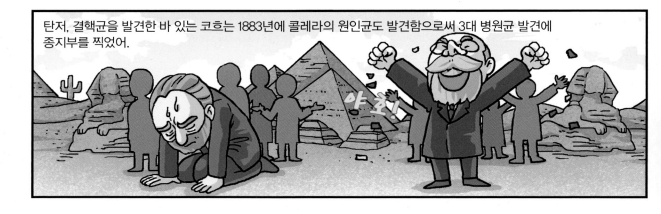
탄저, 결핵균을 발견한 바 있는 코흐는 1883년에 콜레라의 원인균도 발견함으로써 3대 병원균 발견에 종지부를 찍었어.

야호!

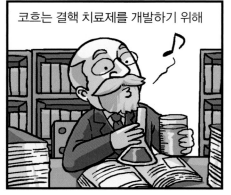
코흐는 결핵 치료제를 개발하기 위해

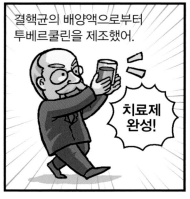
결핵균의 배양액으로부터 투베르쿨린을 제조했어.

치료제 완성!

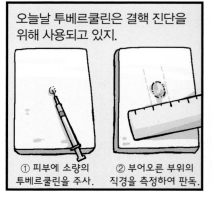
오늘날 투베르쿨린은 결핵 진단을 위해 사용되고 있지.

① 피부에 소량의 투베르쿨린을 주사.

② 부어오른 부위의 직경을 측정하여 판독.

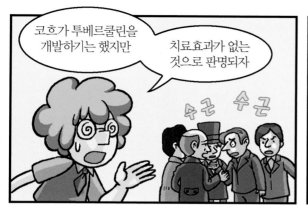

코흐가 투베르쿨린을 개발하기는 했지만

치료효과가 없는 것으로 판명되자

수군 수군

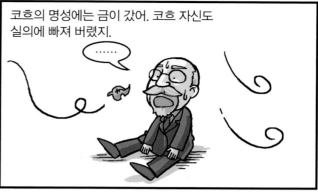

코흐의 명성에는 금이 갔어. 코흐 자신도 실의에 빠져 버렸지.

……

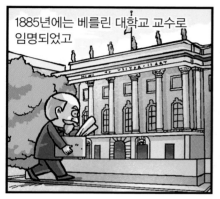

1885년에는 베를린 대학교 교수로 임명되었고

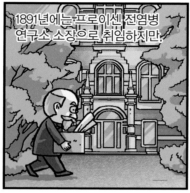

1891년에는 프로이센 전염병 연구소 소장으로 취임하지만.

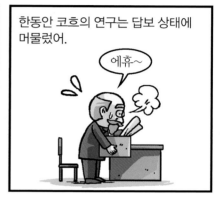

한동안 코흐의 연구는 답보 상태에 머물렀어.

에휴~

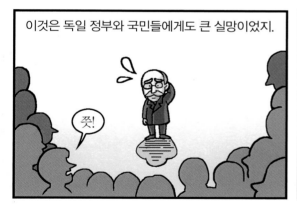

이것은 독일 정부와 국민들에게도 큰 실망이었지.

쯧!

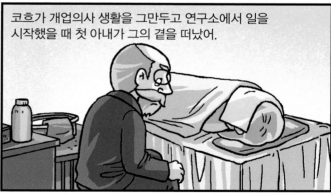

코흐가 개업의사 생활을 그만두고 연구소에서 일을 시작했을 때 첫 아내가 그의 곁을 떠났어.

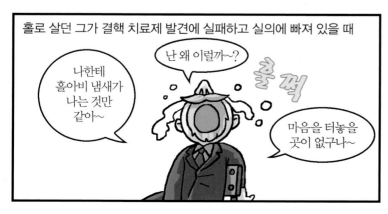

홀로 살던 그가 결핵 치료제 발견에 실패하고 실의에 빠져 있을 때

난 왜 이럴까~?

나한테 홀아비 냄새가 나는 것만 같아~

훌쩍

마음을 터놓을 곳이 없구나~

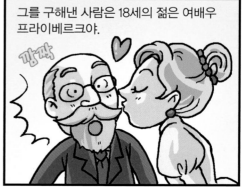

그를 구해낸 사람은 18세의 젊은 여배우 프라이베르크야.

까짝

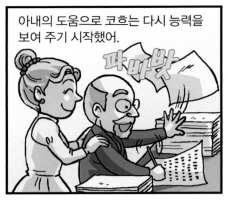

아내의 도움으로 코흐는 다시 능력을 보여 주기 시작했어.

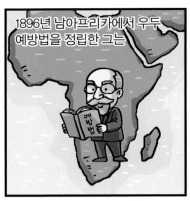

1896년 남아프리카에서 우두 예방법을 정립한 그는

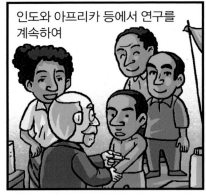

인도와 아프리카 등에서 연구를 계속하여

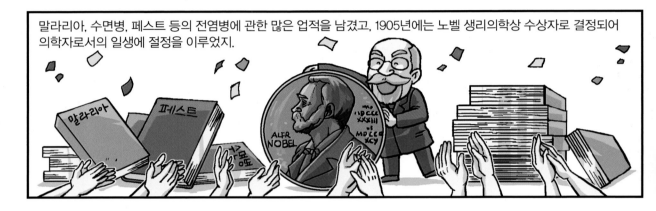

말라리아, 수면병, 페스트 등의 전염병에 관한 많은 업적을 남겼고, 1905년에는 노벨 생리의학상 수상자로 결정되어 의학자로서의 일생에 절정을 이루었지.

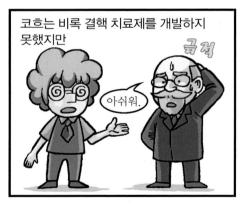

코흐는 비록 결핵 치료제를 개발하지 못했지만

아쉬워.

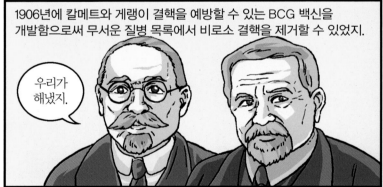

1906년에 칼메트와 게랭이 결핵을 예방할 수 있는 BCG 백신을 개발함으로써 무서운 질병 목록에서 비로소 결핵을 제거할 수 있었지.

우리가 해냈지.

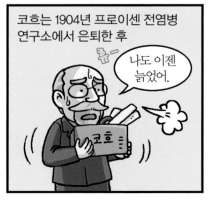

코흐는 1904년 프로이센 전염병 연구소에서 은퇴한 후

나도 이젠 늙었어.

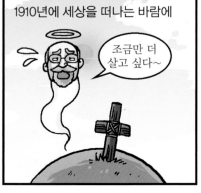

1910년에 세상을 떠나는 바람에

조금만 더 살고 싶다~

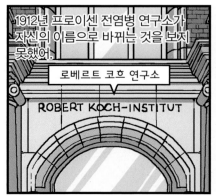

1912년 프로이센 전염병 연구소가 자신의 이름으로 바뀌는 것을 보지 못했어.

로베르트 코흐 연구소

ROBERT KOCH-INSTITUT

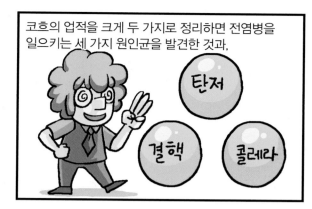
코흐의 업적을 크게 두 가지로 정리하면 전염병을 일으키는 세 가지 원인균을 발견한 것과,

탄저
결핵
콜레라

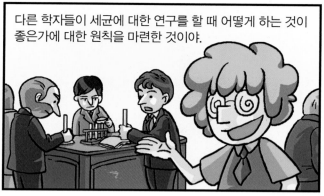
다른 학자들이 세균에 대한 연구를 할 때 어떻게 하는 것이 좋은가에 대한 원칙을 마련한 것이야.

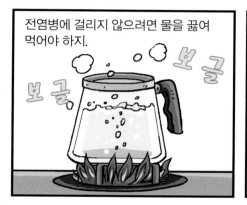
전염병에 걸리지 않으려면 물을 끓여 먹어야 하지.

보글
보글

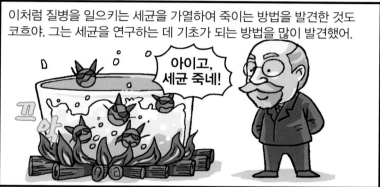
이처럼 질병을 일으키는 세균을 가열하여 죽이는 방법을 발견한 것도 코흐야. 그는 세균을 연구하는 데 기초가 되는 방법을 많이 발견했어.

아이고, 세균 죽네!

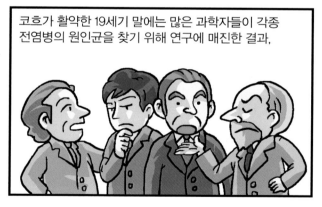
코흐가 활약한 19세기 말에는 많은 과학자들이 각종 전염병의 원인균을 찾기 위해 연구에 매진한 결과,

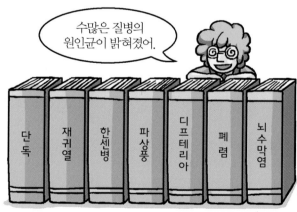
수많은 질병의 원인균이 밝혀졌어.

단독
재귀열
한센병
파상풍
디프테리아
폐렴
뇌수막염

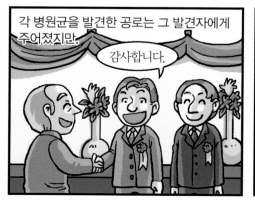
각 병원균을 발견한 공로는 그 발견자에게 주어졌지만,

감사합니다.

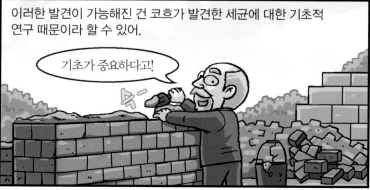
이러한 발견이 가능해진 건 코흐가 발견한 세균에 대한 기초적 연구 때문이라 할 수 있어.

기초가 중요하다고!

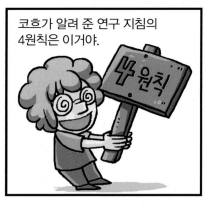

코흐가 알려 준 연구 지침의 4원칙은 이거야.

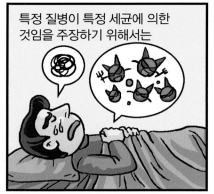

특정 질병이 특정 세균에 의한 것임을 주장하기 위해서는

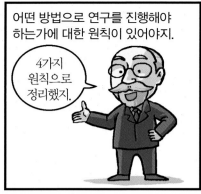

어떤 방법으로 연구를 진행해야 하는가에 대한 원칙이 있어야지.

4가지 원칙으로 정리했지.

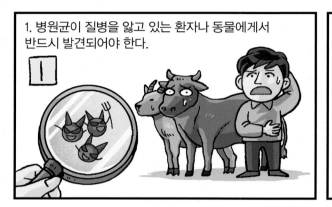

1. 병원균이 질병을 앓고 있는 환자나 동물에게서 반드시 발견되어야 한다.

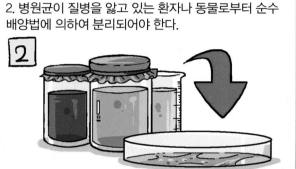

2. 병원균이 질병을 앓고 있는 환자나 동물로부터 순수 배양법에 의하여 분리되어야 한다.

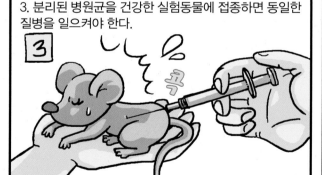

3. 분리된 병원균을 건강한 실험동물에 접종하면 동일한 질병을 일으켜야 한다.

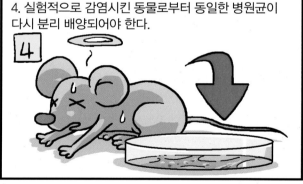

4. 실험적으로 감염시킨 동물로부터 동일한 병원균이 다시 분리 배양되어야 한다.

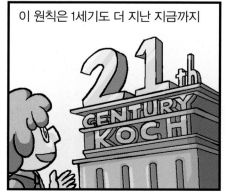

이 원칙은 1세기도 더 지난 지금까지

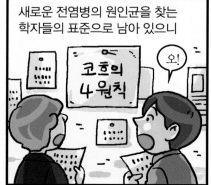

새로운 전염병의 원인균을 찾는 학자들의 표준으로 남아 있으니

오!

코흐의 4원칙

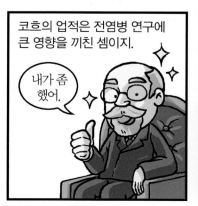

코흐의 업적은 전염병 연구에 큰 영향을 끼친 셈이지.

내가 좀 했어.

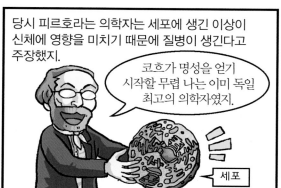

당시 피르호라는 의학자는 세포에 생긴 이상이 신체에 영향을 미치기 때문에 질병이 생긴다고 주장했지.

코흐가 명성을 얻기 시작할 무렵 나는 이미 독일 최고의 의학자였지.

세포

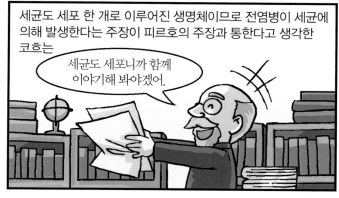

세균도 세포 한 개로 이루어진 생명체이므로 전염병이 세균에 의해 발생한다는 주장이 피르호의 주장과 통한다고 생각한 코흐는

세균도 세포니까 함께 이야기해 봐야겠어.

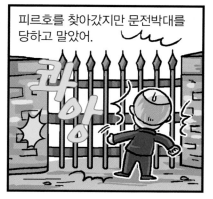

피르호를 찾아갔지만 문전박대를 당하고 말았어.

꽈앙

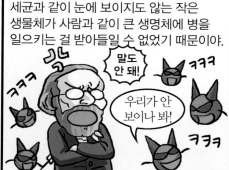

세균과 같이 눈에 보이지도 않는 작은 생물체가 사람과 같이 큰 생명체에 병을 일으키는 걸 받아들일 수 없었기 때문이야.

말도 안 돼!

우리가 안 보이나 봐!

ㅋㅋㅋ

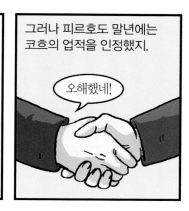

그러나 피르호도 말년에는 코흐의 업적을 인정했지.

오해했네!

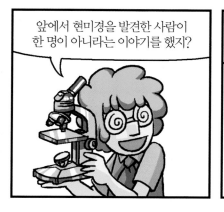

앞에서 현미경을 발견한 사람이 한 명이 아니라는 이야기를 했지?

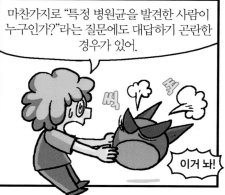

마찬가지로 "특정 병원균을 발견한 사람이 누구인가?"라는 질문에도 대답하기 곤란한 경우가 있어.

이거 봐!

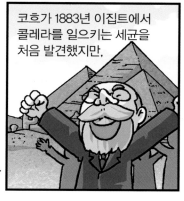

코흐가 1883년 이집트에서 콜레라를 일으키는 세균을 처음 발견했지만,

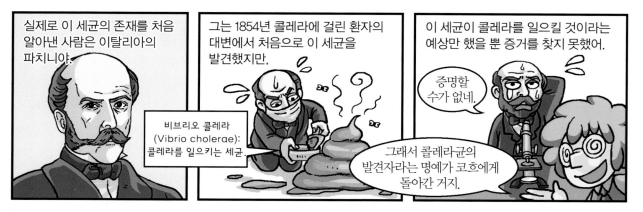

실제로 이 세균의 존재를 처음 알아낸 사람은 이탈리아의 파치니야.

비브리오 콜레라 (Vibrio cholerae): 콜레라를 일으키는 세균.

그는 1854년 콜레라에 걸린 환자의 대변에서 처음으로 이 세균을 발견했지만,

이 세균이 콜레라를 일으킬 것이라는 예상만 했을 뿐 증거를 찾지 못했어.

증명할 수가 없네.

그래서 콜레라균의 발견자라는 명예가 코흐에게 돌아간 거지.

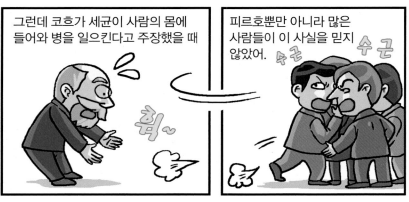

그런데 코흐가 세균이 사람의 몸에 들어와 병을 일으킨다고 주장했을 때

피르호뿐만 아니라 많은 사람들이 이 사실을 믿지 않았어.

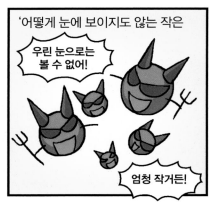

'어떻게 눈에 보이지도 않는 작은

우린 눈으로는 볼 수 없어!

엄청 작거든!

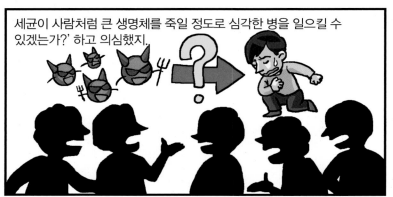

세균이 사람처럼 큰 생명체를 죽일 정도로 심각한 병을 일으킬 수 있겠는가?' 하고 의심했지.

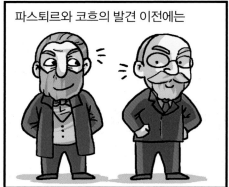

파스퇴르와 코흐의 발견 이전에는

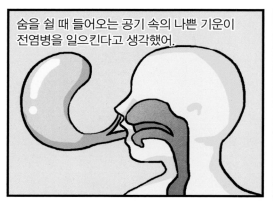

숨을 쉴 때 들어오는 공기 속의 나쁜 기운이 전염병을 일으킨다고 생각했어.

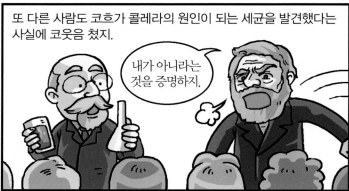

또 다른 사람도 코흐가 콜레라의 원인이 되는 세균을 발견했다는 사실에 코웃음 쳤지.

내가 아니라는 것을 증명하지.

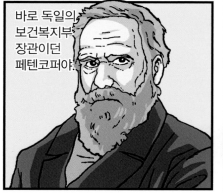

바로 독일의 보건복지부 장관이던 페텐코퍼야.

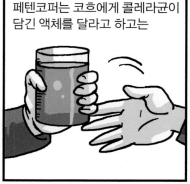

페텐코퍼는 코흐에게 콜레라균이 담긴 액체를 달라고 하고는

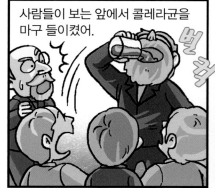

사람들이 보는 앞에서 콜레라균을 마구 들이켰어.

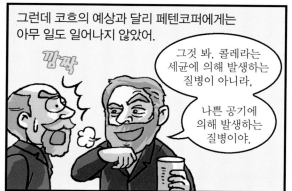

그런데 코흐의 예상과 달리 페텐코퍼에게는 아무 일도 일어나지 않았어.

그것 봐. 콜레라는 세균에 의해 발생하는 질병이 아니라, 나쁜 공기에 의해 발생하는 질병이야.

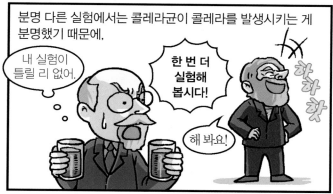

분명 다른 실험에서는 콜레라균이 콜레라를 발생시키는 게 분명했기 때문에,

내 실험이 틀릴 리 없어.

한 번 더 실험해 봅시다!

해 봐요!

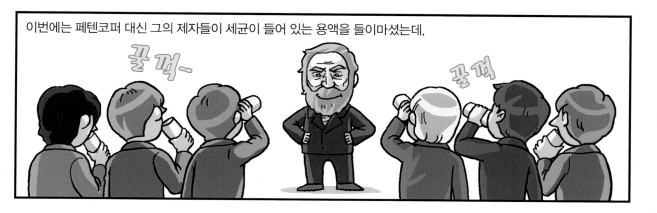

이번에는 페텐코퍼 대신 그의 제자들이 세균이 들어 있는 용액을 들이마셨는데,

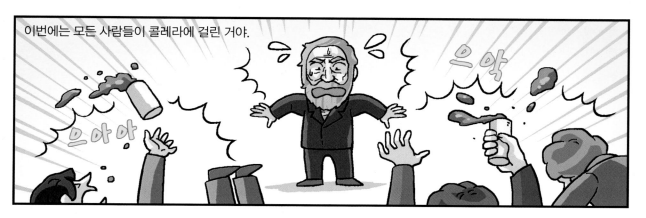

이번에는 모든 사람들이 콜레라에 걸린 거야.

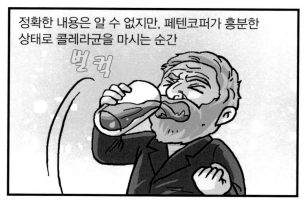

정확한 내용은 알 수 없지만, 페텐코퍼가 흥분한 상태로 콜레라균을 마시는 순간

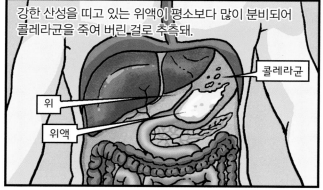

강한 산성을 띠고 있는 위액이 평소보다 많이 분비되어 콜레라균을 죽여 버린 걸로 추측돼.

콜레라균

위

위액

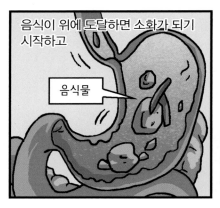

음식이 위에 도달하면 소화가 되기 시작하고

음식물

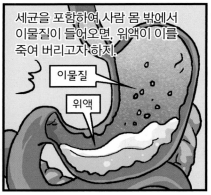

세균을 포함하여, 사람 몸 밖에서 이물질이 들어오면, 위액이 이를 죽여 버리고자 하지.

이물질

위액

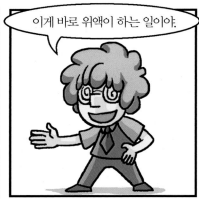

이게 바로 위액이 하는 일이야.

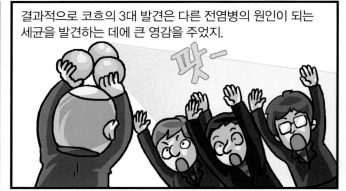

처음에는 코흐의 이론을 받아들이지 않았던 페텐코퍼도 코흐의 이론을 믿을 수밖에 없었고,

Sorry.

결과적으로 코흐의 3대 발견은 다른 전염병의 원인이 되는 세균을 발견하는 데에 큰 영감을 주었지.

팟-

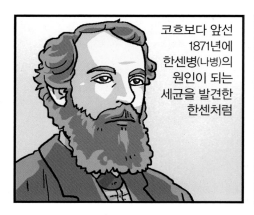

코흐보다 앞선 1871년에 한센병(나병)의 원인이 되는 세균을 발견한 한센처럼

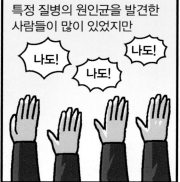

특정 질병의 원인균을 발견한 사람들이 많이 있었지만

나도!

나도!

나도!

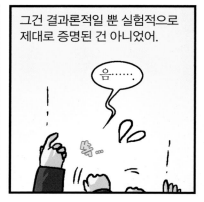

그건 결과론적일 뿐 실험적으로 제대로 증명된 건 아니었어.

음······.

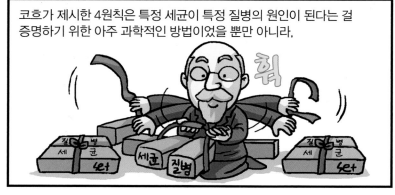

코흐가 제시한 4원칙은 특정 세균이 특정 질병의 원인이 된다는 걸 증명하기 위한 아주 과학적인 방법이었을 뿐만 아니라,

휙

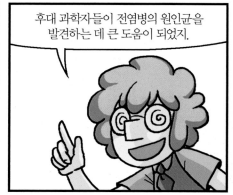

후대 과학자들이 전염병의 원인균을 발견하는 데 큰 도움이 되었지.

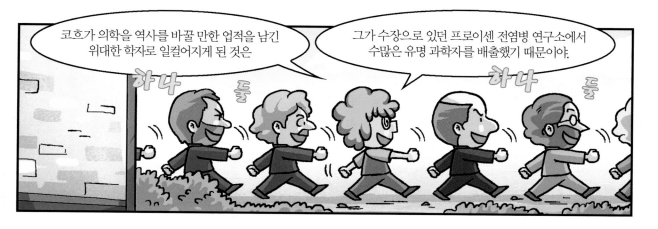

코흐가 의학을 역사를 바꿀 만한 업적을 남긴 위대한 학자로 일컬어지게 된 것은

그가 수장으로 있던 프로이센 전염병 연구소에서 수많은 유명 과학자를 배출했기 때문이야.

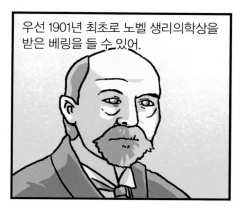

우선 1901년 최초로 노벨 생리의학상을 받은 베링을 들 수 있어.

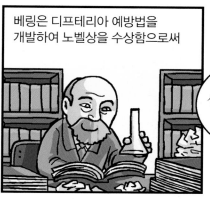

베링은 디프테리아 예방법을 개발하여 노벨상을 수상함으로써

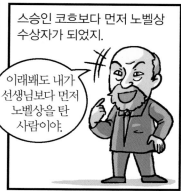

스승인 코흐보다 먼저 노벨상 수상자가 되었지.

이래봬도 내가 선생님보다 먼저 노벨상을 탄 사람이야.

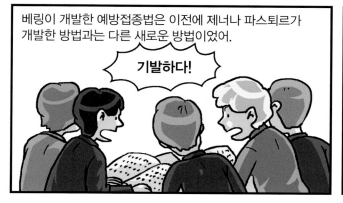

베링이 개발한 예방접종법은 이전에 제너나 파스퇴르가 개발한 방법과는 다른 새로운 방법이었어.

기발하다!

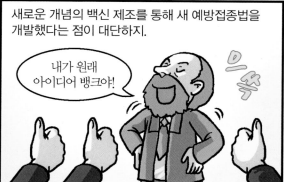

새로운 개념의 백신 제조를 통해 새 예방접종법을 개발했다는 점이 대단하지.

내가 원래 아이디어 뱅크야!

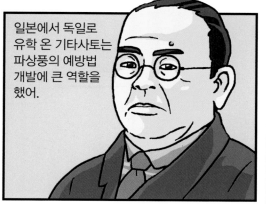

일본에서 독일로 유학 온 기타사토는 파상풍의 예방법 개발에 큰 역할을 했어.

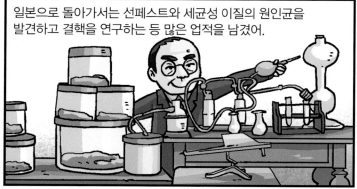

일본으로 돌아가서는 선페스트와 세균성 이질의 원인균을 발견하고 결핵을 연구하는 등 많은 업적을 남겼어.

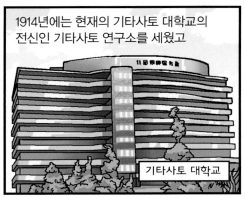

1914년에는 현재의 기타사토 대학교의 전신인 기타사토 연구소를 세웠고

기타사토 대학교

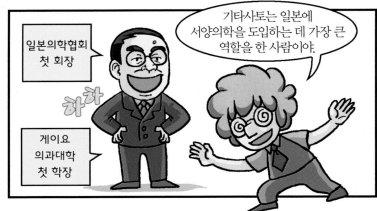

일본의학협회 첫 회장

게이요 의과대학 첫 학장

기타사토는 일본에 서양의학을 도입하는 데 가장 큰 역할을 한 사람이야.

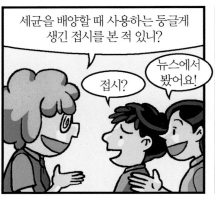

세균을 배양할 때 사용하는 둥글게 생긴 접시를 본 적 있니?

접시?

뉴스에서 봤어요!

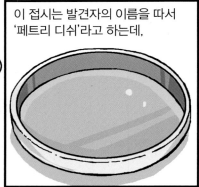

이 접시는 발견자의 이름을 따서 '페트리 디쉬'라고 하는데,

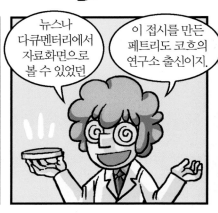

뉴스나 다큐멘터리에서 자료화면으로 볼 수 있었던

이 접시를 만든 페트리도 코흐의 연구소 출신이지.

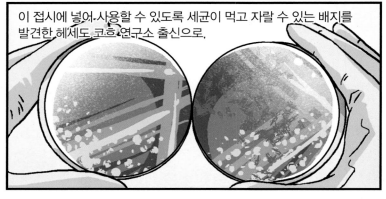

이 접시에 넣어 사용할 수 있도록 세균이 먹고 자랄 수 있는 배지를 발견한 헤세도 코흐 연구소 출신으로,

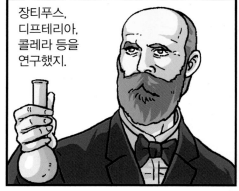

장티푸스, 디프테리아, 콜레라 등을 연구했지.

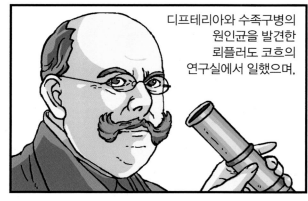

디프테리아와 수족구병의 원인균을 발견한 뢰플러도 코흐의 연구실에서 일했으며,

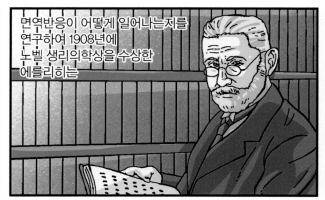

면역반응이 어떻게 일어나는지를 연구하여 1908년에 노벨 생리의학상을 수상한 에를리히는

여러 세균을 구별할 수 있는 염색방법을 연구하던 중,

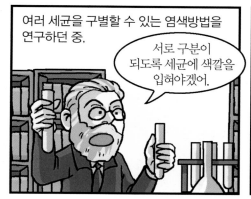

서로 구분이 되도록 세균에 색깔을 입혀야겠어.

세균을 죽일 수 있는 살바르산 606호라는 약을 개발했어.

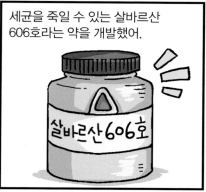

이것은 인체에 위험한 세균을 죽일 수 있는 최초의 화학요법제야.

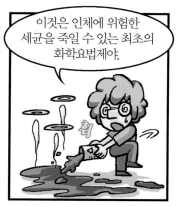

1926년 노벨 생리의학상을 수상한 피비게르는 처음에는 코흐의 연구실에서 결핵을 연구했지만

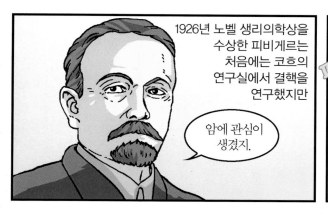

암에 관심이 생겼지.

나중에 암을 연구하다가 스피롭테라라는 선충이 암의 원인이 된다는 사실을 발견했어.

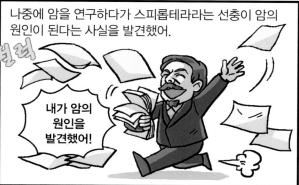

내가 암의 원인을 발견했어!

그는 처음으로 암의 원인을 찾아냈다는 점에서 높은 평가를 받아 노벨상 수상자로 선정되었지.

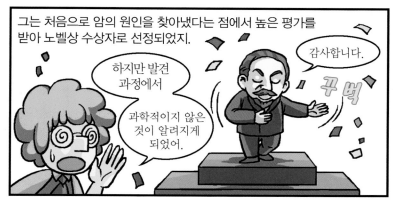

하지만 발견 과정에서

과학적이지 않은 것이 알려지게 되었어.

감사합니다.

콜타르가 암을 발생시키는 물질임을 증명하여

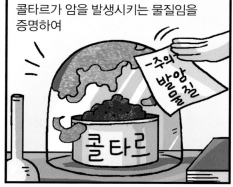

주의 발암물질

콜타르

화학물질이 암을 일으킨다는 사실을 발견한 일본인 야마키와도 1890년대 코흐 연구소의 연구원이었어.

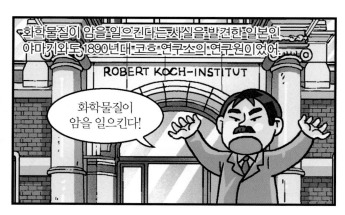

ROBERT KOCH-INSTITUT

화학물질이 암을 일으킨다!

피비게르와 함께 노벨상 후보에 올랐던 인물이지.

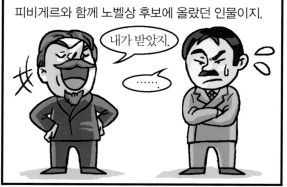

내가 받았지.

……

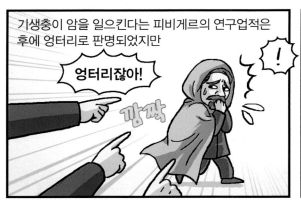

기생충이 암을 일으킨다는 피비게르의 연구업적은 후에 엉터리로 판명되었지만

엉터리잖아!

!

깜짝

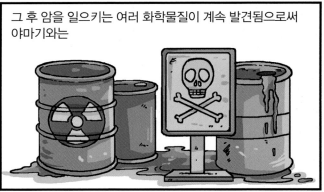

그 후 암을 일으키는 여러 화학물질이 계속 발견됨으로써 야마기와는

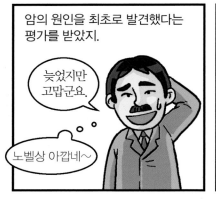

암의 원인을 최초로 발견했다는 평가를 받았지.

늦었지만 고맙군요.

노벨상 아깝네~

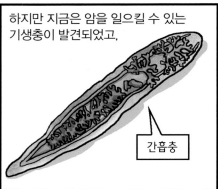

하지만 지금은 암을 일으킬 수 있는 기생충이 발견되었고,

간흡충

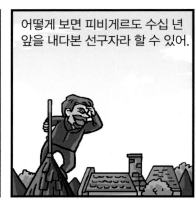

어떻게 보면 피비게르도 수십 년 앞을 내다본 선구자라 할 수 있어.

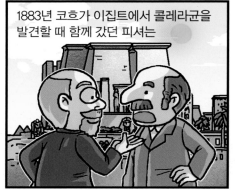

1883년 코흐가 이집트에서 콜레라균을 발견할 때 함께 갔던 피셔는

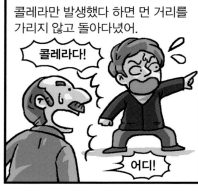

콜레라만 발생했다 하면 먼 거리를 가리지 않고 돌아다녔어.

콜레라다!

어디!

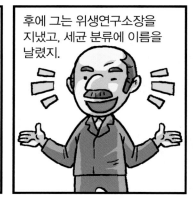

후에 그는 위생연구소장을 지냈고, 세균 분류에 이름을 날렸지.

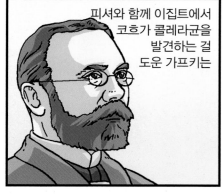

피셔와 함께 이집트에서 코흐가 콜레라균을 발견하는 걸 도운 가프키는

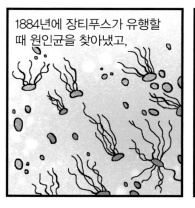

1884년에 장티푸스가 유행할 때 원인균을 찾아냈고,

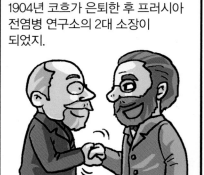

1904년 코흐가 은퇴한 후 프러시아 전염병 연구소의 2대 소장이 되었지.

166　이어령의 교과서 넘나들기 의학편

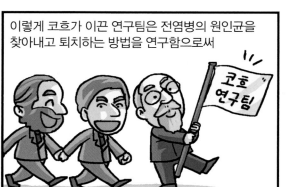

이렇게 코흐가 이끈 연구팀은 전염병의 원인균을 찾아내고 퇴치하는 방법을 연구함으로써

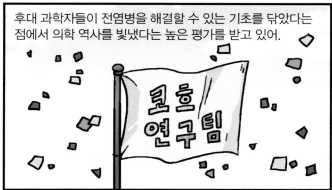

후대 과학자들이 전염병을 해결할 수 있는 기초를 닦았다는 점에서 의학 역사를 빛냈다는 높은 평가를 받고 있어.

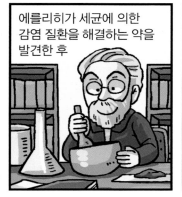

에를리히가 세균에 의한 감염 질환을 해결하는 약을 발견한 후

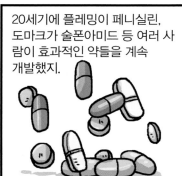

20세기에 플레밍이 페니실린, 도마크가 술폰아미드 등 여러 사람이 효과적인 약들을 계속 개발했지.

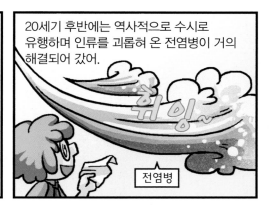

20세기 후반에는 역사적으로 수시로 유행하며 인류를 괴롭혀 온 전염병이 거의 해결되어 갔어.

전염병

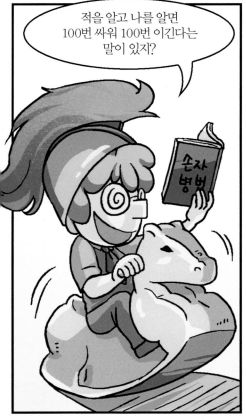

적을 알고 나를 알면 100번 싸워 100번 이긴다는 말이 있지?

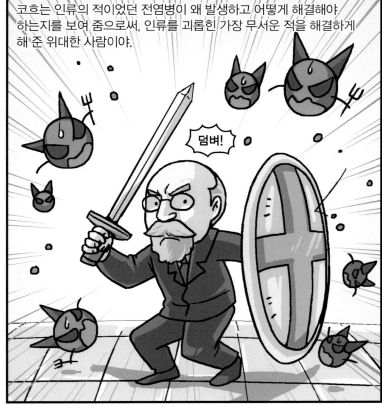

코흐는 인류의 적이었던 전염병이 왜 발생하고 어떻게 해결해야 하는지를 보여 줌으로써, 인류를 괴롭힌 가장 무서운 적을 해결하게 해 준 위대한 사람이야.

덤벼!

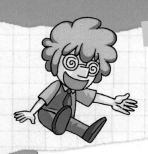

스포츠 발전을 저해하는 금지약물

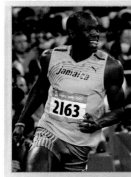

세계 육상 단거리 세계 기록
보유자 우사인 볼트.
©2008 Richard Giles

　각 나라를 대표하는 운동선수들이 한자리에 모여 닦아 온 실력을 겨루는 올림픽경기를 본 적 있니? 4년마다 한 차례씩 일반 종목과 동계 종목을 구분하여 하계올림픽과 동계올림픽이 열리는데, '지구촌의 축제'라는 표현에 전혀 과장이 없을 만큼 전 세계인들의 관심이 대단하지.

　고대 그리스에서 1000년 이상 올림픽이 개최될 때는 전쟁도 중지하고 올림픽을 치를 만큼 올림픽 정신이 대단했고, 근대올림픽을 창시한 쿠베르탱은 "올림픽의 의의는 승리하는 데 있는 것이 아니라 참가하는 데 있으며, 인간에게 중요한 것은 성공보다 노력하는 것이다."라고 했지만, 오늘날 많은 참가자들은 참가뿐 아니라 좋은 성적을 내기 위해 무한의 노력을 기울이고 있어. 분명한 건 목표로 한 성적을 내지 못하는 경우에도 부상을 당하지만 않는다면 끝까지 최선을 다한다는 거야. 단거리 달리기나 쇼트트랙 스피드스케이팅 경기에서 넘어지면 다른 선수를 따라잡는 게 불가능할 수 있지만 그래도 끝까지 정정당당하게 최선을 다하는 모습이 자신과 관객에게 바람직한 모습으로 받아들여지기 때문이지.

　그런데 승리를 목표로 하는 스포츠 경기에서는 가끔씩 승리를 위해 의학지식을 나쁜 방법으로 이용하는 사람들도 있어. 대표적인 사건으로는 1988년 서울올림픽 남자육상 100미터 달리기에 출전한 캐나다의 벤 존슨을 들 수 있지. 벤 존슨은 세계신기록으로 우승을 하며 최고의 선수로 각광을 받았지만 도핑검사에서 금지약물을 복용한 사실이 탄로 나면서, 금메달과 세계기록이 취소된 것은 물론 한 해 전에 세운 세계기록도 취소되었고 선수생활을 접어야 했어. 능력이 떨어지는 선수가 약의 힘을 빌려서 승리를 거둔다는 건 불합리한 일일 뿐만 아니라 생명을 단축시킬 만큼 위험한 약물도 있어서 사용을 허락할 수가 없어. 승리를 목숨과 바꿀 수는 없을 테니 말이야.

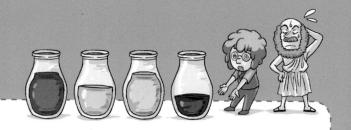

유럽에서는 매년 7월에 프랑스를 중심으로 개최되는 장거리 사이클대회가 아주 인기가 높아. 투르 드 프랑스라는 이 대회에서 1998년 참가선수들이 이미 8년 전에 금지약물로 지정된 에리스로포이에틴이라는 약물을 투여한 사실이 발각되었어.

빈혈은 핏속에 적혈구가 부족하여 산소 운반 능력이 떨어지는 질병이야. 운동을 하면 에너지를 많이 생산해야 하고 그러려면 산소 공급이 원활해야 해. 달리기를 하고 나면 숨이 차서 빨리 숨을 쉬는 것도 산소 공급을 잘해 주기 위해서야. 에리스로포이에틴은 적혈구 생산을 증가시켜 빈혈 치료제로 이용되는 약이야. 멀쩡한 선수들이 이 약을 투여받으면 보통 때보다 적혈구가 많아져 숨을 쉴 때 몸속으로 들어온 산소와 더 쉽게 결합할 수 있게 돼. 그러면 몸에서 필요로 하는 산소 공급이 더 용이해져서 경기력이 향상되는 거야.

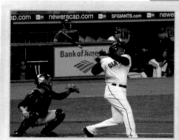

미국 야구 역사상 가장 위대한 선수로 꼽히는 배리 본즈도 금지약물 복용 문제로 곤욕을 치렀다.
©Kevin Rushforth

1964년 동계올림픽 크로스컨트리에서 금메달을 획득한 핀란드의 맨티란타가 다른 선수들보다 에리스로포이에틴 생산 능력이 뛰어나다는 사실이 알려진 후 많은 운동선수들이 에리스로포이에틴을 사용해 왔어. 하지만 1990년부터 이 약물은 사용이 금지되었어. 1998년 투르 드 프랑스 대회에서 많은 선수들이 이를 복용하다 들통났으니 처벌을 받아 마땅하지!

사람의 몸을 연구하는 의학이 피스토리우스 선수의 예처럼 장애가 있는 사람도 정상적으로 활동할 수 있게 해 주는 것은 참으로 좋은 일이야. 그러나 의학지식은 오로지 자신의 승리만을 위해 남들이 사용하지 않는 비겁한 방법을 제공할 수도 있고, 한 순간의 승리를 위해 생명을 단축시키는 방법을 전해 주기도 하니까 양날의 검이라고 할 수 있어. 스포츠에서는 정정당당한 경쟁이 무엇보다 중요한 만큼 의학을 활용할 때도 정정당당하게 겨루는 것이 바람직한 일이라 할 수 있지.

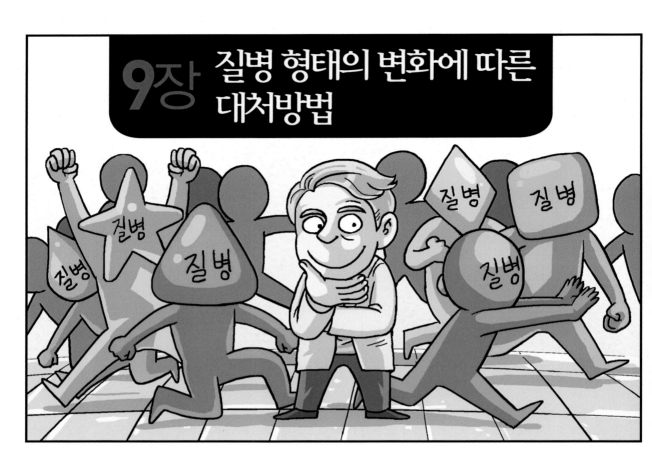

9장 질병 형태의 변화에 따른 대처방법

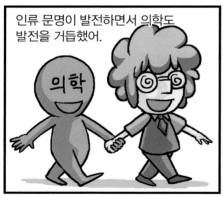

인류 문명이 발전하면서 의학도 발전을 거듭했어.

의학

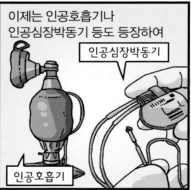

이제는 인공호흡기나 인공심장박동기 등도 등장하여

인공심장박동기

인공호흡기

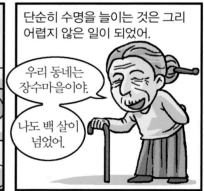

단순히 수명을 늘이는 것은 그리 어렵지 않은 일이 되었어.

우리 동네는 장수마을이야.

나도 백 살이 넘었어.

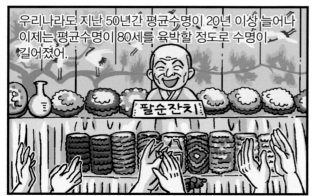

우리나라도 지난 50년간 평균수명이 20년 이상 늘어나 이제는 평균수명이 80세를 육박할 정도로 수명이 길어졌어.

팔순잔치

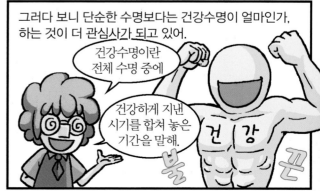

그러다 보니 단순한 수명보다는 건강수명이 얼마인가, 하는 것이 더 관심사가 되고 있어.

건강수명이란 전체 수명 중에

건강하게 지낸 시기를 합쳐 놓은 기간을 말해.

불 건강 꾼

20세기 초까지는 전염병이 많은 이들의 목숨을 빼앗아 갔지만,

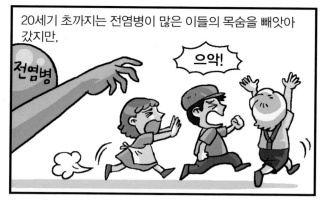

예방 백신과 치료제가 개발되어 전염병의 예방과 치료가 가능해졌을 뿐 아니라,

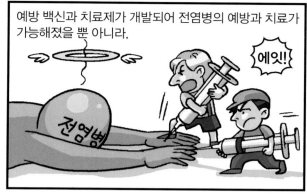

사람들의 영양 상태가 좋아지면서 질병과 맞서 싸우는 면역기능도 크게 향상되었어.

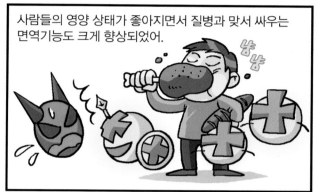

위생 관념이 철저해지면서 전염병의 원인이 되는 병원균이 생존하기가 어려워져,

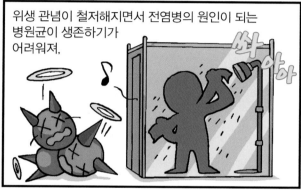

20세기 중반을 넘어서면서 인류는 전염병으로부터 거의 해방되었지.

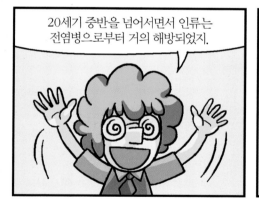

수명이 연장되어 노인 수가 늘어나자, 과거에는 치료하려는 엄두도 내지 못했던 노인성 질환에도 관심을 가지게 되었어.

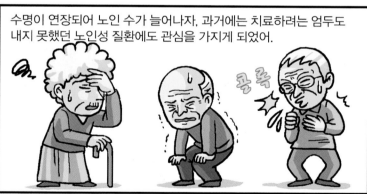

결과적으로 사람들에게 발생하는 질병의 양상이 달라졌지.

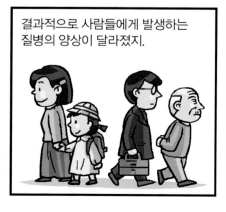

즉, 전염병이 사라지는 대신

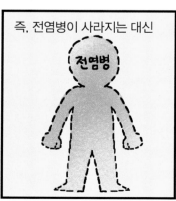

노인성 질환, 만성질환, 생활습관병 등이 많아진 거야.

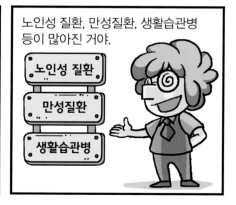

노인들의 병과 생활습관의 변화로 발생하는 병은 진행 속도가 느린 만성질환이야.

아이고, 허리야~.

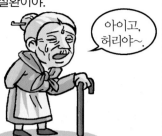

반대로 일반적인 병원성 미생물 감염에 의한 전염병은 전파 속도가 빠른 급성이지.

쌩~

전염병

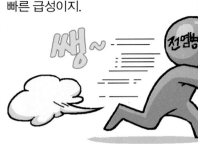

지난 100년간 인류 문명이 크게 발전함과 동시에 사람들의 생활습관에 큰 변화가 생겼어.

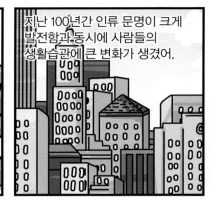

인스턴트 음식으로 영양소를 필요 이상으로 과다 섭취함으로써 비만한 사람이 증가하고 있고

라면

3분 카레

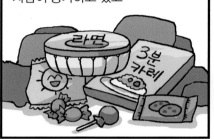

자동차가 보편적으로 이용되고 실내에서 근무하는 사람들이 늘어나면서

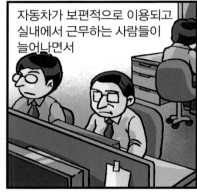

운동 부족으로 나쁜 영향을 받는 사람들이 늘어나는 현상이 생긴 거야.

예전에 볼 수 없었던 질병이

증가되고 있는 예에 해당해.

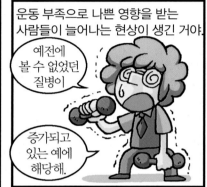

먹을 것이 부족했던 시절에는 뚱뚱한 배가 잘 먹고 잘사는 사람을 상징했지만

우적 우적

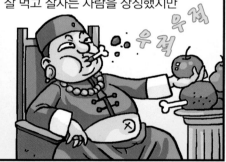

지금은 비만이 여러 가지 다른 질환을 유발할 수 있다는 사실이 알려지다 보니,

고혈압, 대사증후군, 고지질 혈증, 당뇨 등

배가 나온 건 인격이 아니라 당장 고쳐야 할 질병처럼 취급받게 되었어.

척!

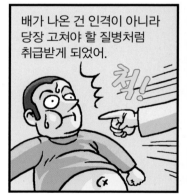

이렇게 질병 양상이 달라진 것은 100년이 좀 안 되는 단기간 동안 인류의 생활방식이 워낙 크게 바뀌었기 때문이야.

수만 년 동안 인류는 영양이 부족한 상태로 살았기 때문에 일단 체내로 들어온 영양소를 저장하는 능력을 극대화시켜 놓았는데,

우가……

꼬르륵

꼬르륵

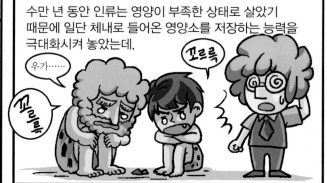

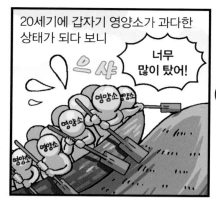

20세기에 갑자기 영양소가 과다한 상태가 되다 보니

너무 많이 탔어!

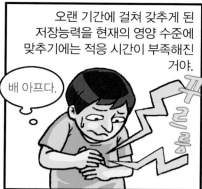

오랜 기간에 걸쳐 갖추게 된 저장능력을 현재의 영양 수준에 맞추기에는 적응 시간이 부족해진 거야.

배 아프다.

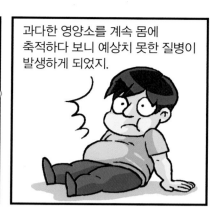

과다한 영양소를 계속 몸에 축적하다 보니 예상치 못한 질병이 발생하게 되었지.

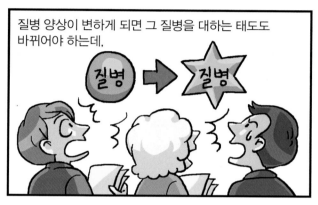

질병 양상이 변하게 되면 그 질병을 대하는 태도도 바뀌어야 하는데,

질병 ➡ 질병

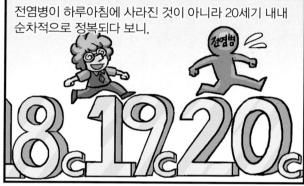

전염병이 하루아침에 사라진 것이 아니라 20세기 내내 순차적으로 정복되다 보니,

전염병

18c 19c 20c

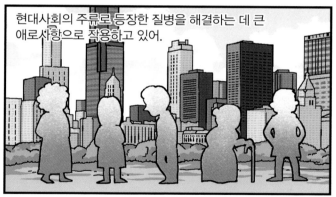

현대사회의 주류로 등장한 질병을 해결하는 데 큰 애로사항으로 작용하고 있어.

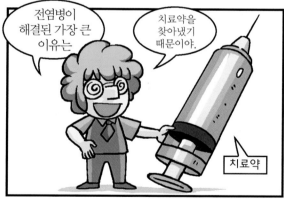

전염병이 해결된 가장 큰 이유는

치료약을 찾아냈기 때문이야.

치료약

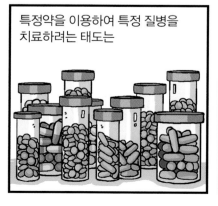

특정약을 이용하여 특정 질병을 치료하려는 태도는

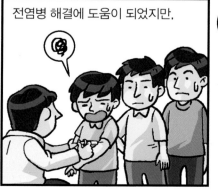

전염병 해결에 도움이 되었지만,

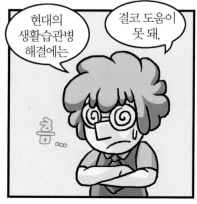

현대의 생활습관병 해결에는

결코 도움이 못 돼.

흠...

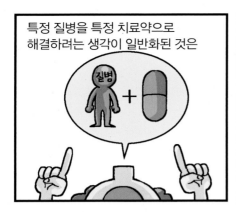

특정 질병을 특정 치료약으로
해결하려는 생각이 일반화된 것은

질병 +

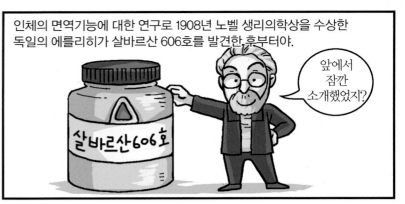

인체의 면역기능에 대한 연구로 1908년 노벨 생리의학상을 수상한
독일의 에를리히가 살바르산 606호를 발견한 후부터야.

살바르산606호

앞에서
잠깐
소개했었지?

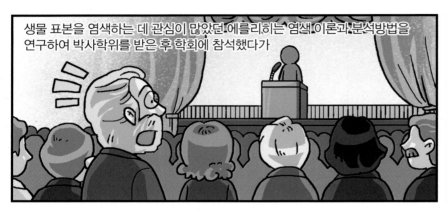

생물 표본을 염색하는 데 관심이 많았던 에를리히는 염색 이론과 분석방법을
연구하여 박사학위를 받은 후 학회에 참석했다가

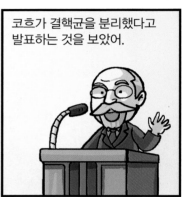

코흐가 결핵균을 분리했다고
발표하는 것을 보았어.

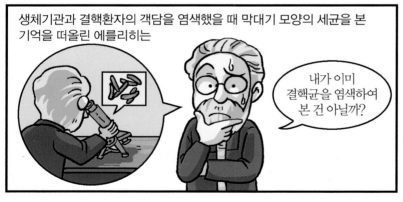

생체기관과 결핵환자의 객담을 염색했을 때 막대기 모양의 세균을 본
기억을 떠올린 에를리히는

내가 이미
결핵균을 염색하여
본 건 아닐까?

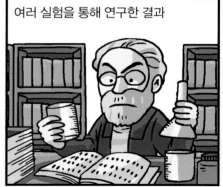

여러 실험을 통해 연구한 결과

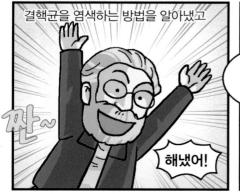

결핵균을 염색하는 방법을 알아냈고

짠~

해냈어!

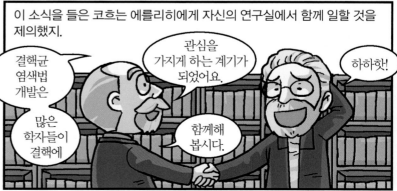

이 소식을 들은 코흐는 에를리히에게 자신의 연구실에서 함께 일할 것을
제의했지.

결핵균
염색법
개발은

관심을
가지게 하는 계기가
되었어요.

하하핫!

많은
학자들이
결핵에

함께해
봅시다.

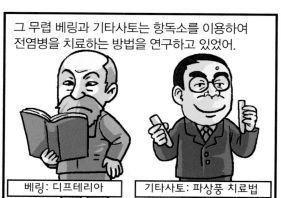

그 무렵 베링과 기타사토는 항독소를 이용하여 전염병을 치료하는 방법을 연구하고 있었어.

베링: 디프테리아

기타사토: 파상풍 치료법

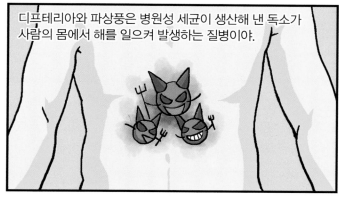

디프테리아와 파상풍은 병원성 세균이 생산해 낸 독소가 사람의 몸에서 해를 일으켜 발생하는 질병이야.

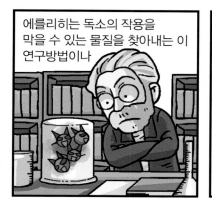

에를리히는 독소의 작용을 막을 수 있는 물질을 찾아내는 이 연구방법이나

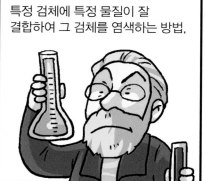

특정 검체에 특정 물질이 잘 결합하여 그 검체를 염색하는 방법,

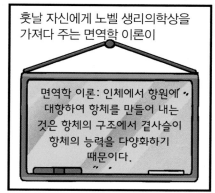

훗날 자신에게 노벨 생리의학상을 가져다 주는 면역학 이론이

면역학 이론: 인체에서 항원에 대항하여 항체를 만들어 내는 것은 항체의 구조에서 곁사슬이 항체의 능력을 다양화하기 때문이다.

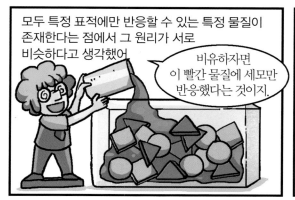

모두 특정 표적에만 반응할 수 있는 특정 물질이 존재한다는 점에서 그 원리가 서로 비슷하다고 생각했어.

비유하자면 이 빨간 물질에 세모만 반응했다는 것이지.

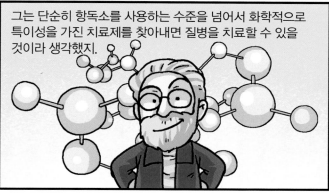

그는 단순히 항독소를 사용하는 수준을 넘어서 화학적으로 특이성을 가진 치료제를 찾아내면 질병을 치료할 수 있을 것이라 생각했지.

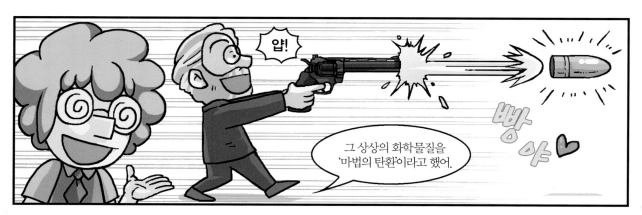

얍!

빵

야

그 상상의 화학물질을 '마법의 탄환'이라고 했어.

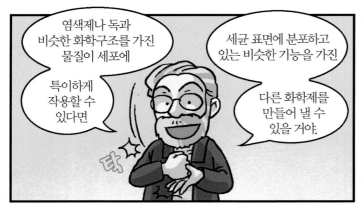

염색제나 독과 비슷한 화학구조를 가진 물질이 세포에

특이하게 작용할 수 있다면

세균 표면에 분포하고 있는 비슷한 기능을 가진

다른 화학제를 만들어 낼 수 있을 거야.

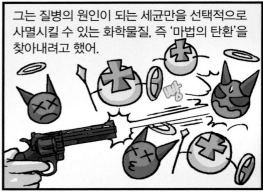

그는 질병의 원인이 되는 세균만을 선택적으로 사멸시킬 수 있는 화학물질, 즉 '마법의 탄환'을 찾아내려고 했어.

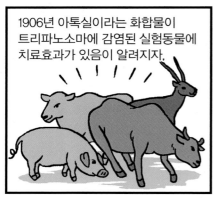

1906년 아톡실이라는 화합물이 트리파노소마에 감염된 실험동물에 치료효과가 있음이 알려지자,

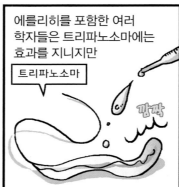

에를리히를 포함한 여러 학자들은 트리파노소마에는 효과를 지니지만

트리파노소마

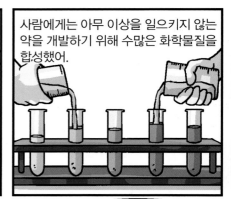

사람에게는 아무 이상을 일으키지 않는 약을 개발하기 위해 수많은 화학물질을 합성했어.

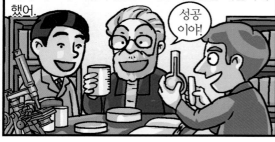

일본에서 매독균을 연구하고 있던 기타사토는 1909년 사하치로라는 학생을 보내 에를리히를 도와, 매독 치료에 효과가 있는 606번 화합물을 개발하게 했어.

성공이야!

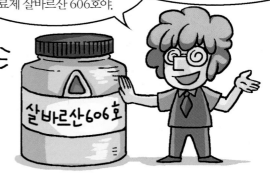

이것이 바로 인류 최초로 합성하여 얻은 화학요법제인 매독 치료제 살바르산 606호야.

이로써 에를리히가 목표로 한 마법의 탄환은 환상이 아니라 실제로 존재한다는 사실이 증명되었어.

살바르산606호

이후 수많은 학자들이 연구에 뛰어들어 어느 정도의 성과를 거두기도 했지만

세상을 바꿀 만한 획기적인 신약은 한동안 나타나지 않았어.

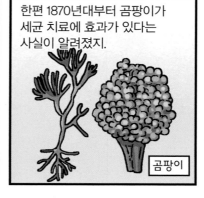

한편 1870년대부터 곰팡이가 세균 치료에 효과가 있다는 사실이 알려졌지.

곰팡이

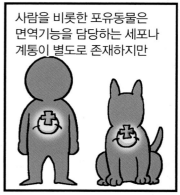

사람을 비롯한 포유동물은 면역기능을 담당하는 세포나 계통이 별도로 존재하지만

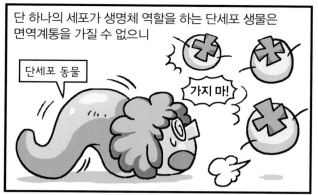

단 하나의 세포가 생명체 역할을 하는 단세포 생물은 면역계통을 가질 수 없으니

단세포 동물

가지 마!

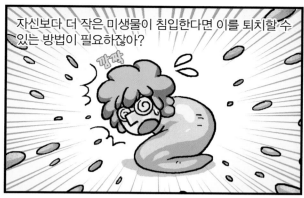

자신보다 더 작은 미생물이 침입한다면 이를 퇴치할수 있는 방법이 필요하잖아?

깡깡

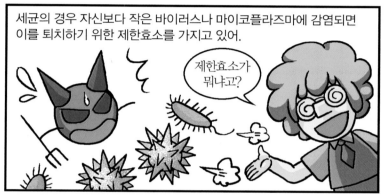

세균의 경우 자신보다 작은 바이러스나 마이코플라즈마에 감염되면 이를 퇴치하기 위한 제한효소를 가지고 있어.

제한효소가 뭐냐고?

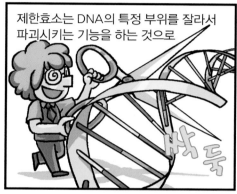

제한효소는 DNA의 특정 부위를 잘라서 파괴시키는 기능을 하는 것으로

싹뚝

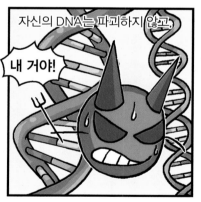

자신의 DNA는 파괴하지 않고,

내 거야!

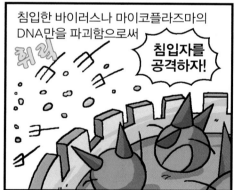

침입한 바이러스나 마이코플라즈마의 DNA만을 파괴함으로써

침입자를 공격하자!

취라

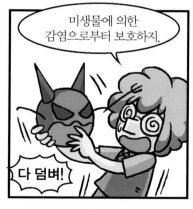

미생물에 의한 감염으로부터 보호하지.

다 덤벼!

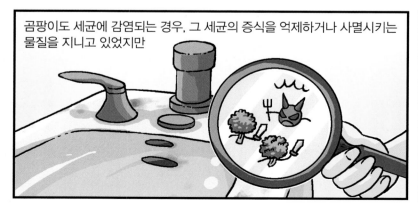

곰팡이도 세균에 감염되는 경우, 그 세균의 증식을 억제하거나 사멸시키는 물질을 지니고 있었지만

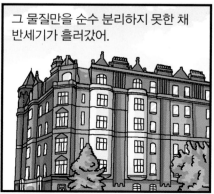

그 물질만을 순수 분리하지 못한 채 반세기가 흘러갔어.

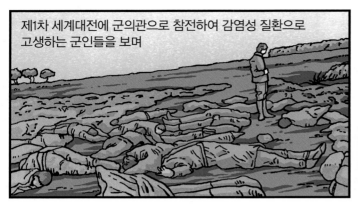

제1차 세계대전에 군의관으로 참전하여 감염성 질환으로 고생하는 군인들을 보며

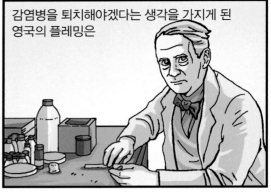

감염병을 퇴치해야겠다는 생각을 가지게 된 영국의 플레밍은

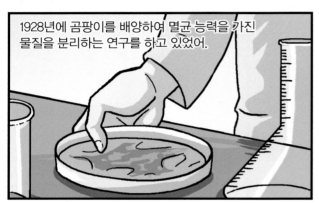

1928년에 곰팡이를 배양하여 멸균 능력을 가진 물질을 분리하는 연구를 하고 있었어.

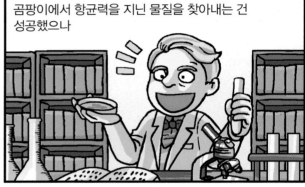

곰팡이에서 항균력을 지닌 물질을 찾아내는 건 성공했으나

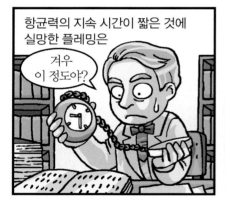

항균력의 지속 시간이 짧은 것에 실망한 플레밍은

겨우 이 정도야?

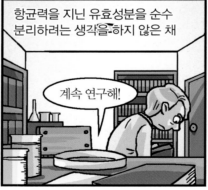

항균력을 지닌 유효성분을 순수 분리하려는 생각을 하지 않은 채

계속 연구해!

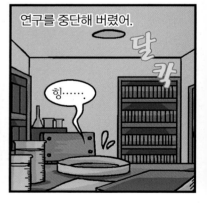

연구를 중단해 버렸어.

달칵

힝……

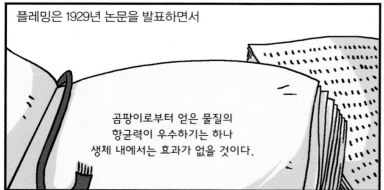

플레밍은 1929년 논문을 발표하면서

곰팡이로부터 얻은 물질의 항균력이 우수하기는 하나 생체 내에서는 효과가 없을 것이다.

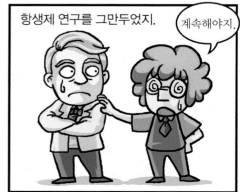

항생제 연구를 그만두었지.

계속해야지.

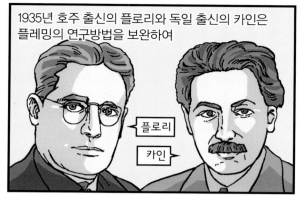

1935년 호주 출신의 플로리와 독일 출신의 카인은 플레밍의 연구방법을 보완하여

플로리
카인

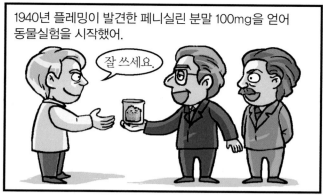

1940년 플레밍이 발견한 페니실린 분말 100mg을 얻어 동물실험을 시작했어.

잘 쓰세요.

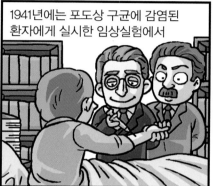

1941년에는 포도상 구균에 감염된 환자에게 실시한 임상실험에서

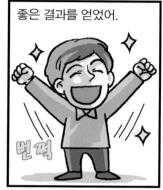

좋은 결과를 얻었어.

번 쩍

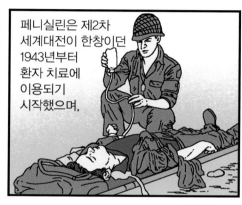

페니실린은 제2차 세계대전이 한창이던 1943년부터 환자 치료에 이용되기 시작했으며,

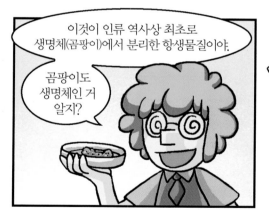

이것이 인류 역사상 최초로 생명체(곰팡이)에서 분리한 항생물질이야.

곰팡이도 생명체인 거 알지?

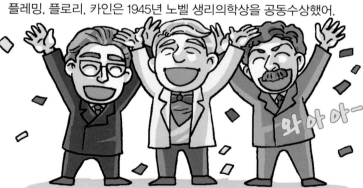

플레밍, 플로리, 카인은 1945년 노벨 생리의학상을 공동수상했어.

와아아—

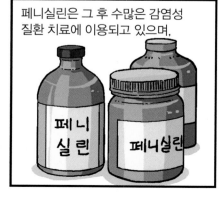

페니실린은 그 후 수많은 감염성 질환 치료에 이용되고 있으며,

페니실린

페니실린

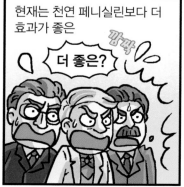

현재는 천연 페니실린보다 더 효과가 좋은

깜짝

더 좋은?

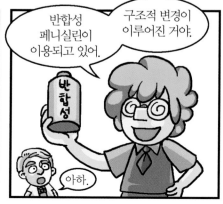

반합성 페니실린이 이용되고 있어.

구조적 변경이 이루어진 거야.

반합성

아하.

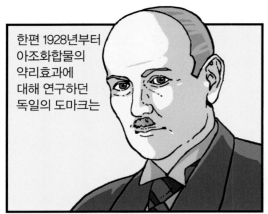

한편 1928년부터 아조화합물의 약리효과에 대해 연구하던 독일의 도마크는

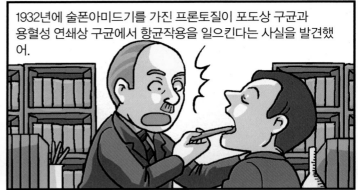

1932년에 술폰아미드기를 가진 프론토질이 포도상 구균과 용혈성 연쇄상 구균에서 항균작용을 일으킨다는 사실을 발견했어.

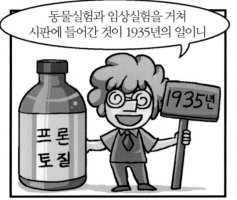

동물실험과 임상실험을 거쳐 시판에 들어간 것이 1935년의 일이니

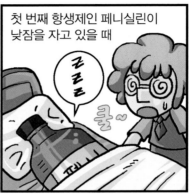

첫 번째 항생제인 페니실린이 낮잠을 자고 있을 때

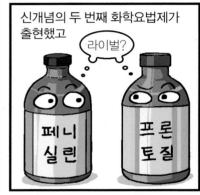

신개념의 두 번째 화학요법제가 출현했고

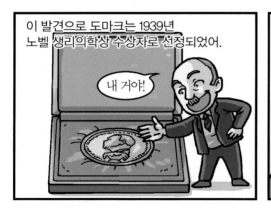

이 발견으로 도마크는 1939년 노벨 생리의학상 수상자로 선정되었어.

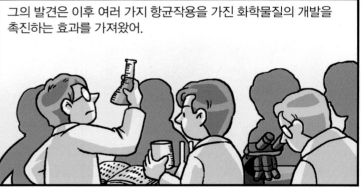

그의 발견은 이후 여러 가지 항균작용을 가진 화학물질의 개발을 촉진하는 효과를 가져왔어.

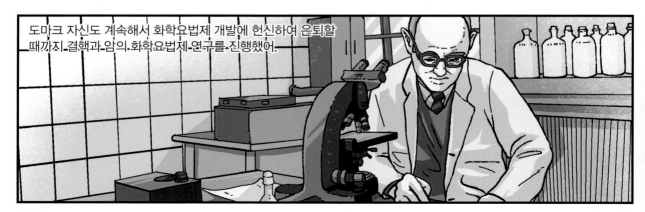

도마크 자신도 계속해서 화학요법제 개발에 헌신하여 은퇴할 때까지 결핵과 암의 화학요법제 연구를 진행했어.

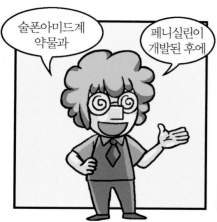

술폰아미드계 약물과

페니실린이 개발된 후에

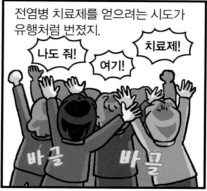

전염병 치료제를 얻으려는 시도가 유행처럼 번졌지.

나도 줘!

여기!

치료제!

바글

바글

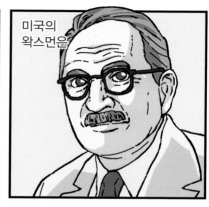

미국의 왁스먼은

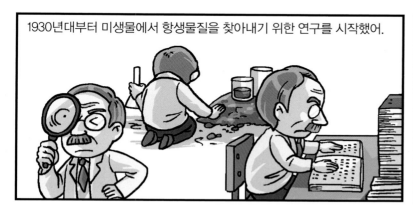

1930년대부터 미생물에서 항생물질을 찾아내기 위한 연구를 시작했어.

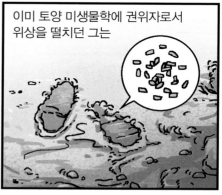

이미 토양 미생물학에 권위자로서 위상을 떨치던 그는

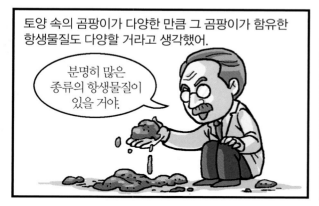

토양 속의 곰팡이가 다양한 만큼 그 곰팡이가 함유한 항생물질도 다양할 거라고 생각했어.

분명히 많은 종류의 항생물질이 있을 거야.

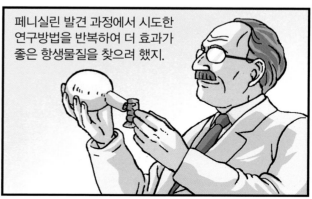

페니실린 발견 과정에서 시도한 연구방법을 반복하여 더 효과가 좋은 항생물질을 찾으려 했지.

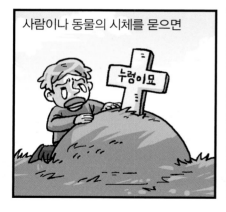

사람이나 동물의 시체를 묻으면

누렁이묘

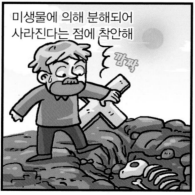

미생물에 의해 분해되어 사라진다는 점에 착안해

깜짝

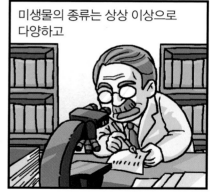

미생물의 종류는 상상 이상으로 다양하고

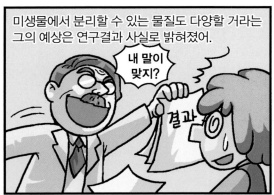

미생물에서 분리할 수 있는 물질도 다양할 거라는 그의 예상은 연구결과 사실로 밝혀졌어.

내 말이 맞지?

결과

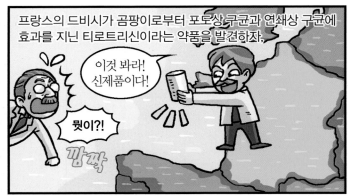

프랑스의 드비시가 곰팡이로부터 포로상 구균과 연쇄상 구균에 효과를 지닌 티로트리신이라는 약품을 발견하자,

이것 봐라! 신제품이다!

뭣이?!

깜짝

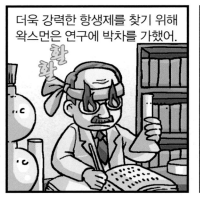

더욱 강력한 항생제를 찾기 위해 왁스먼은 연구에 박차를 가했어.

철컥

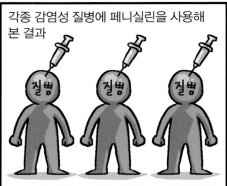

각종 감염성 질병에 페니실린을 사용해 본 결과

질병 질병 질병

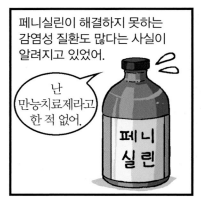

페니실린이 해결하지 못하는 감염성 질환도 많다는 사실이 알려지고 있었어.

난 만능치료제라고 한 적 없어.

페니 실린

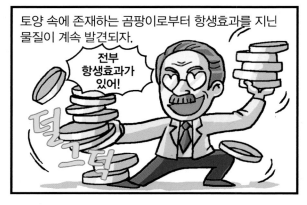

토양 속에 존재하는 곰팡이로부터 항생효과를 지닌 물질이 계속 발견되자,

전부 항생효과가 있어!

덜그덕

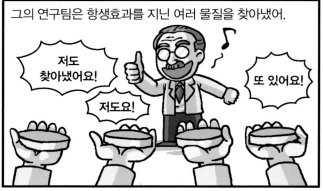

그의 연구팀은 항생효과를 지닌 여러 물질을 찾아냈어.

저도 찾아냈어요!

저도요!

또 있어요!

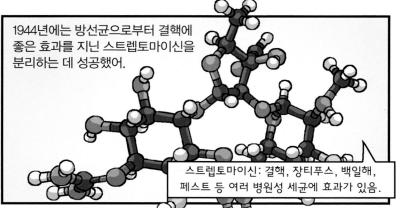

1944년에는 방선균으로부터 결핵에 좋은 효과를 지닌 스트렙토마이신을 분리하는 데 성공했어.

스트렙토마이신: 결핵, 장티푸스, 백일해, 페스트 등 여러 병원성 세균에 효과가 있음.

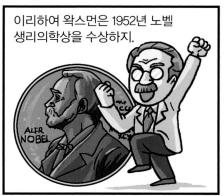

이리하여 왁스먼은 1952년 노벨 생리의학상을 수상하지.

ALFR NOBEL

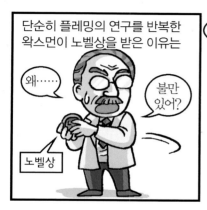

단순히 플레밍의 연구를 반복한 왁스먼이 노벨상을 받은 이유는

왜……

불만 있어?

노벨상

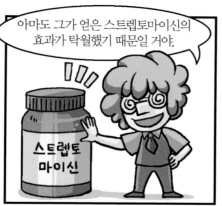

아마도 그가 얻은 스트렙토마이신의 효과가 탁월했기 때문일 거야.

스트렙토마이신

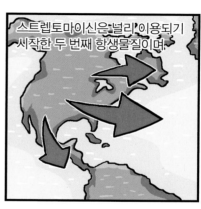

스트렙토마이신은 널리 이용되기 시작한 두 번째 항생물질이며,

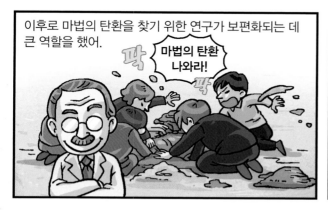

이후로 마법의 탄환을 찾기 위한 연구가 보편화되는 데 큰 역할을 했어.

팍

팍

마법의 탄환 나와라!

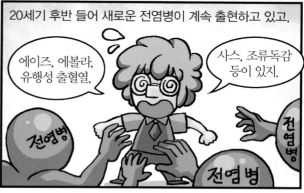

20세기 후반 들어 새로운 전염병이 계속 출현하고 있고,

에이즈, 에볼라, 유행성 출혈열,

사스, 조류독감 등이 있지.

전염병

전염병

전염병

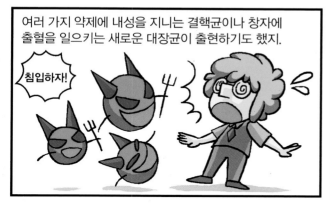

여러 가지 약제에 내성을 지니는 결핵균이나 창자에 출혈을 일으키는 새로운 대장균이 출현하기도 했지.

침입하자!

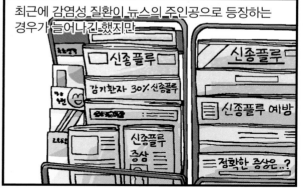

최근에 감염성 질환이 뉴스의 주인공으로 등장하는 경우가 늘어나긴 했지만,

신종플루

감기환자 30% 신종플루

신종플루 증상

신종플루

신종플루 예방

정확한 증상은..?

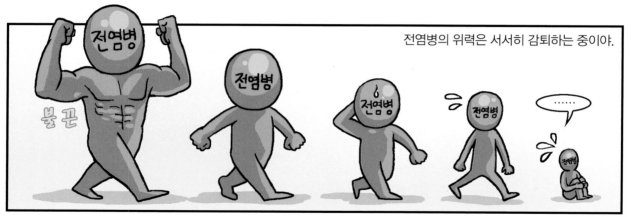

전염병의 위력은 서서히 감퇴하는 중이야.

전염병

불끈

전염병

전염병

전염병

……

전염병

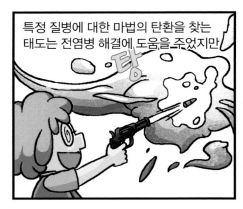

특정 질병에 대한 마법의 탄환을 찾는 태도는 전염병 해결에 도움을 주었지만

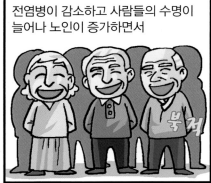

전염병이 감소하고 사람들의 수명이 늘어나 노인이 증가하면서

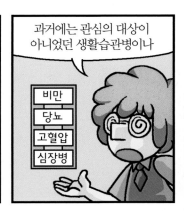

과거에는 관심의 대상이 아니었던 생활습관병이나

비만
당뇨
고혈압
심장병

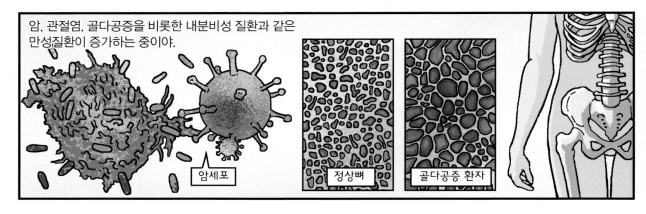

암, 관절염, 골다공증을 비롯한 내분비성 질환과 같은 만성질환이 증가하는 중이야.

암세포

정상뼈

골다공증 환자

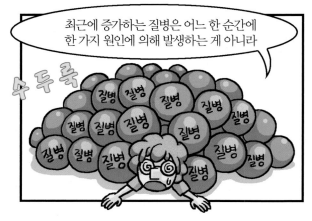

최근에 증가하는 질병은 어느 한 순간에 한 가지 원인에 의해 발생하는 게 아니라

질병

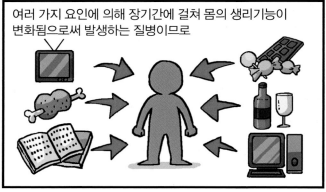

여러 가지 요인에 의해 장기간에 걸쳐 몸의 생리기능이 변화됨으로써 발생하는 질병이므로

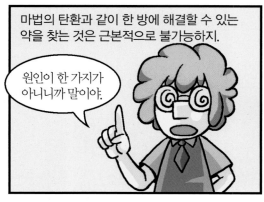

마법의 탄환과 같이 한 방에 해결할 수 있는 약을 찾는 것은 근본적으로 불가능하지.

원인이 한 가지가 아니니까 말이야.

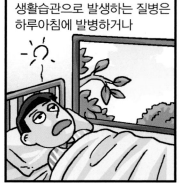

생활습관으로 발생하는 질병은 하루아침에 발병하거나

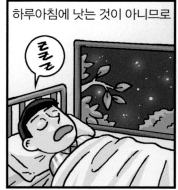

하루아침에 낫는 것이 아니므로

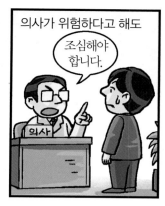

의사가 위험하다고 해도

조심해야
합니다.

의사

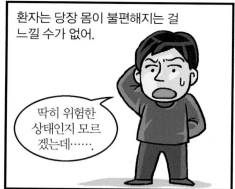

환자는 당장 몸이 불편해지는 걸
느낄 수가 없어.

딱히 위험한
상태인지 모르
겠는데……

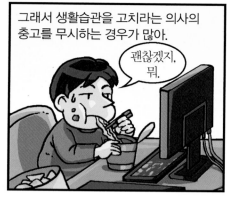

그래서 생활습관을 고치라는 의사의
충고를 무시하는 경우가 많아.

괜찮겠지,
뭐.

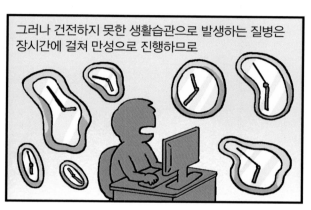

그러나 건전하지 못한 생활습관으로 발생하는 질병은
장시간에 걸쳐 만성으로 진행하므로

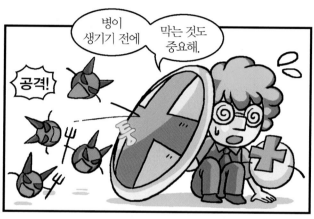

병이
생기기 전에

막는 것도
중요해.

공격!

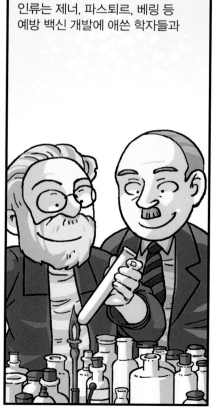

인류는 제너, 파스퇴르, 베링 등
예방 백신 개발에 애쓴 학자들과

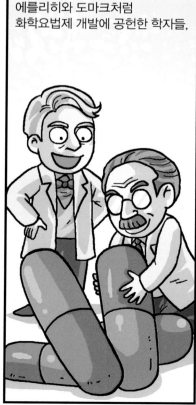

에를리히와 도마크처럼
화학요법제 개발에 공헌한 학자들,

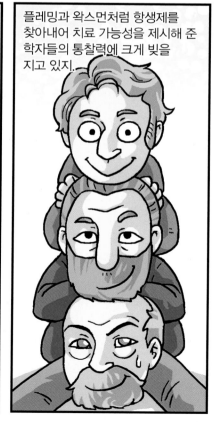

플레밍과 왁스먼처럼 항생제를
찾아내어 치료 가능성을 제시해 준
학자들의 통찰력에 크게 빚을
지고 있지.

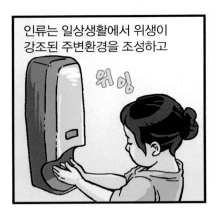

인류는 일상생활에서 위생이 강조된 주변환경을 조성하고

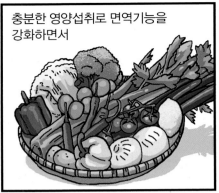

충분한 영양섭취로 면역기능을 강화하면서

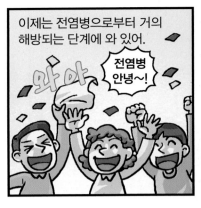

이제는 전염병으로부터 거의 해방되는 단계에 와 있어.

전염병 안녕~!

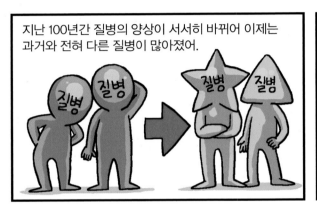

지난 100년간 질병의 양상이 서서히 바뀌어 이제는 과거와 전혀 다른 질병이 많아졌어.

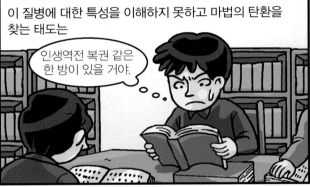

이 질병에 대한 특성을 이해하지 못하고 마법의 탄환을 찾는 태도는

인생역전 복권 같은 한 방이 있을 거야.

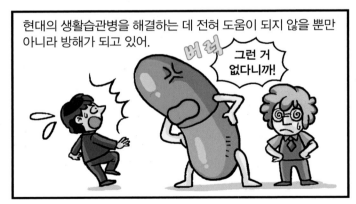

현대의 생활습관병을 해결하는 데 전혀 도움이 되지 않을 뿐만 아니라 방해가 되고 있어.

그런 거 없다니까!

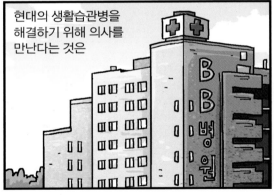

현대의 생활습관병을 해결하기 위해 의사를 만난다는 것은

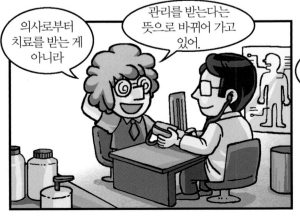

의사로부터 치료를 받는 게 아니라

관리를 받는다는 뜻으로 바뀌어 가고 있어.

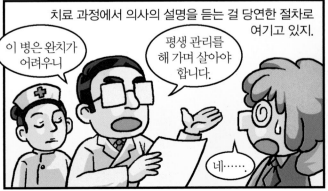

치료 과정에서 의사의 설명을 듣는 걸 당연한 절차로 여기고 있지.

이 병은 완치가 어려우니

평생 관리를 해 가며 살아야 합니다.

네……

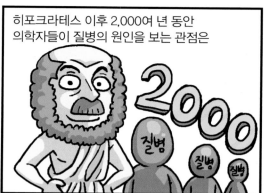

히포크라테스 이후 2,000여 년 동안 의학자들이 질병의 원인을 보는 관점은

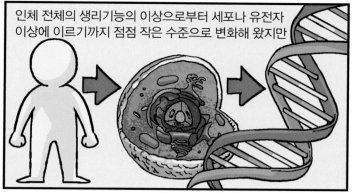

인체 전체의 생리기능의 이상으로부터 세포나 유전자 이상에 이르기까지 점점 작은 수준으로 변화해 왔지만

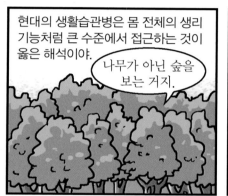

현대의 생활습관병은 몸 전체의 생리기능처럼 큰 수준에서 접근하는 것이 옳은 해석이야.

나무가 아닌 숲을 보는 거지.

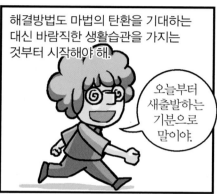

해결방법도 마법의 탄환을 기대하는 대신 바람직한 생활습관을 가지는 것부터 시작해야 해.

오늘부터 새출발하는 기분으로 말이야.

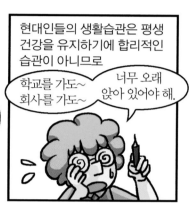

현대인들의 생활습관은 평생 건강을 유지하기에 합리적인 습관이 아니므로

학교를 가도~ 회사를 가도~

너무 오래 앉아 있어야 해.

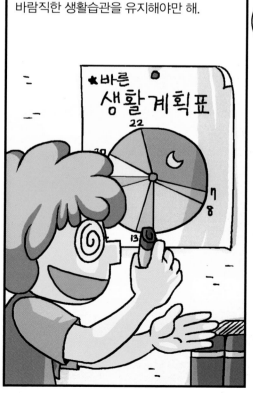

건강수명을 연장하기 위해서는 힘들더라도 바람직한 생활습관을 유지해야만 해.

★바른 생활계획표

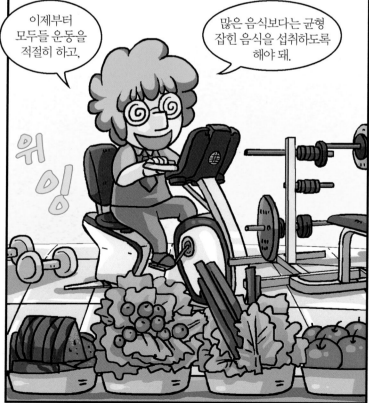

이제부터 모두들 운동을 적절히 하고,

많은 음식보다는 균형 잡힌 음식을 섭취하도록 해야 돼.

위 잉

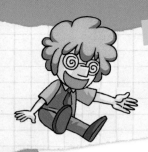

의료혜택과 국민복지

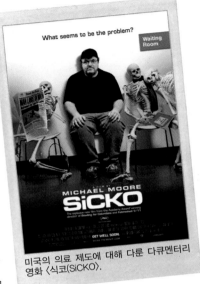

미국의 의료 제도에 대해 다룬 다큐멘터리 영화 〈식코(SiCKO)〉.

"생명은 돈과 바꿀 수 없다."

과연 좋은 말이야. 하지만 적극적인 치료를 받을 수 있다면 건강을 회복해 오래 살 수 있는 데도 막대한 치료비를 감당할 수가 없어서 치료를 포기하고 하루하루 건강이 악화되어 가는 과정을 받아들일 수밖에 없는 사람들이 우리 주변에도 있지.

아무리 돈보다 생명이 소중하다 해도 천문학적 비용이 들어가는 비싼 치료비를 국가나 사회가 대신 지불해 주지 않는다면 돈이 없어서 치료를 포기해야 하는 일이 생길 수밖에 없어. 더 살 수 있는 방법이 있음에도 불구하고 경제적인 어려움으로 의학 발전의 혜택을 볼 수 없게 된다면 환자나 보호자의 입장에서는 '치료라도 제대로 한 번 받아 봤으면 소원이 없겠다'고 생각하는 게 당연한 일이야.

개인의 병은 개인에게 책임이 있을까? 국가와 사회가 함께 책임을 져야 할까?

부주의로 높은 곳에서 떨어져 다리가 부러진 환자라면 내 잘못이라며 자위할 수도 있을 거야. 하지만 태풍 때문에 다리가 망가진 것을 모르고 지나가다 사고를 당하는 경우나 폐기물을 처리하는 공장에서 제대로 처리하지 못해 발생한 공기오염 물질에 의해 병에 걸린 경우라면 어떨까? 자신이 아닌 국가나 사회의 잘못으로 개인이 피해를 보고 있으니 치료해 달라고 요구하는 것은 합당한 요구에 해당이 돼. 복지정책이 잘 수립되어 있는 복지국가에서는 개인의 부담을 최소화한 의료혜택을 받을 수 있겠지만 복지정책이 부실한 나라에서는 자신과 관계없는 주변환경의 문제로 질병이 발생한 경우에도 개인이 모든 걸 감당해야 하니 굉장히 불합리

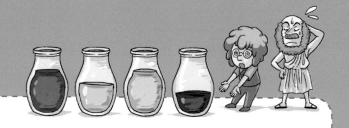

하다고 할 수 있겠지?

그런데 경제 문제가 해결되지 않으면 국가도 많은 혜택을 베풀 수가 없어. 진단도 쉽고 치료도 쉬운 질병이야 어떻게 해서라도 대책을 마련하겠지만, 진료를 받았음에도 불구하고 치료를 받지 못해 고생하는 사람들이 우리 주변에는 꽤 많이 있어. 이런 사람들에게 치료비를 각자 책임지라고 하면 개인에게 엄청난 부담이 될 거야. 국가가 나서서 해결해 주려고 하면 환자들은 몸이 완전히 회복될 때까지 의료혜택을 더 받고 싶어 할 테니 어느 정도로 지원을 제한할 것인가 하는 점이 모두 경제와 관련되어 있어.

국가에서는 보통 많은 사람들이 의료혜택을 누릴 수 있도록 복지정책에 의료를 포함시켜. 하지만 아주 값비싼 의료기기 사용을 무료로 할 것인지, 값싼 것만 무료로 제공하고 값비싼 것은 개인에게 부담을 시킬 것인지, 부자들은 의료비를 많이 내도록 하고 그렇지 못한 사람들은 의료비 자가부담을 줄일 것인지 등 어떤 기준을 적용할 것인가 하는 것이 쉬운 일이 아니야. 또 어떤 기준을 정하느냐에 따라 국가가 지불해야 할 경제적 부담이 달라지게 돼. 국민들의 세

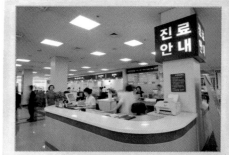

더 많은 의료기술을 제공하는 종합병원은 진료비가 매우 비싼 편이다.

금으로 재원을 마련해야 하는 국가의 입장에서는 세금을 거두는 문제부터 의료의 복지 수준을 결정하는 일까지 모두 경제와 연관되어 있다고 할 수 있지.

아직 공산주의를 유지하고 있는 몇몇 국가가 있기는 하지만 전 세계 대부분의 국가는 자본주의를 선택했어. 자본주의는 경제력을 기반으로 이루어진 제도인 만큼 이 제도 속에서 발전하고 운영되는 의학도 경제와 밀접한 관련을 지닌다고 할 수 있어.

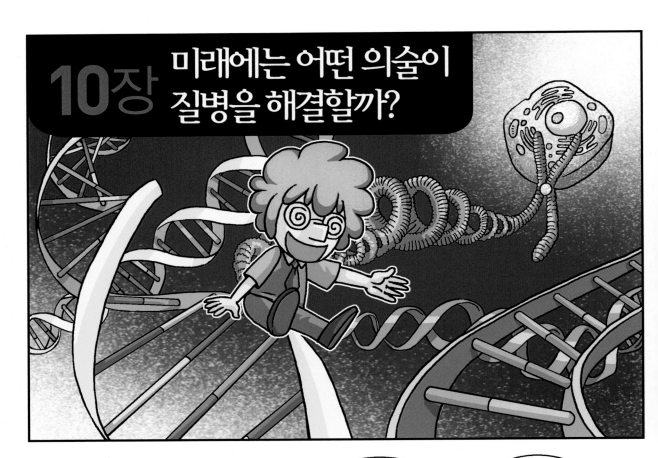

10장 미래에는 어떤 의술이 질병을 해결할까?

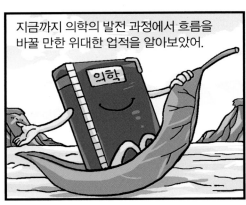

지금까지 의학의 발전 과정에서 흐름을 바꿀 만한 위대한 업적을 알아보았어.

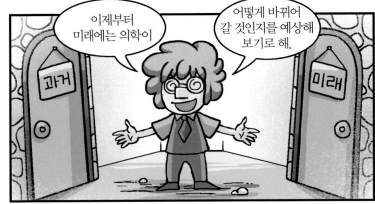

이제부터 미래에는 의학이

어떻게 바뀌어 갈 것인지를 예상해 보기로 해.

과거

미래

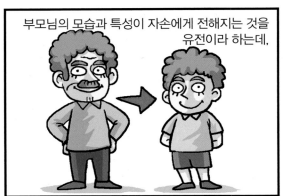

부모님의 모습과 특성이 자손에게 전해지는 것을 유전이라 하는데,

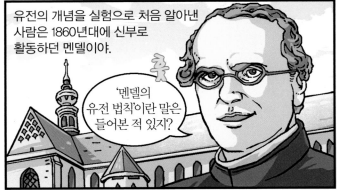

유전의 개념을 실험으로 처음 알아낸 사람은 1860년대에 신부로 활동하던 멘델이야.

'멘델의 유전 법칙'이란 말은 들어본 적 있지?

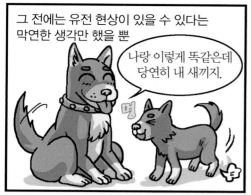

그 전에는 유전 현상이 있을 수 있다는 막연한 생각만 했을 뿐

나랑 이렇게 똑같은데 당연히 내 새끼지.

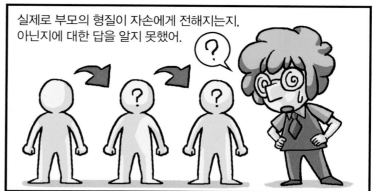

실제로 부모의 형질이 자손에게 전해지는지, 아닌지에 대한 답을 알지 못했어.

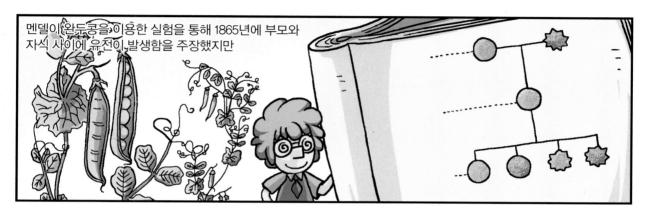

멘델이 완두콩을 이용한 실험을 통해 1865년에 부모와 자식 사이에 유전이 발생함을 주장했지만

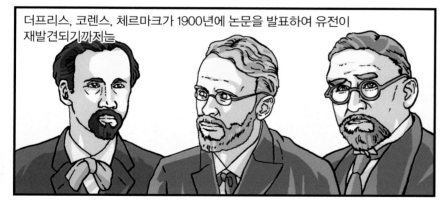

더프리스, 코렌스, 체르마크가 1900년에 논문을 발표하여 유전이 재발견되기까지는

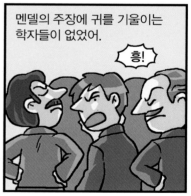

멘델의 주장에 귀를 기울이는 학자들이 없었어.

흥!

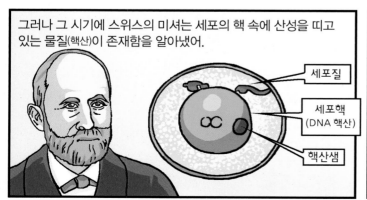

그러나 그 시기에 스위스의 미셔는 세포의 핵 속에 산성을 띠고 있는 물질(핵산)이 존재함을 알아냈어.

세포질

세포핵 (DNA 핵산)

핵산샘

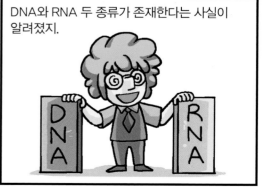

DNA와 RNA 두 종류가 존재한다는 사실이 알려졌지.

DNA

RNA

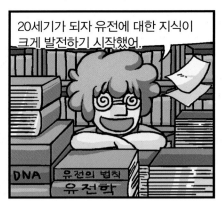

20세기가 되자 유전에 대한 지식이 크게 발전하기 시작했어.

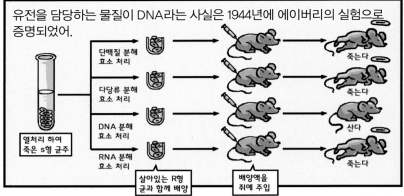

유전을 담당하는 물질이 DNA라는 사실은 1944년에 에이버리의 실험으로 증명되었어.

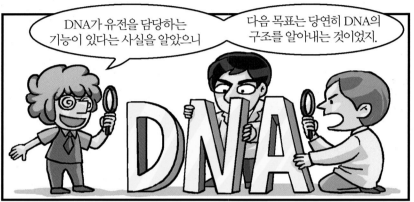

DNA가 유전을 담당하는 기능이 있다는 사실을 알았으니 다음 목표는 당연히 DNA의 구조를 알아내는 것이었지.

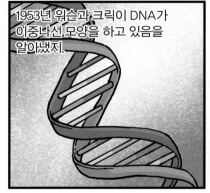

1953년 왓슨과 크릭이 DNA가 이중나선 모양을 하고 있음을 알아냈지.

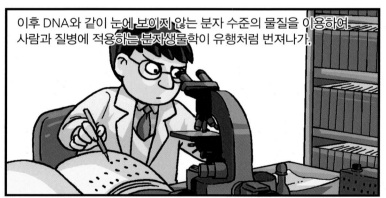

이후 DNA와 같이 눈에 보이지 않는 분자 수준의 물질을 이용하여 사람과 질병에 적용하는 분자생물학이 유행처럼 번져나가,

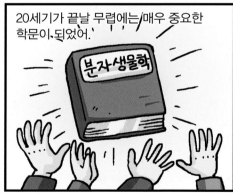

20세기가 끝날 무렵에는 매우 중요한 학문이 되었어.

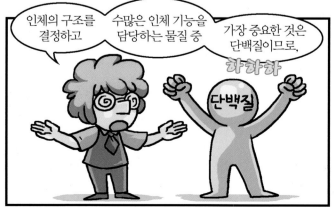

인체의 구조를 결정하고 수많은 인체 기능을 담당하는 물질 중 가장 중요한 것은 단백질이므로,

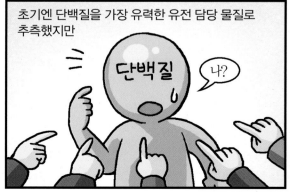

초기엔 단백질을 가장 유력한 유전 담당 물질로 추측했지만

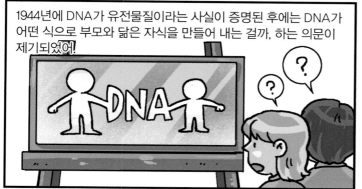

1944년에 DNA가 유전물질이라는 사실이 증명된 후에는 DNA가 어떤 식으로 부모와 닮은 자식을 만들어 내는 걸까, 하는 의문이 제기되었어!

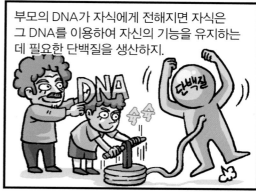

부모의 DNA가 자식에게 전해지면 자식은 그 DNA를 이용하여 자신의 기능을 유지하는 데 필요한 단백질을 생산하지.

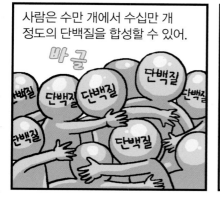

사람은 수만 개에서 수십만 개 정도의 단백질을 합성할 수 있어.

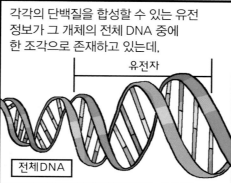

각각의 단백질을 합성할 수 있는 유전 정보가 그 개체의 전체 DNA 중에 한 조각으로 존재하고 있는데,

유전자

전체DNA

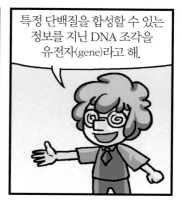

특정 단백질을 합성할 수 있는 정보를 지닌 DNA 조각을 유전자(gene)라고 해.

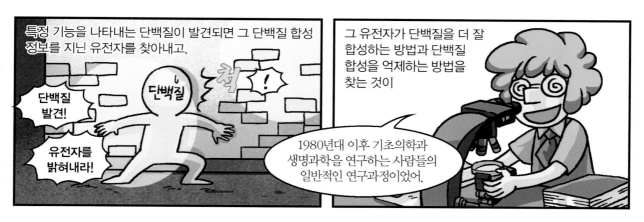

특정 기능을 나타내는 단백질이 발견되면 그 단백질 합성 정보를 지닌 유전자를 찾아내고,

단백질 발견!

유전자를 밝혀내라!

그 유전자가 단백질을 더 잘 합성하는 방법과 단백질 합성을 억제하는 방법을 찾는 것이

1980년대 이후 기초의학과 생명과학을 연구하는 사람들의 일반적인 연구과정이었어.

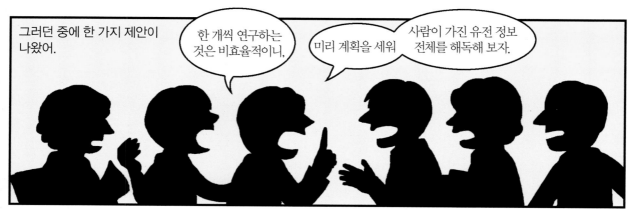

그러던 중에 한 가지 제안이 나왔어.

한 개씩 연구하는 것은 비효율적이니,

미리 계획을 세워

사람이 가진 유전 정보 전체를 해독해 보자.

23쌍의 염색체 안에 들어 있는 사람의 유전 정보의 총합인
유전체를 완전히 해독하자는 제안이었어.

유전체: 유전자+염색체

염색체

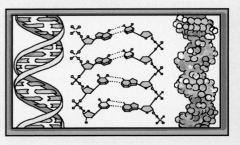

사람의 유전체는 모두 약 30억 개의 DNA
염기로 구성되어 있으므로,

이 제안이 처음 나온 1980년대에는 효용 가치가 확실하지 않은
연구를 위해 막대한 비용과 노력을 부담하는 건 불합리하다고
생각했지만,

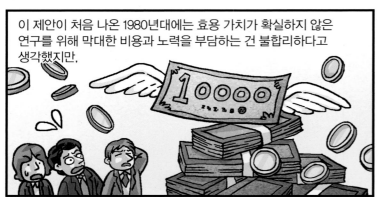

1990년부터 전 세계 연구진들이 협력하여
유전체 해독에 나선 이후,

함께해
봅시다!

좋아!

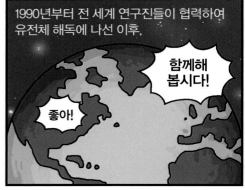

분자생물학 연구기법과 컴퓨터의
성능이 비약적으로 발전하면서

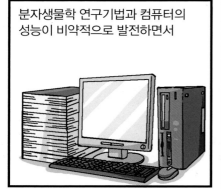

원래의 목표보다 더 빠른 2005년에

2005

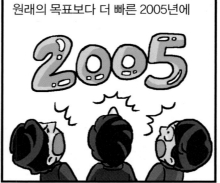

사람의 유전체를 해독하는
개가를 이루었어.

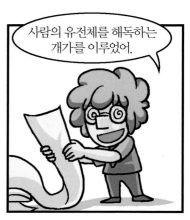

유전체 해독은 사람이 가진 유전체에 들어 있는 유전 정보를
활용할 수 있는 첫 단계를 통과했다는 의미야.

이제부터가 진짜
시작인 거지.

으
샤

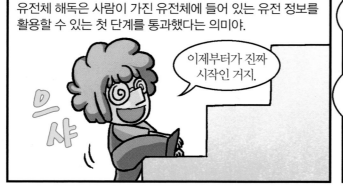

앞으로
더 많은 연구가
필요하겠지만,

조만간 유전체에
들어 있는 유전 정보를
이용하여

의학에 큰
도움을 줄 수
있는 일이

일어날 거라
기대해.

의 학

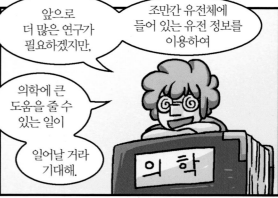

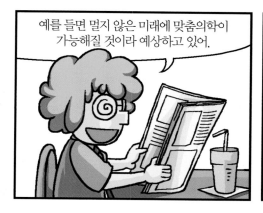

예를 들면 멀지 않은 미래에 맞춤의학이 가능해질 것이라 예상하고 있어.

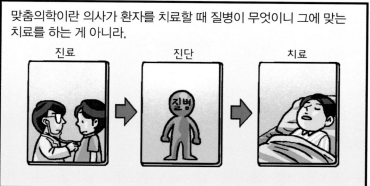

맞춤의학이란 의사가 환자를 치료할 때 질병이 무엇이니 그에 맞는 치료를 하는 게 아니라,

진료 → 진단 → 치료

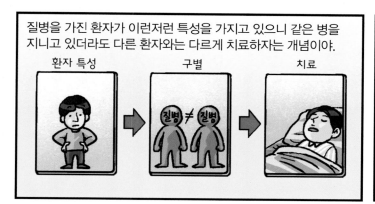

질병을 가진 환자가 이런저런 특성을 가지고 있으니 같은 병을 지니고 있더라도 다른 환자와는 다르게 치료하자는 개념이야.

환자 특성 → 구별 → 치료

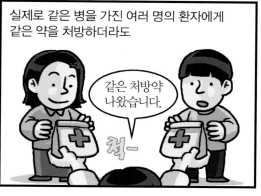

실제로 같은 병을 가진 여러 명의 환자에게 같은 약을 처방하더라도

같은 처방약 나왔습니다.

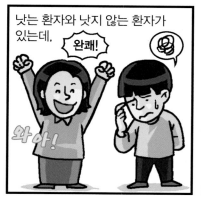

낫는 환자와 낫지 않는 환자가 있는데,

완쾌!

와아!

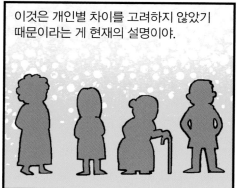

이것은 개인별 차이를 고려하지 않았기 때문이라는 게 현재의 설명이야.

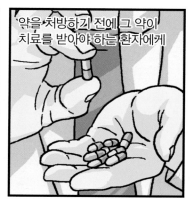

약을 처방하기 전에 그 약이 치료를 받아야 하는 환자에게

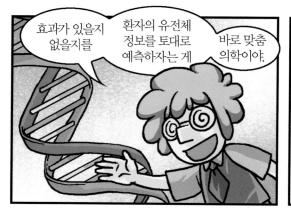

효과가 있을지 없을지를

환자의 유전체 정보를 토대로 예측하자는 게

바로 맞춤 의학이야.

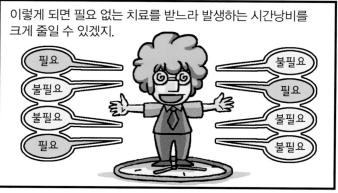

이렇게 되면 필요 없는 치료를 받느라 발생하는 시간낭비를 크게 줄일 수 있겠지.

필요 / 불필요
불필요 / 필요
불필요 / 불필요
필요 / 불필요

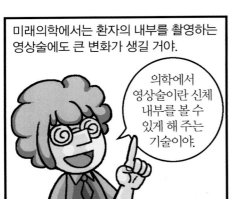

미래의학에서는 환자의 내부를 촬영하는 영상술에도 큰 변화가 생길 거야.

의학에서 영상술이란 신체 내부를 볼 수 있게 해 주는 기술이야.

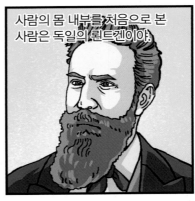

사람의 몸 내부를 처음으로 본 사람은 독일의 뢴트겐이야.

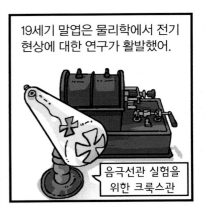

19세기 말엽은 물리학에서 전기 현상에 대한 연구가 활발했어.

음극선관 실험을 위한 크룩스관

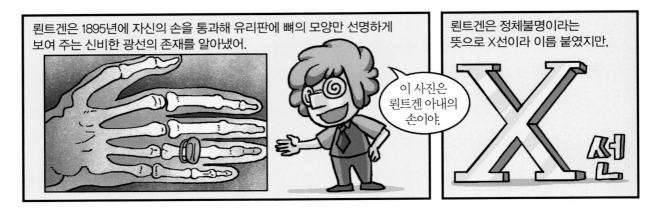

뢴트겐은 1895년에 자신의 손을 통과해 유리판에 뼈의 모양만 선명하게 보여 주는 신비한 광선의 존재를 알아냈어.

이 사진은 뢴트겐 아내의 손이야.

뢴트겐은 정체불명이라는 뜻으로 X선이라 이름 붙였지만,

X선

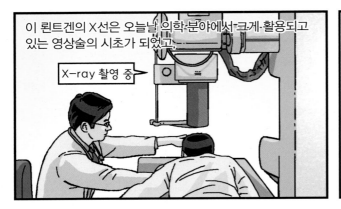

이 뢴트겐의 X선은 오늘날 의학 분야에서 크게 활용되고 있는 영상술의 시초가 되었고,

X-ray 촬영 중

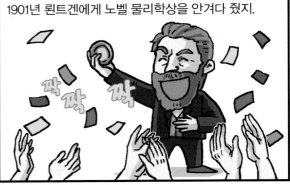

1901년 뢴트겐에게 노벨 물리학상을 안겨다 줬지.

짝 짝 짝

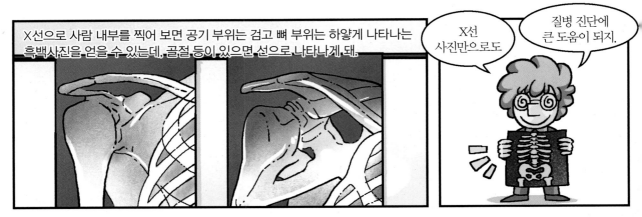

X선으로 사람 내부를 찍어 보면 공기 부위는 검고 뼈 부위는 하얗게 나타나는 흑백사진을 얻을 수 있는데, 골절 등이 있으면 선으로 나타나게 돼.

X선 사진만으로도

질병 진단에 큰 도움이 되지.

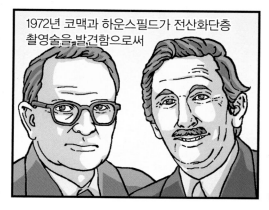

1972년 코맥과 하운스필드가 전산화단층 촬영술을 발견함으로써

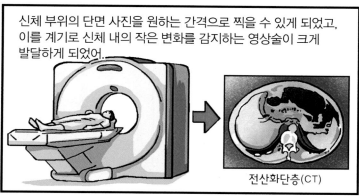

신체 부위의 단면 사진을 원하는 간격으로 찍을 수 있게 되었고, 이를 계기로 신체 내의 작은 변화를 감지하는 영상술이 크게 발달하게 되었어.

전산화단층(CT)

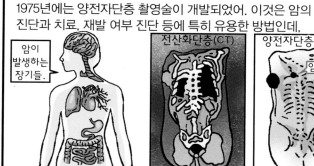

1975년에는 양전자단층 촬영술이 개발되었어. 이것은 암의 진단과 치료, 재발 여부 진단 등에 특히 유용한 방법인데,

암이 발생하는 장기들.

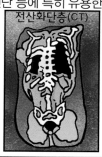

전산화단층(CT)

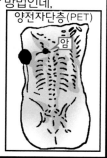

양전자단층(PET)

암

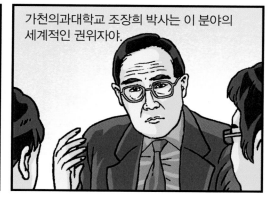

가천의과대학교 조장희 박사는 이 분야의 세계적인 권위자야.

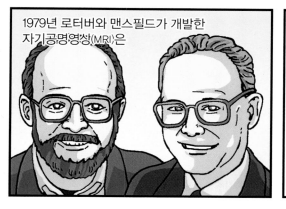

1979년 로터버와 맨스필드가 개발한 자기공명영상(MRI)은

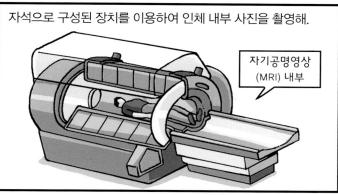

자석으로 구성된 장치를 이용하여 인체 내부 사진을 촬영해.

자기공명영상 (MRI) 내부

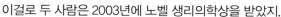

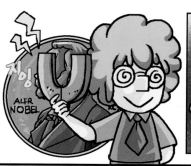

이걸로 두 사람은 2003년에 노벨 생리의학상을 받았지.

지잉

ALFR NOBEL

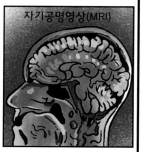

자기공명영상(MRI)

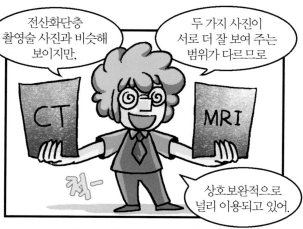

전산화단층 촬영술 사진과 비슷해 보이지만,

두 가지 사진이 서로 더 잘 보여 주는 범위가 다르므로

CT

MRI

척-

상호보완적으로 널리 이용되고 있어.

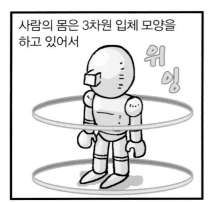

사람의 몸은 3차원 입체 모양을 하고 있어서

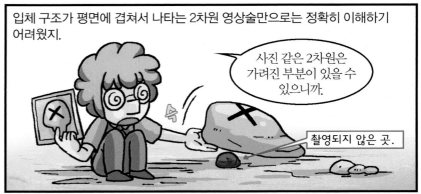

입체 구조가 평면에 겹쳐서 나타나는 2차원 영상술만으로는 정확히 이해하기 어려웠지.

사진 같은 2차원은 가려진 부분이 있을 수 있으니까.

촬영되지 않은 곳.

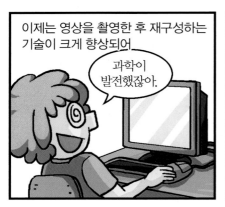

이제는 영상을 촬영한 후 재구성하는 기술이 크게 향상되어

과학이 발전했잖아.

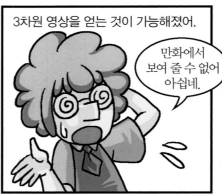

3차원 영상을 얻는 것이 가능해졌어.

만화에서 보여 줄 수 없어 아쉽네.

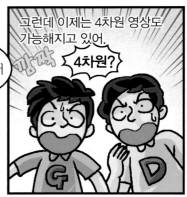

그런데 이제는 4차원 영상도 가능해지고 있어.

4차원?

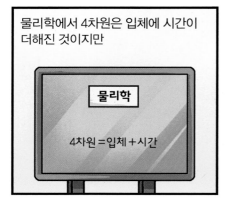

물리학에서 4차원은 입체에 시간이 더해진 것이지만

물리학

4차원 = 입체 + 시간

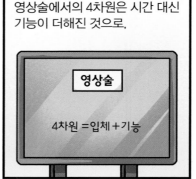

영상술에서의 4차원은 시간 대신 기능이 더해진 것으로,

영상술

4차원 = 입체 + 기능

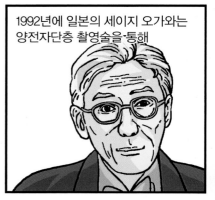

1992년에 일본의 세이지 오가와는 양전자단층 촬영술을 통해

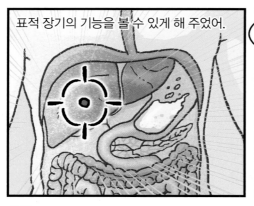

표적 장기의 기능을 볼 수 있게 해 주었어.

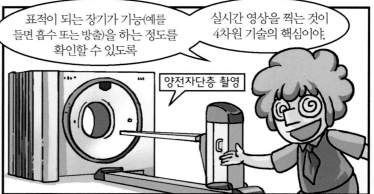

표적이 되는 장기가 기능(예를 들면 흡수 또는 방출)을 하는 정도를 확인할 수 있도록

실시간 영상을 찍는 것이 4차원 기술의 핵심이야.

양전자단층 촬영

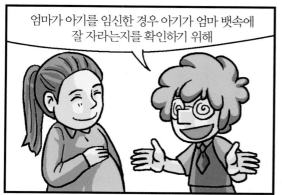

엄마가 아기를 임신한 경우 아기가 엄마 뱃속에 잘 자라는지를 확인하기 위해

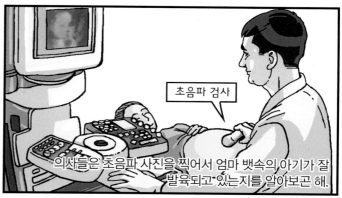

초음파 검사

의사들은 초음파 사진을 찍어서 엄마 뱃속의 아기가 잘 발육되고 있는지를 알아보곤 해.

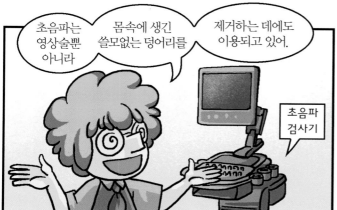

초음파는 영상술뿐 아니라

몸속에 생긴 쓸모없는 덩어리를

제거하는 데에도 이용되고 있어.

초음파 검사기

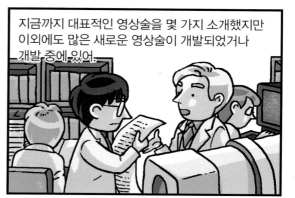

지금까지 대표적인 영상술을 몇 가지 소개했지만 이외에도 많은 새로운 영상술이 개발되었거나 개발 중에 있어.

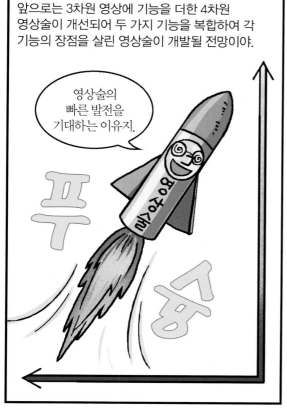

앞으로는 3차원 영상에 기능을 더한 4차원 영상술이 개선되어 두 가지 기능을 복합하여 각 기능의 장점을 살린 영상술이 개발될 전망이야.

영상술의 빠른 발전을 기대하는 이유지.

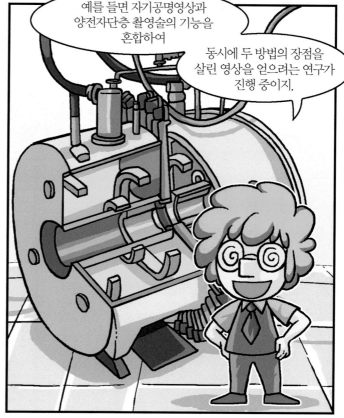

예를 들면 자기공명영상과 양전자단층 촬영술의 기능을 혼합하여

동시에 두 방법의 장점을 살린 영상을 얻으려는 연구가 진행 중이지.

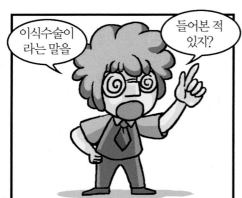

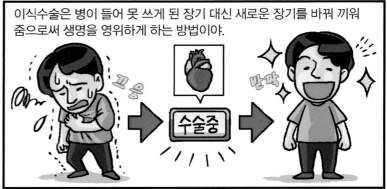

이식수술은 병이 들어 못 쓰게 된 장기 대신 새로운 장기를 바꿔 끼워 줌으로써 생명을 영위하게 하는 방법이야.

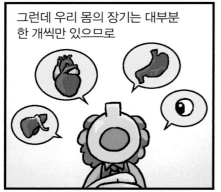

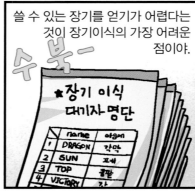

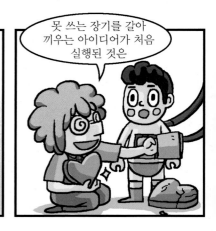

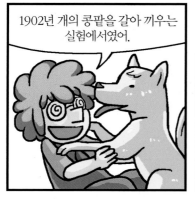

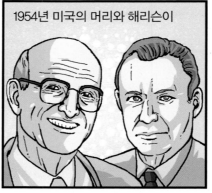

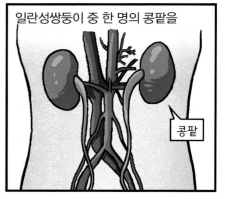

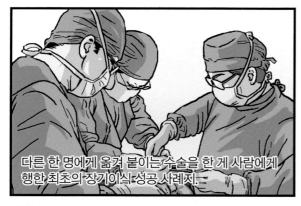

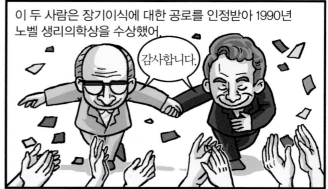

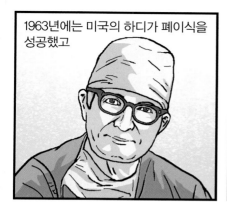

1963년에는 미국의 하디가 폐이식을 성공했고

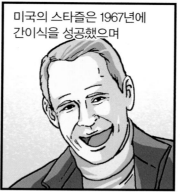

미국의 스타즐은 1967년에 간이식을 성공했으며

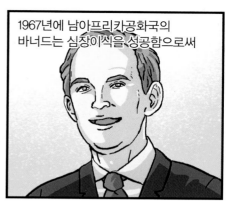

1967년에 남아프리카공화국의 바너드는 심장이식을 성공함으로써

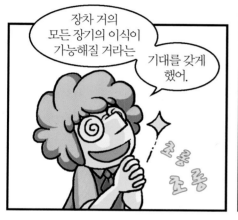

장차 거의 모든 장기의 이식이 가능해질 거라는 기대를 갖게 했어.

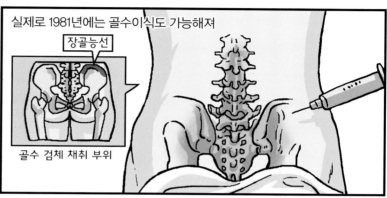

실제로 1981년에는 골수이식도 가능해져

장골능선

골수 검체 채취 부위

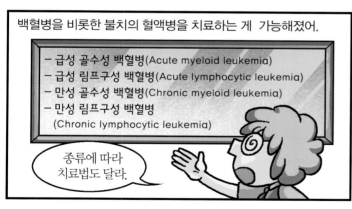

백혈병을 비롯한 불치의 혈액병을 치료하는 게 가능해졌어.

- 급성 골수성 백혈병(Acute myeloid leukemia)
- 급성 림프구성 백혈병(Acute lymphocytic leukemia)
- 만성 골수성 백혈병(Chronic myeloid leukemia)
- 만성 림프구성 백혈병
  (Chronic lymphocytic leukemia)

종류에 따라 치료법도 달라.

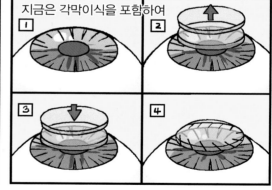

지금은 각막이식을 포함하여

1 2 3 4

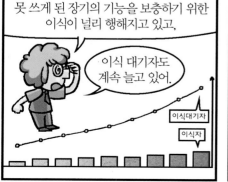

못 쓰게 된 장기의 기능을 보충하기 위한 이식이 널리 행해지고 있고,

이식 대기자도 계속 늘고 있어.

이식대기자
이식자

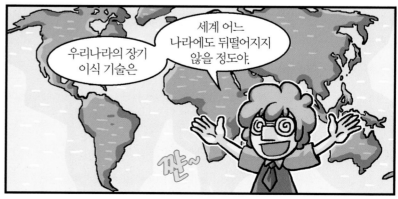

우리나라의 장기 이식 기술은

세계 어느 나라에도 뒤떨어지지 않을 정도야.

장기이식은 특정 장기가 기능을 못하여 생명을 잃을 위기에 처한 사람을 살리기 위한 것인데

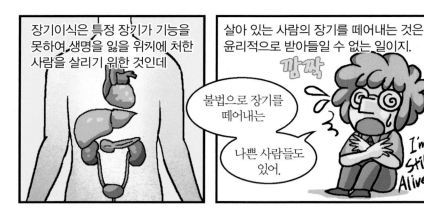

살아 있는 사람의 장기를 떼어내는 것은 윤리적으로 받아들일 수 없는 일이지.

깜짝

불법으로 장기를 떼어내는

나쁜 사람들도 있어.

I'm Still Alive!

현재는 뇌사 판정을 받아 살아날 가능성이 없는 사람들의 장기를

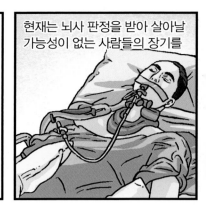

다른 사람에게 이식해 주는 방법을 쓰고 있어.

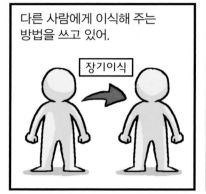

장기이식

의학기술이 하루가 다르게 발전하다 보니 이제는 심장, 폐, 간, 콩팥 등 어떤 장기든 못 쓰게 되면 새로운 것으로 바꿔 주는 일이 가능해졌어.

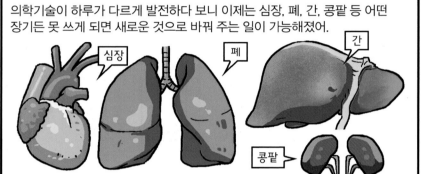

심장

폐

간

콩팥

과거보다는 수명을 길게 연장시키는 일이 가능해졌으니 적당한 공여자만 있으면 생명을 구하는 일이 훨씬 쉬워졌지.

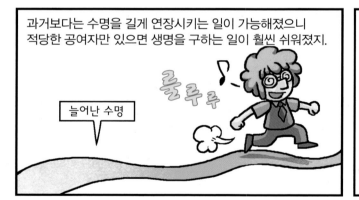

늘어난 수명

룰루루♪

그러나 생명을 구할 수 있는 사람들의 수에 비하면 구할 수 있는 장기의 수가 턱없이 부족한 상태야.

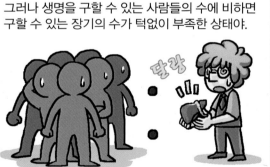

달랑

미래에는 의학기술이 더 발전할 테니 죽어 가는 생명을 살릴 수 있는 환자는 더 늘어날 것이고

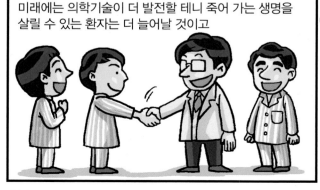

뇌사에 빠질 환자는 더 줄어들 것으로 예상되므로

장기이식으로 생명을 구하는 일이 더 줄어들지 않을까 걱정이 될 정도야.

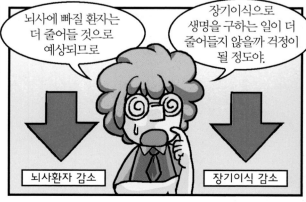

뇌사환자 감소

장기이식 감소

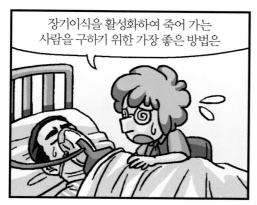

장기이식을 활성화하여 죽어 가는 사람을 구하기 위한 가장 좋은 방법은

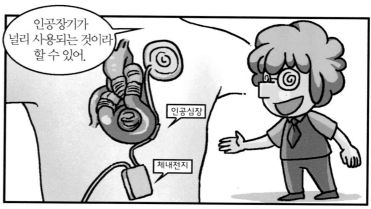

인공장기가 널리 사용되는 것이라 할 수 있어.

인공심장

체내전지

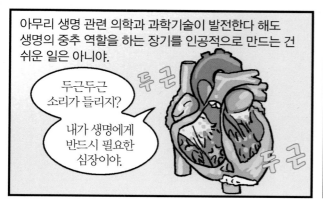

아무리 생명 관련 의학과 과학기술이 발전한다 해도 생명의 중추 역할을 하는 장기를 인공적으로 만드는 건 쉬운 일은 아니야.

두근두근 소리가 들리지?

내가 생명에게 반드시 필요한 심장이야.

두 근

두 근

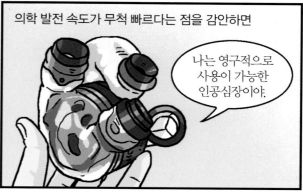

의학 발전 속도가 무척 빠르다는 점을 감안하면

나는 영구적으로 사용이 가능한 인공심장이야.

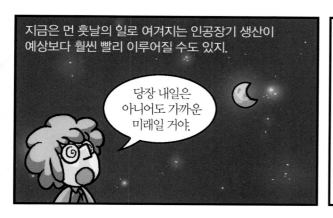

지금은 먼 훗날의 일로 여겨지는 인공장기 생산이 예상보다 훨씬 빨리 이루어질 수도 있지.

당장 내일은 아니어도 가까운 미래일 거야.

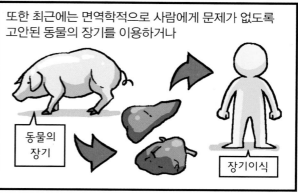

또한 최근에는 면역학적으로 사람에게 문제가 없도록 고안된 동물의 장기를 이용하거나

동물의 장기

장기이식

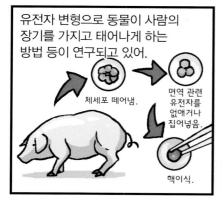

유전자 변형으로 동물이 사람의 장기를 가지고 태어나게 하는 방법 등이 연구되고 있어.

체세포 떼어냄.

면역 관련 유전자를 없애거나 집어넣음.

핵이식.

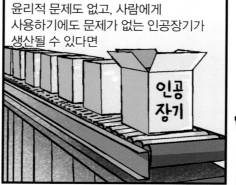

윤리적 문제도 없고, 사람에게 사용하기에도 문제가 없는 인공장기가 생산될 수 있다면

인공 장기

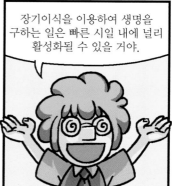

장기이식을 이용하여 생명을 구하는 일은 빠른 시일 내에 널리 활성화될 수 있을 거야.

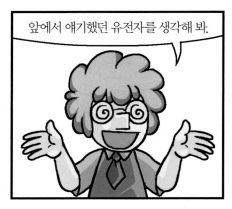
앞에서 얘기했던 유전자를 생각해 봐.

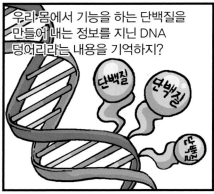
우리 몸에서 기능을 하는 단백질을 만들어 내는 정보를 지닌 DNA 덩어리라는 내용을 기억하지?
단백질
단백질

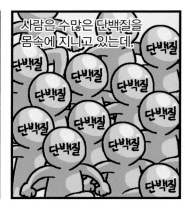
사람은 수많은 단백질을 몸속에 지니고 있는데,
단백질

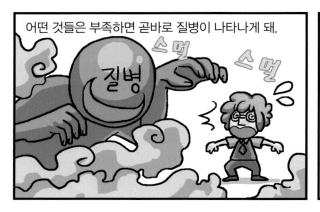
어떤 것들은 부족하면 곧바로 질병이 나타나게 돼.
스멀 스멀
질병

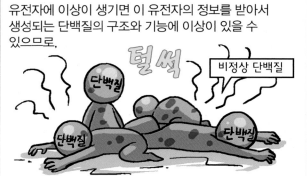
유전자에 이상이 생기면 이 유전자의 정보를 받아서 생성되는 단백질의 구조와 기능에 이상이 있을 수 있으므로,
털썩
비정상 단백질
단백질

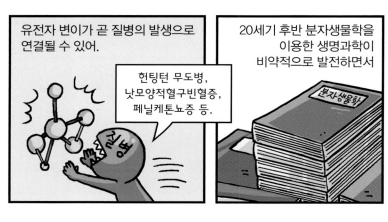
유전자 변이가 곧 질병의 발생으로 연결될 수 있어.
헌팅턴 무도병, 낫모양적혈구빈혈증, 페닐케톤뇨증 등.

20세기 후반 분자생물학을 이용한 생명과학이 비약적으로 발전하면서
분자생물학

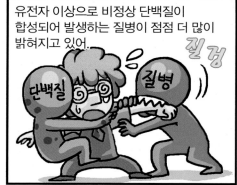
유전자 이상으로 비정상 단백질이 합성되어 발생하는 질병이 점점 더 많이 밝혀지고 있어.
단백질
질병
질겅

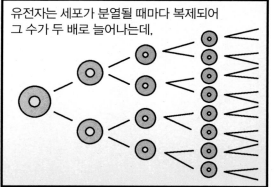
유전자는 세포가 분열될 때마다 복제되어 그 수가 두 배로 늘어나는데,

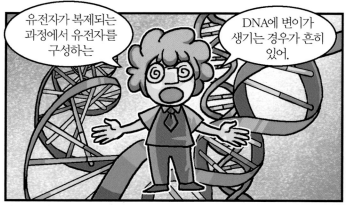
유전자가 복제되는 과정에서 유전자를 구성하는
DNA에 변이가 생기는 경우가 흔히 있어.

유전자 변이로 비정상 단백질이 합성되어 몸속에 있게 되면

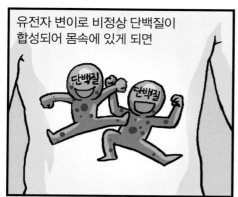

이를 제거하거나 정상적인 기능을 하도록 고치는 것은 쉬운 일이 아니야.

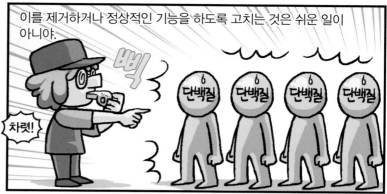

빽

차렷!

그래서 새롭게 도입한 유전자 치료법은 비정상 유전자의 기능을 막거나 제거하고 정상 유전자를 주입시켜 주는 방법이야.

⭕ 정상
🔺 비정상

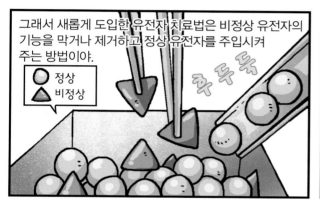

쭈두둑

인슐린 유전자가 이자(췌장)의 베타세포에서만 형성되는 것처럼,

췌장

베타세포

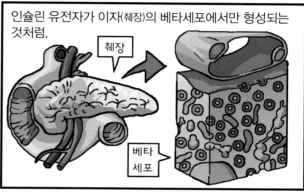

사람의 특정 유전자는 특정 단백질을 합성하는 부위가 정해져 있는 경우가 많아.

유전자

단백질

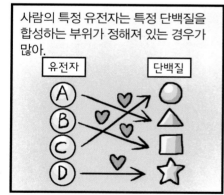

그래서 목표로 하는 유전자에 따라 유전자 치료법이 달라져야 한다는 거야.

우르르

A유전자

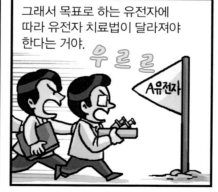

아직 실용화하지는 않았지만 각종 질환에 대한 유전자 치료법이 많이 연구되는 중이지.

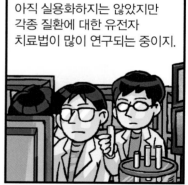

유전자 치료는 1990년 미국에서 최초로 시도되었는데

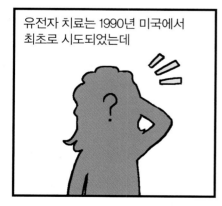

중증복합면역결핍증에 걸린 여자 어린이가 그 대상이었어.

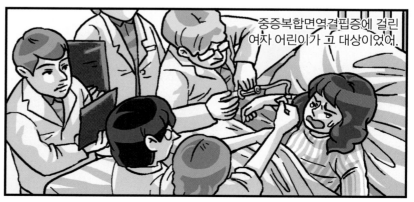

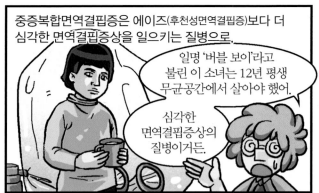

중증복합면역결핍증은 에이즈(후천성면역결핍증)보다 더 심각한 면역결핍증상을 일으키는 질병으로,

일명 '버블 보이'라고 불린 이 소녀는 12년 평생 무균공간에서 살아야 했어.

심각한 면역결핍증상의 질병이거든.

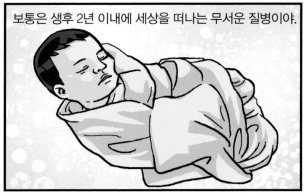

보통은 생후 2년 이내에 세상을 떠나는 무서운 질병이야.

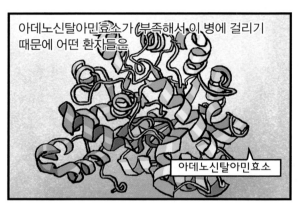

아데노신탈아민효소가 부족해서 이 병에 걸리기 때문에 어떤 환자들은

아데노신탈아민효소

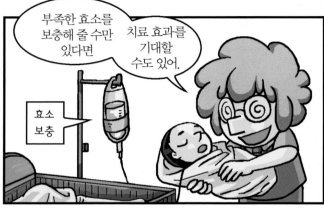

부족한 효소를 보충해 줄 수만 있다면

치료 효과를 기대할 수도 있어.

효소 보충

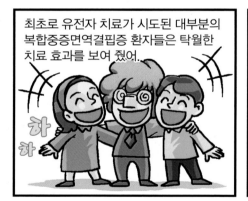

최초로 유전자 치료가 시도된 대부분의 복합중증면역결핍증 환자들은 탁월한 치료 효과를 보여 줬어.

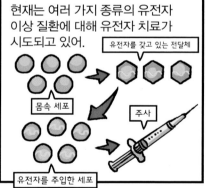

현재는 여러 가지 종류의 유전자 이상 질환에 대해 유전자 치료가 시도되고 있어.

유전자를 갖고 있는 전달체

몸속 세포

주사

유전자를 주입한 세포

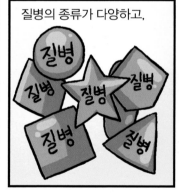

질병의 종류가 다양하고,

질병

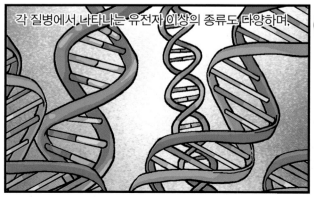

각 질병에서 나타나는 유전자 이상의 종류도 다양하며,

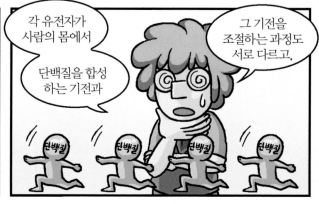

각 유전자가 사람의 몸에서

단백질을 합성하는 기전과

그 기전을 조절하는 과정도 서로 다르고,

단백질

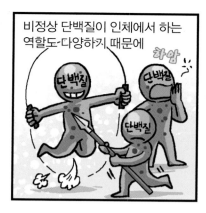

비정상 단백질이 인체에서 하는
역할도 다양하기 때문에

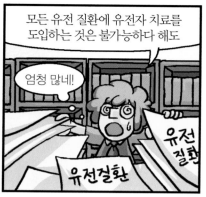

모든 유전 질환에 유전자 치료를
도입하는 것은 불가능하다 해도

엄청 많네!

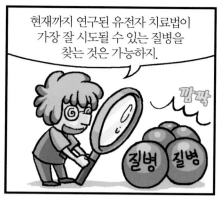

현재까지 연구된 유전자 치료법이
가장 잘 시도될 수 있는 질병을
찾는 것은 가능하지.

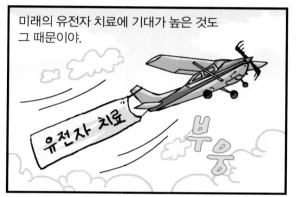

미래의 유전자 치료에 기대가 높은 것도
그 때문이야.

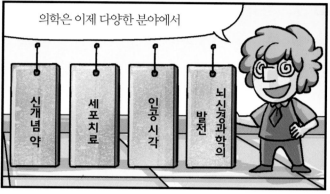

의학은 이제 다양한 분야에서

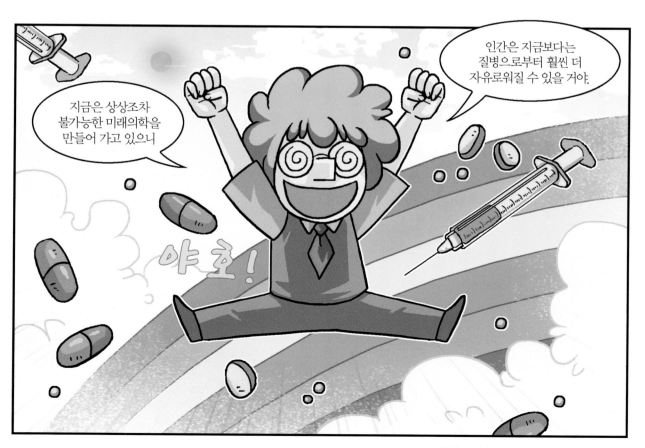

지금은 상상조차
불가능한 미래의학을
만들어 가고 있으니

인간은 지금보다는
질병으로부터 훨씬 더
자유로워질 수 있을 거야.

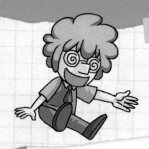

의학은 과학일까, 인문학일까?

학문을 크게 인문학(사회학 포함)과 과학으로 구분한다면 의학은 과학일까, 인문학일까?

얼른 생각해서는 의학도 과학의 한 분야라 생각하기가 쉬워. 고등학교에서 장차 의학을 공부하고자 하는 학생들은 이과를 선택하는 걸 봐도 의학은 과학의 한 분야임에 틀림이 없어. 그런데 의학이 과학만으로 구성되어 있다는 생각은 전체적으로 바라보지 못한 편협한 시각이야. 특정 질병이 생기면 특정 약이나 특정 치료법만이 유용하다는 사고에 얽매여 있는 거지.

20세기에 들어서 과학적 연구방법을 도입한 결과 의학이 비약적으로 발전한 것은 틀림없는 사실이야. 그런데 의학 발전의 패러다임을 바꿀 만한 사고의 혁신은 보통 인문학적 사고로 이루어진다는 사실을 간과해서는 안 돼.

환자가 의사를 신뢰하고 의사의 지시를 잘 따르는 경우와 의사의 처방을 의심하면서 계속해서 의사의 지시를 무시하는 경우, 어느 편이 질병 해결에 도움이 될 것인지 잘 생각해 봐. 의사가 환자를 치료하기 위해서는 의학지식과 의술을 행하는 기술도 중요하지만 환자를 대하는 태도도 그 못지않게 중요해.

질병은 일단 발생한 후에 치료하기보다 미리 예방하는 편이 더 효과적인 질병대처법이라고 할 수 있어. 예방을 위해 힘쓰는 편이 국민보건 향상에도 도움이 돼. 그런데 사람의 몸에서 일어나는 특정 현상을 질병이라 간주할 것인지, 아닌지를 결정하는 질병관 형성에는 과학보다는 인문학적 사고가 더 중요한 역할을 해.

사람이 나이를 먹어 가는 과정을 가리키는 노화는 자연적인 현상이니 순응하는 게 옳을까? 자연적인 현상이긴 하지만 사람이 개입하여 변화를 일으켜 삶에 더 도움이 되도록 개선해야 할 대상으로 보는 게 옳을까?

오래 산다는 것 자체에 감지덕지하던 시절에는 날씨가 궂

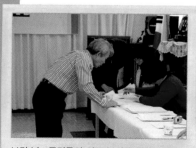

보건소는 주민들의 의료 복지를 위한 기관.

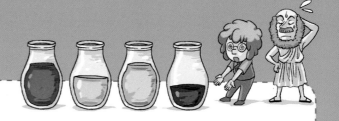

어 관절이 아픈 것은 나이가 많으면 당연히 생기는 일이라 여겼지, 그것을 질병으로 생각하지 않았어. 그러나 오늘날에는 나이가 들었다고 몸이 아프다는 것을 당연하게 여기지 않게 되었어. 참아야 할 고통이 아니라 바로잡아야 할 이상으로 여기게 거야. 노인들이 건강을 잘 유지하기 위한 방법을 연구하다 보니 노인의학이 크게 발전하게 되었고, 이제는 노인이라 해도 누구나 의료혜택을 누리고 건강하게 장수하는 걸 당연하게 생각하게 되었지.

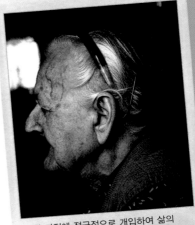

노화 과정에 적극적으로 개입하여 삶의 질을 높이는 것이 현대 고령화 사회의 중요한 문제다.

아기들이 걸음마를 시작할 때 발가락 부분이 안쪽을 향하는 경우를 흔히 볼 수 있어. 대부분은 나이가 들면서 11자 모양으로 걷게 되는 것이 정상이야. 그러나 일부 어린이들은 나이가 들어도 한자의 八자 모양으로 발가락 부분이 안쪽을 향하게 걷는 경우가 있는데, 그대로 두면 성인이 되어서는 일어서지 못할 정도로 심각한 이상증세가 생기기도 해. 아기들이 八자 모양으로 걸어도 오래전에는 자라면 나을 거라 방치했고, 혹시 낫지 않는 경우에도 개인의 불행쯤으로 여겼지. 하지만 지금은 조금이라도 八자 모양이 심하거나 남들보다 늦은 시기에도 11자 모양으로 걷지 않으면 당장 병원으로 향하는 것도 八자 걸음을 대하는 질병관이 변했기 때문이라 할 수 있어.

"질병을 어떻게 볼 것인가?" "의학을 어떻게 대할 것인가?" 하는 것은 과학이라기보다는 인문학의 영역에 속한다고 할 수 있어. 하지만 이러한 태도에 따라 의사가 환자의 이상을 바로잡아 주는 과정에 현격한 차이가 생기니 의학은 인문학과 과학이 합쳐진 학문이라 할 수밖에 없어. 이것이 바로 의학을 융합학문이라고 주장하는 이유야.

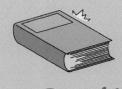

융합형 인재를 위한 교과서 넘나들기 핵심 노트

넘나들며 읽기

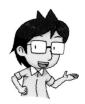

새롭고 창의적인 키워드를 만들어 내기 위해서는 기존의 개념을 잘 이해해야 합니다. 창의적인 것이란 이 세상에 존재하지 않는 것을 만들어 내는 것이 아니라 기존의 것들을 잘 섞고 혼합하여 폭을 넓히면서 만들어지는 것이니까요. 이 책에서 읽은 내용을 바탕으로 창의적인 사고를 펼쳐 볼까요?

현대의학과 전통의학은 대립하는 것일까요?

조선시대 왕들의 평균수명은 얼마였을까요? 간혹 영조처럼 82세까지 장수한 왕이 있었지만 대부분 40세를 넘기기 어려웠어요. 평균을 계산해 보면 46.3세이지요. 오늘날 한국인의 평균수명이 80세를 넘겼으니 지금과 비교하면 35년 정도 짧은 셈이에요. 이렇게 평균수명이 획기적으로 늘어난 데는 여러 가지 원인이 있겠지만 가장 큰 공은 아마도 현대의학에 돌아갈 거예요. 덕분에 우리는 조선시대의 왕보다 두 배나 긴 인생을 누릴 수 있게 되었지요.

그런데 혹시 뭔가 이상하다고 생각한 적은 없나요? 지금 우리는 우리보다 평균수명이 짧았던 조선시대 사람들보다 더 건강한 삶을 살고 있는 걸까요? 우리 주변을 보면 요즘 한두 가지 병력을 가지고 있지 않은 사람이 별로 없어요. 할 아버지는 고혈압에 시달리고, 할머니는 당뇨와 골다공증이 있고, 아버지는 지 방간 진단을 받고, 어머니는 변비를 앓곤 해요. 학교에서도 아토피 피부염이나 알레르기성 질환을 달고 사는 친구들을 흔하게 찾아볼 수 있지요.

의학이 눈부시게 발달해 있다는 오늘날, 인류가 질병으로 받는 고통은 줄 어들고 있다고 말할 수 있을까요? 오히려 원인 불명의 질병과 난치병과 불치병 이 만연하고, 신종 인플루엔자 A 같은 새로운 바이러스나 증후가 질병 목록을 새롭게 채우고 있어요. 매일 새로운 약이 쏟아져 나오지만 질병으로 고통 받는 사람들의 숫자는 좀처럼 줄어들 기미가 보이지 않아요.

그래서 일부에서는 질병을 대하는 현대의학의 접근방법에 문제가 있다는 주 장이 나오기도 해요. 현대의학은 암이 발견되면 수술을 해서 잘라 내거나, 방 사선으로 태워 버리고, 항암제로 없애 버리려고 하지요. 그러니까 암이라는 병 의 결과를 없애는 데만 집중할 뿐, 그런 결과를 만들어 낸 원인에 대한 치료는 소홀한 실정이라는 거지요. 혈압을 예로 들어 볼까요? 혈압은 온몸의 세포에 영양분과 수분, 산소, 백혈구, 면역물질, 호르몬 등을 보내기 위한 심장의 힘이 에요. 그렇다면 그 힘이 커져서 혈압을 상승시키는 이유가 있을 텐데, 현대의학 은 일단 혈압을 낮추는 치료에만 치중하지요.

또 한편으로 현대의학은 지나치게 세분화되어 있어서 환자 개개인에 대한 종 합적인 진단이 어렵고, 특정 검사 결과에 의존하는 경향이 높아서 감성적인 접 근이 떨어진다는 비판도 있어요. 이런 이유 때문에 어떤 사람들은 현대의학에 는 분명한 한계가 있고, 그 해답을 전통의학에서 찾아야 한다고 말하기도 해 요.

전통의학과 현대의학이 좀 더 분명하게 충돌하는 예를 하나 더 들어 볼까 요? 아르헨티나의 어떤 원주민 정착촌에서는 천 년 넘게 전통 생활방식을 이어 오고 있어요. 이곳 주민들은 병이 나면 대부분 주술사의 치료에 자신들을 맡겨요. 주술사는 평범한 감기에서부터 정신질환과 피부질환까지 못 고치는 병이 없지요. 일반적인 의료가 의사와 기술, 약에 의존하는 반면, 주술사는 대자연의 어머니와 안개 낀 산의 정경에서 얻는 힘을 치료제로 삼지요.

현대의학의 우수성을 주장하는 사람들은 아르헨티나의 원주민들이 그들만의 비방(秘方)을 가지고 있다고 하더라도 현대의학의 혜택을 받는 것에 비해 더 훌륭한 의료혜택을 누리고 있다고 볼 수 없다고 반박해요. 그러나 정작 원주민들은 현대 의약품으로 고치지 못하는 피부병을 오히려 주술사가 고칠 때도 많다면서 전통의학의 힘을 믿어요. 그리고 자신들이 의지하고 있는 전통의술도 현대의학과 마찬가지로 똑같이 존중받아야 한다고 주장해요.

현대의학과 전통의학은 분명히 몸과 마음을 이해하는 체계와 관점이 서로 달라요. 하지만 다르다는 것이 선악이나 우열을 가르는 기준이 될 수 있는 것은 결코 아닐 거예요. 현대와 전통의 대립은 단지 의학 분야에서만 나타나는 현상이 아니에요. 이 문제는 사회 전 분야에 광범위하게 퍼져 있고, 바로 이런 과정에서 여러 문화 현상이 나타나거나 사라지고 있어요. 우리들은 언제나 전통과 현대의 대립과 융합 속에서 살아가고 있다고 해도 지나친 말이 아니지요. 현대의학과 전통의학, 서로 다른 이 두 가지 의학이 어떻게 서로를 인정하고 함께 발전해 나갈 수 있는지 생각해 보는 것은 그래서 매우 중요한 일이랍니다.

더 생각해 보기

• 주변에서 보고 듣거나 호기심이 생기는 문제 중에서 수학적인 방법으로 해결할 수 있는 문제를 찾아보세요. 그리고 그 문제를 풀지는 못해도 좋으니 어떤 수학 분야가 그 문제를 다루는지를 알아보세요.

넘나들며 질문하기

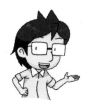

창의적 독서란 책이 주는 정보를 정보 그대로 이해하는 것이 아니라 자기 것으로 만드는 독서를 일컫는 말입니다. 이 책에서 넘나들기를 한 분야 외에 세상의 많은 분야와 정보가 모두 이 책을 중심으로 뻗어나갈 수 있을 것입니다. 이 질문은 여러분들이 창의적인 상상을 할 수 있도록 도와주는 것들입니다. 최선의 답은 있으나 정답이 있는 것은 아닙니다. 책의 내용과 관련지어 다음과 같은 질문들에 간단하게 생각을 해 봅시다.

질문

한국에 있는 가장 높은 건물은 무엇인지 아세요? 도곡동에 있는 타워팰리스라고 해요. 무려 264미터에 달하죠. 하지만 여러분이 이 건물의 높이를 모른다면 이 건물의 높이를 어떻게 잴 수 있을까요? 효율적이지 않아도 좋으니 많은 방법을 상상해 보세요.

_____

_____

_____

_____

_____

힌트!

예를 들어, 건물 꼭대기까지 뛰어 올라가는 시간을 측정해서 평균 속력으로 나눈다는 방법을 생각해도 괜찮아요. 다만 '일정한 속력'으로 70여 층을 계속 뛰어올라가는 게 불가능하겠지만요.

질문

현주네 할머니가 그러시는데, 옛날에는 결핵에 걸린 사람들이 참 많았대요. 그래서 한때 '결핵은 가난의 병'이라는 말이 유행했다고 하네요. 그런데 실제로 가난한 사람은 모두 결핵에 걸릴까요? 반대로, 부유한 사람은 전혀 결핵에 걸리지 않는 걸까요?

힌트!

건강과 질병에 영향을 미치는 요인은 매우 다양해요. 예를 들어 생활방식, 나이, 교육 정도, 위생, 주거, 유전적 요인 등이 있어요. 그렇기 때문에 어떤 한 부분이 특정 질병의 원인이라고 말하는 건 올바른 접근 방식이라고 볼 수 없어요.

질문

오랫동안 병원에 입원해 있던 할아버지가 가족들에게 미안하다며 더 이상의 치료를 거부하고 있어요. 하지만 반대로 할아버지의 가족은 가능한 한 모든 방법을 써서라도 치료를 계속하기를 원해요. 치료를 맡은 담당의는 어떻게 해야 할지 혼란스러워요. 만약 자신이 바로 이 담당의라면 어떻게 해야 좋을까요?

힌트!

의사는 때때로 어떻게 처리해야 할지 알 수 없는 난감한 상황에 놓이기도 해요. 대표적인 예가 바로 '안락사'의 윤리적인 문제예요. 환자의 고통을 덜어 주는 것이 의사의 중요한 임무일까요? 아니면 존엄한 생명을 사람의 손으로 결정지어서는 안 되는 것일까요? 자유롭게 이야기해 보세요.

질문

조선 후기의 학자 이익의 이야기를 읽고 의학과 철학이 어떤 점이 서로 닮았는지 생각해 볼까요?

"어떻게 결점과 폐단을 다스려야 하는지 생각하는 자는 증세를 살피는 의원이요, 하늘이 재앙을 내려서 경계함을 두려워하고 여러 백성의 시름과 괴로움을 슬퍼하는 자는 형색을 살피는 의원이며, 비록 눈앞에 있는 당장의 걱정은 없지만 미리 화(禍)의 기미가 숨어 있는 것을 깨닫는 자는 맥을 진찰하는 의원이다."

힌트!

좋은 의사는 우리 몸이 보내는 신호를 무시하지 않아요. 몸이 무엇을 원하는지 먼저 살피고 귀를 기울이지요. 한편 뛰어난 철학자는 사회의 아픈 곳을 미리 살피고, 어디서 문제가 발생하지는 않는지 끊임없이 연구해요. 어떤 사람이 좋은 의사이고 뛰어난 철학자인지 생각한다면 쉽게 답할 수 있을 거예요.

이어령의 교과서 넘나들기 의학편

펴낸날	초판 1쇄 2012년 7월 20일
	초판 4쇄 2015년 7월 20일

콘텐츠 크리에이터	이어령
지은이	예병일
그린이	홍소진
기 획	손영운 · 모해규
펴낸이	심만수
펴낸곳	(주)살림출판사
출판등록	1989년 11월 1일 제9-210호

주소	경기도 파주시 광인사길 30
전화	031-955-1350 팩스 031-624-1356
홈페이지	http://www.sallimbooks.com
이메일	book@sallimbooks.com

ISBN	978-89-522-1895-7 03510
	978-89-522-1531-4 (세트)